Hausbuch der
Naturmedizin

Erich Müller/Dr. med. Helmut Sauer

Hausbuch der Naturmedizin

Gesund und leistungsfähig
durch die Heilkräfte
der Natur

1987 Lizenzausgabe für
Manfred Pawlak Verlagsgesellschaft mbH,
Herrsching

© 1985
VBV Volksmedizinischer Buchvertrieb GmbH
D-6109 Mühltal-Traisa

ISBN 3-88199-341-X

Fotografien stammen von:
Erich Geduldig: 109, 123, 131, 189, 237, 251,
    255, 267, 277
Hase/Stöckle: 223
Infoto: 141, 273
Werner Leis: 117, 179, 225
Mauritius/Schrempp: 103
Mauritius/Hööck: 331,
Merten: 107, 182
Michael Mögele: 77, 133, 155, 197, 209, 247,
    283, 286
Piag/Wolfstätter: 93, 121, 152, 171, 187, 202,
    205, 207, 217, 228, 231, 243, 259
Pro Vobis/Haase: 261
Pro Vobis/Feyerabend: 319, 347, 349, 351,
    353
Pro Vobis/ Kneippbad Wörish.: 321, 337, 339,
    342, 357, 361, 367
Pro Vobis/Eisenbeiss: 96, 98, 101, 115, 147,
    161, 163, 165, 192, 194, 199, 213, 233,
    239, 253, 271
Roebild/Morell: 85, 129, 219
Roebild/Bergmann: 79
Roebild/Fischer: 169, 245, 279
Roebild/Röhrig: 81, 135, 174, 185, 329
Silvestris/Singer: 87
Silvestris/ Jogschies: 323, 325, 335, 341
Ingrid Wehrmann-Schindler: 75, 139, 145
Xeniel/Dr. Smettan: 91, 113, 127, 150, 177,
    265
Acaluso/Stief pictures: 333, 367
Acaluso/Klaffs: 365

Mitarbeit:
Lektorin: Anne Reichert
Zeichnungen: Herbert Kah
Reproduktionen: J. Gericke, Rheinstetten 2

Printed in Germany

Vorwort

Die Pflanzenheilkunde hat sich in den letzten Jahren aus der früheren Kräuterheilkunde zunehmend weiterentwickelt und ist heute eine immer mehr anerkannte Wissenschaft.

In langjährigen Forschungen ist es gelungen, zahlreiche Inhaltsstoffe der Heilpflanzen und deren Wirkung nachzuweisen und sie erfolgreich einzusetzen. Trotzdem ist die Pflanzenheilkunde erst im Anfangsstadium ihrer Entwicklung, so daß man in naher Zukunft mit weiteren für die Medizin wichtigen Ergebnissen rechnen kann.

Nicht zuletzt haben die schlimmen, ja katastrophalen Nebenwirkungen einiger chemisch-synthetischer Mittel (z. B. Contergan, Cortison, Antibiotika) den Anstoß gegeben, die Forschung auf dem Gebiet der Pflanzenheilkunde wesentlich zu beschleunigen, ausgehend von der Erkenntnis, daß die meisten ungifti-

gen Heilpflanzen keine den Organismus belastenden Nebenwirkungen haben. Dies gilt natürlich auch für Arzneimittel, die aus pflanzlichen Substanzen hergestellt sind.

Viele Ärzte, die für die bisherige Kräuterheilkunde nur ein müdes Lächeln übrig hatten, sind gegenüber der modernen Volksmedizin, die vor allem die natürlichen Heilkräfte der Pflanzen einsetzt, aufgeschlossen und nehmen sie immer häufiger in ihre Behandlungsmethoden mit auf.

Die Schul- und die Volksmedizin ergänzen sich heute auf so vielen Gebieten, daß man nach Absprache mit dem Arzt die für das Krankheitsbild wirksamste und den Organismus am wenigsten belastende Behandlung wählen sollte. Es ist sicher falsch, wenn Menschen beim kleinsten Wehwehchen leichtsinnig nach Schmerztabletten greifen, ohne daß sie die Ursache des Leidens kennen oder die zur Verfügung stehenden natürlichen Heilmittel zuerst nehmen.

Auch eine große Anzahl von leichteren Infektionskrankheiten kann mit Mitteln der Naturheilkunde — statt mit Antibiotika — ohne weiteres geheilt werden. Antibiotika haben bei schweren Krankheiten schon vielen Menschen das Leben gerettet, aber wie lange noch? Es ist immer häufiger zu beobachten, daß ihre Wirkung bei mehrmaliger Einnahme nachläßt. Die Bakterien werden mit der Zeit dagegen widerstandsfähig, so daß diese Wundermittel, die so oft die letzte Rettung waren, unwirksam werden.

Es sollte uns immer bewußt sein, daß viele Krankheiten erfolgreich durch Naturheilmittel bekämpft werden können. Darüber hinaus lassen vorbeugende Maßnahmen eine Krankheit oft gar nicht erst aufkommen.

Der alte Spruch: „Die Natur hat für jede Krankheit ein Kraut wachsen lassen", ist gar nicht so abwegig und hat auch nach den neuesten wissenschaftlichen Erkenntnissen seine Gültigkeit, auch wenn der Mensch mit immer härteren Mitteln in den Kreislauf der Natur eingreift.

INHALT

Teil II: Heilpflanzen
Vorkommen, Aussehen, Wirkung, Anwendung,
Zubereitung und Dosierung, Nebenwirkungen

Teil III: Kräuterteemischungen und ihre Anwendung bei verschiedenen Krankheiten

Teil IV: Äußerliche Anwendungen — Waschungen, Bäder, Güsse, Wickel, Auflagen (Kompressen), Dampfbäder

Einleitung

Mit diesem Werk, das auf keinen Fall den Arzt ersetzen soll, wollen die Verfasser dem medizinischen Laien Hilfestellung geben, damit er im Rahmen seiner Möglichkeiten Maßnahmen zur Selbstbehandlung bei sogenannten leichten Krankheiten ergreifen kann.

Die Behandlung von schweren und ansteckenden Krankheiten, Krebs, schweren Herzkrankheiten, Lungenentzündung usw., die unbedingt in die Hände des Arztes gehört, kann durch die Naturheilkunde zusätzlich erleichtert werden. Diese unterstützende Behandlung sollte jedoch mit dem Arzt besprochen und abgestimmt werden, damit sie der von ihm gewählten Therapie nicht entgegenwirkt.

Gerade heute in unserer hochindustrialisierten Welt, wo die Grenzen der Umweltbelastung in vielen Fällen erreicht, ja sogar überschritten sind, wächst auch das Gesund-heitsbewußtsein vieler Menschen. Sie wollen nicht mehr passiv und unwissend vor dem Arzt stehen, sondern aktiv an der eigenen Gesundheit mitwirken. Aus diesem Grund sind sie immer mehr bereit, mit Hilfe der Naturheilkunde die Verantwortung für ihre Gesundheit selbst zu übernehmen.

Viele Ärzte begrüßen diese Einstellung, denn solche Patienten können durch Kenntnisse über ihre Krankheit und durch begleitende Therapiemaßnahmen mit Mitteln der Pflanzenheilkunde den Heilungsprozeß wesentlich beeinflussen.

Durch diese unterstützenden Maßnahmen oder durch völlige Selbstbehandlung der Patienten bei vielen Krankheitsbildern wird der Arzt erheblich entlastet, so daß er mehr Zeit für schwerkranke Patienten aufbringen kann. Nicht zuletzt können dadurch die ständig steigenden Kosten im Gesundheitswesen um einen beachtenswerten Faktor gesenkt werden.

Dieses Buch ist in vier Teile untergliedert:

Im I. Teil sind die Krankheiten in alphabetischer Reihenfolge angeordnet und deren Behandlung mit Hilfe der Naturheilkunde erläutert. Krankheitsursachen und Behandlungen sind so kurz wie möglich beschrieben, um aufzuzeigen, wie viele Krankheiten mit einfachen Mitteln selbst behandelt werden können. Lateinische Bezeichnungen sind bewußt vermieden und durch allgemeinverständliche Ausdrücke ersetzt worden.

Der II. Teil befaßt sich mit den Heilpflanzen, deren Vorkommen, Aussehen, Inhaltsstoffen, Zubereitung, Anwendung und möglichen Nebenwirkungen.

Auch hier haben wir uns auf eine Kurzbeschreibung beschränkt. Da es bei den Pflanzen oft mehrere Arten mit dem gleichen deutschen Namen, aber mit verschiedenen Inhaltsstoffen und Wirkungen auf den menschlichen Organismus gibt, wurden die lateinischen Namen in Klammern hinzugefügt. Diese nähere Bezeichnung ist wichtig, wenn Pflanzen aus der Drogerie oder Apotheke besorgt werden, um sie eindeutig bestimmen zu

können und um eine Verwechslung zu vermeiden.

Im III. Teil werden Heilpflanzenmischungen und Teerezepte für verschiedene Krankheiten angegeben. Diese Mischungen sind in ihrer Wirkung und im Geschmack so gewählt, daß sie sich gegenseitig ergänzen und einen besseren Heilerfolg gewährleisten.

Bei einigen Krankheiten ist eine ausschließliche Behandlung mit den empfohlenen Tees ausreichend, in den meisten Fällen jedoch sind sie als Unterstützung einer ärztlichen Behandlung anzusehen. Diese Behandlung sollte so weit wie möglich mit pflanzlichen Arzneimitteln erfolgen.

Der IV. Teil befaßt sich mit der äußerlichen Behandlung durch Waschungen, Bäder, Güsse, Wickel, Auflagen (Kompressen) und Dampfbäder.

Diese Behandlungsmethode scheint auf den ersten Blick die einfachste zu sein, was jedoch durch nähere Betrachtung bald widerlegt wird. Hier ist der Patient viel aktiver, und seine physische und psychische Körperbelastung ist wesentlich höher als bei anderen Behandlungsmethoden. Deshalb sollte sich der Leser besonders sorgfältig diesem Abschnitt mit seinen vielfältigen

Formen der Wasseranwendung widmen. Sie ist eines der ältesten und bekanntesten Naturheilverfahren, mit dem man schon im Altertum hervorragende Ergebnisse erzielte. Die Wirkung dieser Behandlungsart ist in erster Linie auf das vegetative Nervensystem, den Stoffwechsel und den Kreislauf ausgerichtet. Aufgrund der vielfältigen Anwendungsmöglichkeiten können damit sowohl akute als auch chronische Leiden erfolgreich behandelt werden.

Betrachten Sie dieses Buch als täglichen Ratgeber, der jederzeit griffbereit sein sollte.

Versuchen Sie immer zuerst mit natürlichen Heilmitteln gesund zu werden! Versuchen Sie es aber auch dann, wenn Ihnen chemisch-synthetische Mittel bisher wenig halfen. Wenn auch verschiedene Naturheilbehandlungen manchmal ein wenig umständlich sind und auf den ersten Blick unverständlich erscheinen mögen, so gibt es doch viele Menschen, denen sie bereits geholfen haben.

Denken Sie auch daran, daß Sie allein durch Körperabhärtung, durch das Trinken von Heilkräutertee und durch eine positive Lebenseinstellung viel für Ihre Gesundheit tun können.

TEIL I

Krankheiten
und ihre Behandlung

Einleitung

In diesem Teil werden Krankheiten in alphabetischer Reihenfolge aufgeführt und Behandlungsmöglichkeiten mit Hilfe der Naturheilkunde bzw. erforderliche Sofortmaßnahmen bei akuten Fällen beschrieben.

Die Absicht der Autoren ist es, dem medizinischen Laien nicht nur mögliche Behandlungsmethoden zu erläutern, sondern ihm auch die Angst vor einer Selbstbehandlung zu nehmen. Die beschriebenen Methoden sind nach kurzer Einarbeitung meistens einfach anzuwenden und ungefährlich. Der größte Teil der empfohlenen Heilpflanzen kann in der freien Natur gesammelt oder — wenn vorhanden — im eigenen Garten angebaut werden.

Vor einer Selbstbehandlung ist eine genaue Diagnose (Krankheitserkennung) wichtig. Beobachten Sie sich und versuchen Sie, die Ursachen Ihrer Schmerzen herauszufinden.

Befragen Sie auch immer Ihren „inneren Arzt". Wenn zum Beispiel bei einer beginnenden Erkrankung der Appetit nachläßt, so ist das eine Anweisung Ihres „inneren Arztes", die bedeutet: Fasten! Es ist ein weitverbreiteter Irrtum zu glauben, sich durch vermehrte Nahrungsaufnahme besser gegen Erkrankungen rüsten zu können.

Stellt sich nach erfolgter Behandlung eine Besserung ein, so sollten Sie die Behandlung trotzdem noch einige Tage länger durchführen, um einen Krankheitsrückschlag zu vermeiden.

Seien Sie aber auch nicht gleich ungeduldig und verzagt, wenn ein Mittel nicht nach wenigen Stunden zu wirken beginnt. Wir sind noch immer ein Teil der Natur, und sie läßt sich nicht durch unsere Ungeduld beschleunigen.

Abszeß (Furunkel)

Bei einem Abszeß ist eine Weiß-kohlbehandlung angezeigt. Nach anfänglich verstärktem Nässen wird der Abszeß fast narbenlos abheilen.

Waschen Sie ein Weißkohlblatt, und walzen Sie es mit einer Flasche oder Rolle geschmeidig. Dieses Weißkohlblatt legen Sie auf die betroffene Stelle. Am besten befestigen Sie es mit einer Binde oder einem Leinentuch. Diese Behandlung sollte täglich 2mal erfolgen.

Vorsicht! Ein Abszeß darf niemals ausgedrückt werden.

Das Auftragen von Ichthyol-Salbe (20- bis 50%ig) hat sich ebenfalls bewährt.

Der Heilungsprozeß läßt sich durch die zusätzliche Einnahme von Echinacin oder Esberitox (Erwachsene 3- bis 4mal 50 Tropfen, Kinder die Hälfte) in Verbindung mit Hepar-Sulf. D_6-Tabletten oder Traumeel (3mal 2 Tabletten) wesentlich beschleunigen.

Akne

Akne ist ein weitverbreitetes Leiden, mit dem meist jüngere Leute, vor allem in der Pubertät, zu kämpfen haben.

Hautunreinheiten werden oft erfolgreich mit Heilkräuterteekuren behandelt, die eine langanhaltende Entschlackung und Reaktivierung der Hautdrüsen über eine Blutreinigung bewirken.

Die bekanntesten und am meisten verwendeten Heilpflanzen bei Akne sind Isländisch Moos, Stiefmütterchen und Klette. Eine 3- bis 5wöchige Kur, wobei 2 bis 3 Tassen Tee pro Tag getrunken werden, ist in den meisten Fällen erfolgreich. Eine Mischung der genannten Heilpflanzen sowie Waschungen der befallenen Stellen mit Tee können den Erfolg erheblich beschleunigen. Bei Kindern wird etwa 1 Tasse Tee pro Tag der Nahrung beigemischt.

Etwas umständlich, aber meistens erfolgreich ist die Behandlung mit Weißkohlblättern. Waschen Sie Weißkohlblätter, walzen Sie sie mit einer Flasche oder Rolle weich, und bedecken Sie damit die betroffenen Stellen über Nacht. Legen Sie ein zurechtgeschnittenes Leinentuch über das Kohlblatt, und befestigen Sie es mit Heftpflaster. Wenn Sie eine Woche lang jeden Abend ein frisches Kohlblatt verwenden, werden Sie bald Erfolg haben.

Sie können auch Heilerde mit etwas Wasser zu einem Brei verrühren und jeden Abend vor dem Schlafengehen als Gesichtsmaske auftragen. Nach einer halben Stunde mit klarem Wasser abwaschen. Zusätzlich morgens und abends 1 Eßlöffel Heilerde in 1 Glas Wasser rühren und trinken. Diese Kur sollte 2 bis 3 Wochen lang durchgeführt werden.

Eine 3wöchige Kur mit Bierhefe in Tablettenform (erhältlich in Apotheken, Drogerien und Reformhäusern) wird das Leiden ebenfalls wesentlich bessern. Hilfreich ist auch die Einnahme von Akne-Kapseln.

Daneben ist allerdings eine Ernährungsumstellung notwendig. Süßigkeiten in jeglicher Form und Genußgifte wie Alkohol, Nikotin, Kaffee usw. sollten gemieden werden.

Arterienverkalkung

Zu empfehlen sind folgende Ernährungsgrundsätze:

— vorwiegend vegetarische Kost,

— Butter statt Margarine,

— täglich eine halbe Zehe Knoblauch.

Außerdem ist es sehr wichtig, einmal in der Woche einen Rohkosttag einzuhalten. An solchen Tagen wird nur rohes Gemüse oder frisches Obst gegessen. Möglich ist auch eine Kur mit rohem Sauerkraut, und zwar in 3 bis 6 Portionen über den Tag verteilt.

Wesentlich bei der Arterienverkalkung ist die Vorbeugung, während die Behandlung schwieriger ist und in die Hand des Arztes gehört. Die Naturheilkunde und die Homöopathie bieten eine ganze Reihe bewährter Arzneien. Sie sollten darüber mit Ihrem Arzt sprechen.

Bei Durchblutungsstörungen der Beine ist eine Kneipp-Kur mit wechselwarmen Fußbädern und Güssen angebracht. Hervorragend bewährt hat sich auch die Behandlung mit der Schieleschen-Fußbadewanne (Information: Fritz Schiele, Arzneibäderfabrik, Saseler Weg 14, 2000 Hamburg 67).

Diese Fußbäder haben einen starken und tiefgreifenden Einfluß auf die Durchblutung der ganzen unteren Körperregion — von den Zehenspitzen angefangen bis zu den Nieren, der Leber und allen Organen, die <u>unterhalb</u> des Zwerchfells liegen.

Entsprechende Armbäder führen zu einer Verbesserung der Durchblutung aller Organe, die <u>oberhalb</u> des Zwerchfells gelegen sind, also des Herzens, der Lunge, aber auch des Kopfes.

Asthma

Dem Asthma liegen sehr viele verschiedene Ursachen zugrunde. Ein Mittel kann bei einem Patienten sehr gute Erfolge zeigen, während es bei einem anderen überhaupt nicht anschlägt. Man muß herausfinden, auf welches Mittel der Patient am besten anspricht.

Bronchialasthma

Beim Asthma handelt es sich um einen Übererregungszustand der Bronchialschleimhaut mit Verkrampfungstendenz. Oft besteht gleichzeitig eine Bronchitis. Sie

kann schleimig oder auch schleimig-eitrig sein (weißer, weißgelblicher oder gelbgrünlicher Auswurf).

Liegt die Ursache in einer Erkältung, so sollten zuerst die Füße erwärmt werden. Das geschieht am besten mit einem warmen oder einem wechselwarmen Fußbad (Anleitung siehe Teil IV). Danach werden feuchtheiße Brustwickel mit Wasser oder Senfauflagen gemacht (Anleitung siehe Teil IV). Statt Senf kann man auch zerquetschte heiße Kartoffeln benutzen.

Bei Bronchitis mit asthmatischen Erscheinungen haben sich zusätzlich abwehrsteigernde Mittel wie Echinacin oder Esberitox (3- bis 4mal 50 Tropfen) in Verbindung mit schleimlösenden Medikamenten wie Sinupret, Silphoscalin, Dr. Böther Bronchitten bewährt.

Eine Kur mit Tee aus Schachtelhalm und Huflattichblättern, über längere Zeit durchgeführt, ist ebenfalls erfolgversprechend.

Allergisches Asthma

Bei allergischem Asthma sind diese Maßnahmen völlig unwirksam. Hier empfiehlt sich eine antiallergische Behandlung, die nur ein Arzt durchführen kann, der auf dem

Gebiet der Naturheilkunde über ausreichende Erfahrungen verfügt.

Sehr bewährt hat sich in den letzten Jahren auch eine Umstimmungstherapie, die sogenannte Symbioselenkung (Information: Arbeitskreis für Symbioselenkung, 6348 Herborn).

Sie sollten darüber mit Ihrem Hausarzt sprechen, denn diese Therapie erfordert eine intensive ärztliche Behandlung und Überwachung. Sie ist völlig ungefährlich und erreicht in vielen Fällen Heilung oder zumindest Besserung.

Asthmaanfall

Der schwere, akute Asthmaanfall gehört in jedem Fall in ärztliche Behandlung, da unter Umständen ein bedrohlicher Zustand eintreten kann, der zum Ersticken des Patienten führen könnte.

Als zusätzliche Maßnahme entkleide man den Oberkörper des Patienten und mache heiße Umschläge im mehrfachen Wechsel auf Brust und Leib. Fühlen sich während des Anfalls die Füße kalt an, so wirkt ihre Erwärmung lindernd. Vor allen kalten Anwendungen bei einem Asthmakranken muß man sich hüten!

Augenbrennen, Augenermüdung

Hier haben sich Augentrost, Fenchel und Kamille bewährt. Lassen Sie den Tee aus diesen Kräutern etwas abkühlen, und tränken Sie damit ein Leinentüchlein, das Sie im Liegen sanft auf die Augen drükken. Die Wirkung — besonders von Augentrost — ist nicht nur heilend, sondern auch schmerzlindernd.

Das gleiche gilt auch bei leichten Augenentzündungen und -verletzungen. In schweren Fällen sollte unbedingt der Facharzt aufgesucht werden.

Augenbrennen kann allerdings auch Ausdruck einer Allergie sein. Hier muß eine antiallergische Grundbehandlung durchgeführt werden, über die Sie mit Ihrem Hausarzt sprechen sollten.

Bei älteren Menschen kann das Augenbrennen auch Folge einer verminderten Tränenproduktion sein. In diesem Fall helfen Chelidonium comp. Augentropfen.

Bei Augenbrennen mit übermäßiger Tränenabsonderung helfen Euphrasia-Augentropfen. Spülungen oder Umschläge mit Augentrosttee haben sich ebenfalls sehr gut bewährt.

Augenentzündung

Siehe auch „Augenbrennen".

Zusätzlich ist eine Weißkohlbehandlung zu empfehlen. Aus einem frischen Weißkohlblatt, das mittels einer Flasche oder Rolle leicht glattgewalzt worden ist, schneidet man zwei Stücke, die die Augen ganz bedecken. Darüber befestigt man mit Heftpflaster ein Stück Mull oder Leinen.

Statt Weißkohlauflagen kann man auch kühle Quarkwickel (Magerquark) oder Heilerdeauflagen machen.

Die empfohlenen Behandlungen helfen in erster Linie bei einer Entzündung der Augenbindehaut sowie einer Lidrandentzündung. Falls nach 1 bis 2 Tagen keine Besserung eintritt, ist der Hausarzt oder der Facharzt aufzusuchen.

Bei einer eitrigen Bindehautentzündung empfiehlt sich zusätzlich die Einnahme von Echinacin- oder Esberitox-Tropfen. Auch Echinacin-Augentropfen haben sich bewährt.

Aufstoßen

Aufstoßen ist praktisch immer Ausdruck einer Störung von Leber, Galle, Bauchspeicheldrüse, Magen oder Darm.

Empfehlenswert ist das Trinken von Kümmel-, Fenchel- und Anistee, das Auflegen eines feuchtwarmen Wickels (eventuell mit Kümmel- oder Fencheltee) auf die Magen-Lebergegend oder die Einnahme von Kümmelpulver, bestehend aus Birkenkohle und Kümmelöl.

Beim Aufstoßen, begleitet von Magenkrämpfen und Nervosität durch überhöhten Streß, empfiehlt sich eine 4wöchige Kur mit Kalmuswurzeltee, jeweils vor den Mahlzeiten. Kalmus ist bekannt als Appetitanregungsmittel, er fördert aber auch den Stoffwechsel und beruhigt das Nervensystem.

Bandwurm

Die vom Arzt verordneten Mittel können Sie mit abführenden Maßnahmen wie Einnehmen von Rizinusöl und Einläufen unterstützen. Essen Sie außerdem reichlich rohe

Karotten und Sauerkraut, und trinken Sie Wermuttee.

Die Volksmedizin empfiehlt Kürbiskerne. 300 g geschälte Kürbiskerne zerstampfen, Milch und Honig dazugeben und zu einem Brei verrühren. Etwa 2 Stunden nach der Einnahme des Breies sorgen Sie am besten durch ein Klistier (Apotheke) für eine Darmentleerung.

Ein anderes Rezept zur Beseitigung des Bandwurms: Am ersten Tag nehme man nur saure Heringe und Weizenschrotbrot zu sich. Am zweiten Tag werden 125 g geschälte Kürbiskerne zerstampft und mit Preiselbeeren gemischt. Davon morgens um 7 Uhr die eine Hälfte und um 8 Uhr die andere Hälfte essen. Etwa 2 Stunden später 1 Eßlöffel Rizinusöl einnehmen. Am Nachmittag wird der Bandwurm mit Kopf abgehen — andernfalls sollten Sie Ihren Arzt aufsuchen. Es gibt heute relativ ungefährliche Bandwurmmittel mit sehr guter Wirkung.

Beingeschwür

Auflagen mit gewaschenen und gewalzten Weißkohlblättern bringen eine zuverlässige und rasche Besserung bzw. Heilung.

Da dem Beingeschwür aber stets innere Stoffwechselschwächen und Blutumlaufstörungen (z. B. Krampfadern) zugrunde liegen, ist deren Beseitigung bzw. Behandlung unabdingbare Voraussetzung, damit es nicht zu einem Rückfall kommt. Insbesondere ist eine intensive Leber- und Venenbehandlung durch einen Arzt erforderlich.

Bei Krampfaderleiden müssen Kompressionsstrümpfe getragen werden.

Bettnässen

Bettnässen tritt meist nur bei Kindern und Jugendlichen auf, vor allem bei Knaben.

Obst und Rohkost sollte überwiegend vormittags bzw. am frühen Nachmittag gegessen werden. Nach 15 Uhr ist nur noch Trockenobst erlaubt und abends nicht mehr als ein Glas Flüssigkeit. Der Patient sollte vor dem Schlafengehen Wasser lassen und einmal nachts geweckt werden.

Eine Unterkühlung der Beine sollte vermieden werden, weil sie das

Einnässen fördert. Vor dem Schlafengehen ist daher ein warmes Fußbad sehr zu empfehlen.

Da dem Einnässen eine anlagebedingte nervliche Schwäche zugrunde liegt, sollten nervenkräftigende Tees getrunken und nervenkräftigende Mittel eingenommen werden. Bewährt haben sich Johanniskrauttee und die Präparate Hyperforat und Inkonturina in einer Dosierung von 3mal 10 bis 30 Tropfen.

Bei Bettnässen wird vor Strafen gewarnt, weil sie nur das Gegenteil bewirken.

Ein ausgezeichnetes modernes Hilfsmittel ist Stero-Enurex (Hersteller: Stegat & Roth, Friedrich-Ebert-Str. 110, 4400 Münster), ein elektronisches Meßgerät, das das Kind aufweckt, sobald die ersten Tropfen in die Hose gehen. Nach und nach wird das Kind oder der Jugendliche bei nächtlichem Harndrang dann von selbst aufwachen. Bitte fragen Sie Ihren Hausarzt oder Ihren Kinderarzt. Die Kosten werden von der Krankenkasse übernommen.

Beulen

Bei kleinen Beulen kann man anfangs durch Drücken mit einem harten, kalten Gegenstand (Messer, Löffel) versuchen, die Blutansammlung zu verringern.

Auch das Auflegen von Eisstückchen und kalten Kompressen, das sofortige Auftragen von verdünnter Arnikatinktur (1 Teelöffel auf 1/4 l Wasser) oder von Arnikagel verhindern das Anschwellen von Beulen.

Siehe auch „Bluterguß".

Blähungen

Blähungen sind lästig und unangenehm. Sie beruhen fast immer auf einer Funktionsstörung der Leber, der Galle oder der Bauchspeicheldrüse. Häufig werden Blähungen durch zu fette und zu schwere Speisen, durch Süßigkeiten, Kuchen oder Kaffee ausgelöst. In diesem Fall sollte man diese Speisen meiden.

Die Volksmedizin rät bei Blähungen zu Tee aus Kümmel, Fenchel, Anis und Pfefferminze.

Bewährt hat sich auch das Mitkochen von Kümmel, Fenchel oder Anis im Essen. Auch das Einnehmen von 1 Messerspitze Kümmelpulver zu oder nach dem Essen ist zu empfehlen, ebenso das Präparat Caromin sowie Pankreaplex-Tropfen.

Viele Menschen wenden auch Heilerde innerlich an (täglich 2 Eßlöffel Heilerde in 1 Glas Wasser verrühren und schluckweise trinken). Heilerde ist in Reformhäusern, Apotheken und Drogerien erhältlich. Sie hilft bei vielen Beschwerden und taucht in der Volksmedizin immer wieder auf.

Blasenentzündung

Eine Blasenentzündung entsteht oft durch nasse, kalte Füße, durch unzureichende Kleidung oder beim Baden im Sommer in zu kaltem Wasser und durch Trocknen der nassen Badekleidung am Körper.

Akute Blasenentzündung

Wichtigste Sofortmaßnahme: Durch wechselwarme oder heiße Fußbäder (Anleitung siehe Teil IV) die Durchwärmung von unten anregen. Diese Fußbäder können mehrmals am Tag wiederholt werden.

Das Trinken von Blasen- und Nierentee — entweder als Fertigpräparat in Form von Instant-Tee aus der Apotheke oder als Teemischung, die überbrüht werden muß — ist sehr ratsam. Von diesen Teemischungen sollten am Tag 1 bis 2 l ohne Zucker oder Honig getrunken werden.

Zur Abwehrsteigerung empfiehlt sich die Einnahme von Echinacin oder Esberitox (3- bis 4mal 50 Tropfen, Kinder die Hälfte bis ein Drittel). Diese Mittel sind auch für Schwangere geeignet.

Zusätzlich empfiehlt sich die Einnahme blasenwirksamer Mittel wie Cystinol-Tropfen, Angocin-Tabletten usw.

Daneben sind heiße Auflagen (feucht oder trocken) auf die Blasengegend mit einem Heublumensack oder mit einer Fertigkompresse (Florapress, in der Apotheke erhältlich) zu empfehlen.

Auch eine Bettflasche tut gute Dienste. Sehr wichtig ist das Warmhalten der Beine.

Sollten sich die Beschwerden nicht innerhalb von 2 bis 3 Tagen bessern, ist der Hausarzt aufzusuchen. Bei einer Blasenentzündung mit

blutig-rötlichem Urin und Blasen-
krämpfen ist eine ärztliche Beratung und Behandlung unumgänglich.

Chronische Blasenentzündung

Der chronischen Blasenentzündung ist schwerer beizukommen.
Meistens handelt es sich um eine
anlagebedingte Schwäche: Der
betreffende Patient neigt immer
wieder zu Blasenentzündungen.
Ein Zuckertest ist insbesondere bei
älteren Frauen ratsam.

Wichtigstes Gebot ist, warme Kleidung zu tragen. Vor dem Schlafengehen sollten regelmäßig wechselwarme Fußbäder oder Schiele-
Fußbäder gemacht werden.

Zu empfehlen ist eine eiweiß- und
salzarme Kost.

Wichtig ist das reichliche Trinken
von Kräutertees, wobei Teemischungen zu bevorzugen sind. Die
Trinkmenge sollte mindestens 1 l,
besser 2 bis 3 l am Tag betragen.
Der Tee sollte warm oder auch
heiß — ohne Zusatz von Zucker
oder Honig — getrunken werden.

Für eine Teemischung eignen sich
Zinnkraut, Brennesselblätter, Goldrute, Wacholderbeeren, Bärentraubenblätter und andere Kräuter (siehe Teil III).

Blutdruck, zu hoher

Der hohe Blutdruck ist heute ein
weitverbreitetes Leiden. Er tritt bereits bei Jugendlichen sehr häufig
auf. Das moderne Leben mit seiner
Reizüberflutung und die Hektik des
Alltags spielen dabei eine wesentli-
che Rolle.

Die vom Arzt verordneten Maßnahmen können Sie unterstützen
mit viel Bewegung in frischer Luft
und mit Saft-, Obst- oder Butter-
milchtagen. Vermeiden sollten Sie
vor allen Dingen Fleisch, Wurst und
Salz. Günstig kann dieses Krankheitsbild auch durch gezielte Atem-
übungen beeinflußt werden.

Bei Bluthochdruck ist folgende Teemischung zu empfehlen: Weiß-
dornblätter und -blüten, Ginster,
Mistel, Goldrute, Baldrian, Lavendel, Melisse und Schafgarbe (siehe
auch Teil III).

Ein Präparat, das sich immer wieder ausgezeichnet bewährt hat, ist
Crataegutt. Man kann Crataegutt
auch dann einnehmen, wenn der
Bluthochdruck bereits längere Zeit
besteht, Herz und Kreislauf geschwächt bzw. geschädigt sind
und unter Umständen beginnende
Herzkranzgefäß-Durchblutungs-
störungen vorliegen. Die Dosierung richtet sich je nach den Be-

dürfnissen und kann zwischen täglich 3mal 20 bis 3mal 50 Tropfen bzw. 3mal 1 bis 3mal 4 Tabletten liegen.

Da der Bluthochdruck nach längerem Bestehen fast immer zu einer Herzschädigung führt, ist eine Dauerüberwachung durch den Hausarzt unbedingt erforderlich.

Bei den nervös bedingten Formen des Bluthochdrucks, wie wir sie vor allen Dingen bei Jugendlichen finden, sind beruhigende Maßnahmen (zum Beispiel Spaziergänge, Gymnastik, Bäder, Sauna) und eine Änderung der Lebensführung angebracht. Zur Harmonisierung des gestörten nervösen Regulationssystems hat sich eine Kneipp-Kur ausgezeichnet bewährt. Diese Maßnahmen müssen allerdings mit dem Hausarzt besprochen werden.

Blutdruck, zu niedriger

Nicht jeder Blutdruck, der als zu niedrig gemessen wurde, hat bereits einen Krankheitswert. Es kann ohne weiteres vorkommen, daß jemand einen niedrigen Blutdruck ohne jegliche Beschwerden hat. Andererseits gibt es zahlreiche Menschen, die an Schwindeler-

scheinungen und morgendlicher Müdigkeit leiden, die mit einem niedrigen Blutdruck verbunden sind. In solchen Fällen helfen keine Pillen, sondern gezielte Maßnahmen, wie zum Beispiel:

— das morgendliche Trockenbürsten für die Dauer von 1 bis 3 Minuten,

— Wechselduschen, 1 Minute so heiß wie eben noch erträglich, dann 3 bis 10 Sekunden kalt. Mehrmals wiederholen und immer mit einer Kaltanwendung abschließen.

— Danach abfrottieren und den Körper mit Massageöl einölen.

— Zusätzlich hat sich eine Morgengymnastik — wenn möglich am offenen Fenster — für die Dauer von 5 bis 10 Minuten bewährt.

— Eine Kneipp-Kur wirkt bei zu niedrigem Blutdruck mit entsprechenden Beschwerden wahre Wunder.

Bluterguß

Das wichtigste Mittel bei einem Bluterguß ist Arnika.

Man legt einen kalten Wickel oder

eine kalte Kompresse (1 Teelöffel Arnikatinktur auf 1/4 l Wasser) auf die betroffene Stelle. Der Wickel bzw. die Kompresse werden erneuert, sobald sie warm geworden sind.

Danach kann Arnikagel oder Arnikasalbe verwendet werden. Arnikatropfen D$_4$ (3- bis 6mal 10 Tropfen) oder Traumeel-Tabletten haben sich ebenfalls bewährt.

Sehr schnelle Heilerfolge und vor allem ein rasches Abklingen der Schmerzen werden Umschlägen mit Lehm oder Heilerde zugeschrieben. Geeignet sind auch Wickel mit kaltem Quark, die mehrmals täglich gewechselt werden.

Aber auch bei einem Bluterguß verwendet man das Weißkohlblatt. Ein frisches, gewaschenes und gewalztes Kohlblatt wird auf die betroffene Stelle gelegt und mit einer Binde befestigt.

Blutung

Eine kurzfristige, stärkere Blutung bei einer Verletzung oder Schnittwunde schadet überhaupt nicht, da sich dadurch die Wunde selbst reinigt.

Länger anhaltendes Bluten sollte durch Hochlagern der verletzten Stelle gebessert werden. Zusätzlich kann durch das Auflegen von Eisstückchen oder eiskalten Tüchern die Blutung verringert werden, da sich die Blutgefäße bei Kälte zusammenziehen.

Ein altbewährtes Mittel ist das Aufträufeln von Spitzwegerichsaft auf die Wunde.

Sollte die Blutung anhalten, ist unbedingt ein Arzt zu Rate zu ziehen.

Brechreiz

Der Brechreiz ist lediglich ein Symptom für eine andere Grundkrankheit (Leber-Gallestörung, Hirnhautreizung, Virusinfekt, Tumor u. a.) und tritt nie für sich allein auf. Daher ist eine rasche Abklärung, warum es zum Brechreiz kommt, unbedingt erforderlich.

Liegt die Ursache in einem verdorbenen Magen, so ist in erster Linie Fasten zu empfehlen.

Brustfellentzündung

Bei Brustfellentzündung ist eine ärztliche Untersuchung und Behandlung auf jeden Fall erforderlich.

Als zusätzliche Maßnahmen haben sich bewährt:

— Einreiben mit Schmierseife (Brust und Rücken),

— Senfwickel (Anleitung siehe Teil IV),

— Umschläge bzw. Auflagen mit einem heißen Kartoffelsack oder Heublumensack (siehe Teil IV),

— Einreiben mit 10%iger Zaunrübensalbe (Bryonia-Salbe),

— Einnahme von Bryonia-Tropfen D_4 (3- bis 6mal 10 Tropfen täglich),

— Einnahme von Echinacin oder Esberitox (3- bis 4mal 50 Tropfen, Kinder die Hälfte) zur Abwehrsteigerung.

Bei Brustfellentzündung ist immer eine ärztliche Nachkontrolle erforderlich.

Darmkatarrh, Durchfall

Bei Durchfall gebe man so viele geriebene Äpfel, wie der Kranke möchte oder vertragen kann. Sie können auch mit Bananen gemischt werden. Auch Heidelbeersaft (ungesüßt) mit oder ohne Magerquark ist zu empfehlen. Daneben kann über den Tag verteilt Wermuttee getrunken werden.

Ebenfalls bewährt haben sich geriebene Möhren, die in etwas Wasser mit Salz gekocht und als Suppe über den Tag verteilt gegeben werden. Hafer- oder Reisschleim mit Salz hat die gleiche Wirkung.

Immer sollte für eine reichliche Flüssigkeitszufuhr in Form von Wermut-, Kamillen-, Fenchel- oder Anistee gesorgt werden. Alle Tees sind ungesüßt zu trinken.

Eine ausgezeichnete Heilwirkung wird mit dem Präparat Oralpedon erzielt, das bei Bedarf in stündlichem Abstand gegeben werden kann. Dieses Mittel besteht aus Salz und Zucker, wird in Wasser aufgelöst und schluckweise getrunken. Dadurch kann eine Infusion ersetzt werden.

Ein anderes Präparat, das sich sehr bewährt hat, ist Diarrheel (stündlich 1 Tablette).

Auf jeden Fall ist nach einem Darm-katarrh für 2 bis 3 Tage eine milde, gekochte Schonkost zu geben, d. h. keinerlei Rohkost, keine Obstsäfte, nichts Fettes und nichts Gebratenes.

Darmträgheit

Die Darmträgheit ist ein weit verbreitetes Leiden; insbesondere Frauen sind davon betroffen. Die häufigste Ursache ist eine sitzende Tätigkeit in Verbindung mit schlakkenarmer Kost (viel Weißbrot und Zucker, wenig Obst, Gemüse und Salate).

Die Grundbehandlung besteht einerseits in einer Förderung der aktiven Bewegung und andererseits in einer Nahrungsumstellung. Schlackenreiche Kost mit Vollkornprodukten in Form von Brot, Müsli, Brei oder Getreidegerichten sowie mit viel Rohkost (Obst, Gemüse, Salate) ist zu bevorzugen. Außerdem sollte sehr viel Flüssigkeit (Mineralwasser und Kräutertees) getrunken werden.

Die Teemischung kann aus folgenden Heilpflanzen bestehen: Löwenzahnwurzel und Löwenzahnkraut, Schafgarbe, Walnußblät-tern, Fenchel, Sennesblättern, Faulbaumrinde, Kümmel und Aloe (siehe auch Teil III).

Zusätzlich kommt eine Reihe von völlig unschädlichen Mitteln aus der Volksmedizin in Frage.

Sehr wirksam sind Feigen, die über Nacht in Wasser eingeweicht werden. Morgens werden nüchtern 1 oder 2 dieser Feigen gegessen.

Oder man kann Dörrpflaumen mit etwas warmem Wasser übergießen, bei Zimmertemperatur 12 Stunden ziehen lassen und am Morgen auf nüchternen Magen den Saft davon trinken und die Pflaumen essen.

Auch Leinsamen hat sich sehr bewährt. Kaufen Sie immer nur frisch geschroteten Leinsamen, oder schroten Sie ihn selbst, da er schnell ranzig wird und dann Koliken verursachen kann. Sie können den Leinsamen ganz oder geschrotet mit Flüssigkeit oder auch trocken verzehren.

Weizenkleie ist ebenfalls ein erprobtes Mittel gegen Darmträgheit.

Ekzeme

Ekzeme sind immer Ausdruck eines gestörten Stoffwechsels und eines gestörten Ausscheidungsvermögens des Körpers über Leber, Galle, Magen, Darm, Nieren und Haut. Es ist daher wichtig, die Tätigkeit dieser Organe durch eine entsprechende Kost zu fördern. Dabei sollten vor allen Dingen Schweinefleisch, Salz, Wurst, scharf gewürzte Speisen, süße Getränke, allzuviel tierisches Eiweiß, aber auch Milchprodukte und ungesäuerte Milch gemieden werden. Joghurt, Dickmilch, Sauermilch und Kefir sind erlaubt.

Wichtigste Maßnahme ist das Trinken von Blutreinigungstees (siehe Teil III).

Bei trockenen Ekzemen werden Kamillen-, Ringelblumen- und Hametumsalbe empfohlen.

Bei feuchten, nässenden Ekzemen können Umschläge mit Kamillenblüten, Heilerde oder Quark gemacht werden.

Beim stark geröteten, juckenden, eventuell nässenden Ekzem ist ein Versuch mit einem gewaschenen und gewalzten Weißkohlblatt zu empfehlen. Es wird mit einer Binde befestigt, über Nacht auf der betroffenen Stelle gelassen und morgens entfernt.

Die Behandlung eines Ekzems erfordert großes Wissen und viel Erfahrung. Daher können die hier gemachten Angaben lediglich als kleine Hilfestellung verstanden werden. Der Rat eines biologisch orientierten Arztes oder Hautarztes ist unerläßlich.

Erkältungskrankheiten

Siehe auch „Grippe", „Halsschmerzen", „Husten", „Schnupfen".

Bei den ersten Anzeichen einer Erkältung empfiehlt die Volksmedizin: Fasten, Schwitzen und Darmreinigung.

Sicherlich fragen Sie: Warum gerade Fasten? Fasten wird empfohlen, weil der Körper entgiftet und ihm die Möglichkeit gegeben werden muß, seine Energiereserven zur Bekämpfung der Krankheitserreger und nicht zur Verbrennung und Verdauung aufgenommener Nahrung einzusetzen.

Zur Vervollständigung dieses Reinigungseffektes sind Schwitzkuren und eine Darmreinigung durch Einläufe notwendig. Einläufe werden mit einem Klistier gemacht, das in jeder Apotheke erhältlich ist. Dort wird man Sie auch über die Anwendung unterrichten. Die Einläufe werden 3mal täglich 1 bis 3 Tage lang mit lauwarmem Wasser oder Kamillentee durchgeführt.

Vorbeugung durch Abhärtung

Die Abhärtung dient zur Gesunderhaltung und zum Schutz gegen Krankheiten, vor allem gegen Erkältungen. Einfache und gefahrlose Mittel zur Abhärtung der Haut, des ganzen Körpers oder einzelner Körperteile sind

— das Barfußgehen,

— das Gehen im nassen Gras,

— das Gehen im kalten Wasser,

— das Kaltbaden der Arme und Beine bzw. Füße,

— der Kneißguß,

— Abwaschungen (für empfindliche Personen),

— das Trockenbürsten,

— die Sauna (nach Rücksprache mit Ihrem Arzt).

Beginnen wir mit dem Barfußgehen zunächst im Zimmer und an warmen, sonnigen Tagen im Freien. Sehr bald werden wir merken, wie wohltuend das gegen chronisch kalte Füße und auf den ganzen Organismus wirkt. Noch wirkungsvoller ist das Gehen im nassen Gras. Eine Viertelstunde genügt, wenn man an Blutandrang zum Kopf oder an Kopfschmerzen leidet.

Im Wasser Gehen bis an die Waden (1 bis 2 Minuten) oder kalte Fußbäder (höchstens 30 Sekunden) sind kräftige und wirksame Abhärtungsmittel. Sie wirken günstig auf den ganzen Körper, besonders auf die Nieren, die Blase und auf den Magen. Empfindliche Personen sollten zunächst mit lauwarmem Wasser beginnen und nach und nach zu kaltem Wasser übergehen.

Das Eintauchen der Arme bis zur Mitte des Oberarms in kaltes Wasser fördert die eventuell gestörte Durchblutung.

Ein vorzügliches Abhärtungsmittel ist auch der Kneißguß. (Ausführliche Beschreibung der Arm- und Fußbäder sowie des Kneißgusses siehe Teil IV.)

Folgende Grundregel ist zu beachten: Je kälter das Wasser, desto kürzer die Anwendung, und desto eher und kräftiger tritt die Wirkung ein.

Wichtig ist, daß der Körper vor jeder Kaltwasseranwendung warm ist. Danach sollte man sich nicht abtrocknen, sondern durch Bewegung oder auch durch warmes Einpacken für die notwendige Nacherwärmung sorgen.

Empfindlichen Personen werden zur Abhärtung morgendliche Waschungen der Oberschenkel, der Arme, der Brust und des Bauches empfohlen. Bei Patienten, die nicht sehr gut warm werden, sollten die Fußsohlen ausgelassen werden, ebenso die Nierengegend, weil es dort leicht zur Unterkühlung mit Reizung der Nieren oder sogar zur Förderung von Erkältungen kommen kann. Man sollte mit lauwarmen Abwaschungen beginnen, nach 1 bis 2 Wochen kühle und erst nach einigen weiteren Wochen, wenn die Anpassung erfolgt ist, kalte Waschungen vornehmen.

Sehr bewährt hat sich auch das morgendliche Trockenbürsten. Es bringt die notwendige Spannkraft für den bevorstehenden Tag; es regt die Hautfunktion und die Durchblutung an und wirkt dadurch erfrischend und belebend. Abends ist es nicht so geeignet, da es zu sehr anregt und eventuell am Einschlafen hindert. Nehmen Sie eine Bürste mit Tierborsten, einen Massagehandschuh oder ähnliches, und bürsten Sie von den Füßen bis zu den Oberschenkeln und von den Fingerspitzen bis zu den Schultern in langen Strichen immer in Richtung zum Herzen. Der Bauch wird in Uhrzeigerrichtung, der Rücken in Querstrichen bearbeitet. Man kann den Rücken auch mit einem großen Sisalhandschuh oder mit einem im Handel erhältlichen Rückenfrottierer entlang der Wirbelsäule selbst massieren oder sich von einer anderen Person behandeln lassen. Die Wirkung wird verstärkt, wenn man die Haut anschließend mit einem Hautfunktionsöl einreibt.

Sehr gut zur Abhärtung eignet sich auch die Sauna. Sie sollten jedoch vorher mit Ihrem Arzt darüber sprechen.

In jedem Fall sollten Sie sich nach einem heißen Bad oder einer heißen Dusche kurz kühl bis kalt abduschen.

Die früher häufig angewandten kalten Halb- oder Ganzbäder werden heute nicht mehr empfohlen, da eine Wiedererwärmung meistens schlecht oder zu langsam erfolgt.

Fußschweiß

Ein 20minütiges Fußbad täglich mit einer Abkochung von 20 g Alaun auf 1 l Wasser hilft.

Eichenrindenfußbäder sind ebenfalls zu empfehlen. Statt Eichenrindensud kann auch heißes Salzwasser als Fußbad verwendet werden.

Weiterhin ist wichtig, daß nur Strümpfe aus reiner Wolle oder reiner Baumwolle getragen werden. Die Fußbekleidung sollte täglich gewechselt werden.

Gallenkolik

Ein altes und bewährtes Hausmittel hilft oft auch in schwierigen Fällen: Kartoffeln (Pellkartoffeln) kochen, zu einem Brei zerdrücken und auf die schmerzenden Stellen legen. Den gleichen Dienst tun feuchtheiße Kompressen auf die Leber-Gallegegend (siehe Teil IV).

Sind durch diese Maßnahmen die Beschwerden nicht zu lindern, kommen krampflösende Zäpfchen oder eine krampflösende Spritze in Betracht. In diesem Fall ist unbedingt der Arzt hinzuziehen.

Gallensteine

Zahlreiche ältere Menschen haben Gallensteine, ohne daß sie es wissen. Oft ist die Entdeckung eines Steines ein Zufallsbefund, da der Betreffende keinerlei Beschwerden hat. Die großen Gallensteine verursachen nur selten Koliken, sondern höchstens einmal Bauchschmerzen. Für die Koliken verantwortlich sind hauptsächlich die kleineren Steine. Solange kein Leberschaden vorliegt und nur eine Kolik oder wenige Koliken in langen Abständen aufgetreten sind, braucht nicht operiert zu werden.

Folgende Hausmittel werden empfohlen:

Morgens auf nüchternen Magen 1 Eßlöffel Olivenöl mit einem Spritzer Zitronensaft einnehmen. Danach den Mund mit Pfefferminztee ausspülen und mit einem heißen Wickel auf der Lebergegend 1/2 bis 1 Stunde ruhen.

Diese Kur sollte mindestens 6 Tage lang durchgeführt werden. Die Ölmenge sollte dabei täglich um 1/2 Eßlöffel gesteigert werden.

Man kann auch täglich 4 Teelöffel schwarzen Rettichsaft über einen längeren Zeitraum hinweg einnehmen.

Gicht

Bei der Gicht handelt es sich um eine Stoffwechselerkrankung mit einer Erhöhung der Harnsäurewerte im Blut. Die Gicht kann sich an verschiedenen Organen bemerkbar machen, z. B.:

— am Kopf (Durchblutungsstörungen),

— am Herzen (Durchblutungsstörungen),

— an den Nieren (Durchblutungsstörungen, Steinbildung),

— an den Gelenken durch gichtige Ablagerungen mit Gelenkreizung (z. B. akuter Gichtanfall),

— an Sehnen, Bändern und Muskeln (Muskelrheuma, Sehnenscheidenentzündung, Nervenreizung).

Die Gicht ist eine typische Wohlstandskrankheit. Man muß zwischen dem akuten Gichtanfall und chronisch erhöhten Harnsäurewerten unterscheiden.

Akuter Gichtanfall

Eine Erleichterung kann erreicht werden durch:

— eine Fastenkur,

— reichliches Trinken von Tee (Zinnkraut, Brennessel, Wacholderbeeren, alle Nierentees),

— tägliche Einläufe mit Kamillentee und unter Umständen durch zusätzliche Abführmittel wie Glaubersalz, Bittersalz, FX-Passagesalz,

— kalte Wickel mit Quark, Lehm oder Arnika,

— Ruhigstellung des erkrankten Gelenks,

— Einnahme von Colchicin-Tabletten (rezeptpflichtig) oder Colchicum-Similiaplex in einer Dosierung von 10 Tropfen stündlich.

Chronisch erhöhte Harnsäurewerte

Hierbei ist eine Ernährungsumstellung notwendig unter Meidung von harnsäurereichen Speisen und solchen, die die Harnsäureausscheidung blockieren (sämtliche Innereien, geräucherte Produkte wie Schinken und Wurst, Fisch sowie Alkohol).

Sehr wichtig ist das Trinken von ausscheidungsfördernden und stoffwechselaktiven Kräutertees. Empfohlen werden Hagebutten, Walnußblätter, Schafgarbe, Zinnkraut, Wacholderbeeren und Goldrute (siehe auch Teil III).

Grippe

Die Grippe oder der fieberhafte Infekt ist die häufigste fieberhafte Erkrankung überhaupt.

Die typischen Anzeichen sind Fieber, Müdigkeit, Schlappheit in allen Gliedern, unter Umständen auch Frieren oder Schüttelfrost.

Wichtigste Maßnahmen: Temperatur messen, fasten und nach Möglichkeit einen Einlauf machen (siehe auch „Erkältungskrankheiten").

Im Stadium des Fröstelns sollte man ein heißes Bad nehmen (so heiß, wie man es am besten verträgt, das kann von 37° C bis fast 42° C sein). Kreislauflabile Menschen sollten auf jeden Fall vorher Korodin (5 bis 7 Tropfen) auf einem Würfel Zucker oder Crataegutt (20 bis 50 Tropfen) mit etwas Tee einnehmen. Nach dem Baden gut abfrottieren, sofort ins Bett gehen und heiße Getränke mit viel frischem Zitronensaft oder Honig trinken.

Für Schwitzkuren wird Lindenblüten- oder Holunderblütentee („Fliedertee") empfohlen.

Zur Unterstützung der Abwehrkräfte können Echinacin oder Esberitox (3- bis 4mal 50 Tropfen über den Tag verteilt) eingenommen werden, zusätzlich Infludo (stündlich 5 bis 10 Tropfen), Nisylen oder Contramutan.

Fühlt man sich sehr heiß und hat keine kalten Füße und Hände, so kann statt des heißen Bades sofort mit kühlenden Waschungen begonnen werden. Ein Waschlappen oder ein Frotteetuch wird in kaltes Wasser getaucht und damit rasch der ganze Körper abgewaschen. Hinterher nicht abfrottieren, sondern sofort den Schlafanzug anziehen und ins Bett gehen. Diese Prozedur kann in halbstündlichem oder stündlichem Abstand wiederholt werden, je nach Befinden des Patienten (siehe auch Teil IV).

Sehr wichtig ist in diesem Fall, daß man keine heißen, sondern kühle Getränke wie Orangen-, Pampelmusen- oder Apfelsaft, gemischt mit Sprudel, trinkt.

Ebenfalls wohltuend, aber weniger wirksam als die Abwaschungen sind kalte Wickel an Beinen oder Armen. Bei starkem Herzklopfen werden kühle Wickel auf die Herzgegend und auf die Pulsadern rechts und links gelegt und alle 10 bis 15 Minuten gewechselt.

Auf gar keinen Fall sollten irgendwelche fiebersenkenden chemischen Mittel eingesetzt werden, die nur die Abwehrkräfte des Körpers blockieren und eine angebliche Besserung und Heilung vortäuschen. Nach wenigen Tagen kommt meistens der Rückfall.

Sobald die Temperatur auf Normalwerte gefallen ist, kann auf Infludo, Contramutan und Nisylen verzichtet werden. Die abwehrsteigernden Mittel Esberitox oder Echinacin sollten aber noch etwa eine Woche lang weiter eingenommen werden.

Grundregel für jeden fieberhaften Infekt:
Am ersten fieberfreien Tag noch im Bett bleiben, frühestens am zweiten fieberfreien Tag aufstehen und erst am dritten Tag wieder in die Schule bzw. zur Arbeit gehen.

Nach der Entfieberung empfiehlt es sich, durch Trockenbürsten und vorsichtige kühle Abwaschungen den Kreislauf wieder anzukurbeln. Zusätzlich kann Korodin, Crataegutt, Angioton usw. eingenommen werden.

Vorbeugungsmaßnahmen

Zur allgemeinen Vorbeugung während der kritischen Jahreszeiten schwören viele Menschen auf ein altes Hausmittel: Jeden Morgen 1 Teelöffel reinen Bienenhonig essen.

Sehr wichtig ist eine ausreichende Blutzirkulation in den Beinen. Deshalb sollten bei kalten Füßen unbedingt wechselwarme Fußbäder (siehe auch Teil IV) gemacht werden.

Zusätzlich sollte der Körper durch regelmäßige Saunabesuche (1mal wöchentlich), durch Wechselduschen und das morgendliche Trockenbürsten abgehärtet werden. Der Jahreszeit angepaßte Kleidung ist selbstverständlich.

Zum Einnehmen hat sich Lymphozil-forte (1mal täglich 4 Tabletten, Kinder die Hälfte) bestens bewährt.

Hämorrhoiden

Als erstes sollte man für weichen Stuhlgang sorgen.

Bei akuten Hämorrhoiden lindert kalter Quark, auf einer Binde an der betroffenen Stelle angebracht, den Schmerz und wirkt entzündungshemmend. Danach ist ein kühles Sitzbad mit Kamillentee und eine kalte Waschung sehr wohltuend.

Sehr wirkungsvoll kann auch eine Weißkohlbehandlung sein. Ein frisches, gewalztes Kohlblatt zusammendrehen, mit einer Binde anbringen und mehrmals täglich wechseln.

Ein 30minütiges kühles Sitzbad (20 bis 25 °C) mit Zusatz von Eichenrindensud oder kalte Sitzbäder (15 bis 18 °C) bis zu 30 Sekunden Dauer morgens und abends sind ebenfalls zu empfehlen. Anschließend sollte man 1/2 Stunde im Bett ruhen.

Alkohol und leberbelastende sowie blähende Speisen und Getränke sind zu meiden. Die Kost sollte schlackenreich sein.

Außerdem ist für ausreichende Bewegung nach langem Sitzen zu sorgen.

Halsentzündung

Eine Entzündung der Gaumenmandeln (Tonsilitis, Angina) kann eitrig oder nichteitrig verlaufen.

Nichteitrige Angina

Bei der nichteitrigen Form, die oft mit hohem Fieber vorkommt, haben sich Halswickel mit Eisstückchen oder Eiswasser, das Lutschen von Eis und das Trinken von gekühlten Getränken bewährt.

Zusätzlich sollte man Echinacin-, Esberitox- oder Meditonsin-Tropfen zu sich nehmen sowie Tonsiotren-Lutschtabletten.

Eitrige Angina

Hier ist der Hausarzt unbedingt hinzuzuziehen. Meistens besteht hohes Fieber mit starken Schluckbeschwerden.

Empfehlenswert sind kühlende Maßnahmen wie das Anbringen einer Eiskrawatte, eiskalte Halswikkel, das Lutschen von Eisstückchen, das Trinken eiskalter Getränke.

Gurgeln sollte man mit Kaffeekohle (Carbo-Königsfeld, 6- bis 8mal täglich 1/2 Teelöffel mit etwas Wasser vermischen). Auch Heilerde, in Wasser gerührt, kann man zum Gurgeln verwenden. Mit diesen Maßnahmen lassen sich die eitrigen Beläge rasch entfernen.

Unterstützend sollten Echinacin- bzw. Esberitox-Tropfen (4mal 50 Tropfen) eingenommen werden.

Falls die Abwehrkräfte des Körpers nicht ausreichen, ist eine Penicillin-Behandlung nicht zu umgehen.

Halsschmerzen

Ein mit kaltem Wasser getränktes Leinentuch am Abend vor dem Schlafengehen um den Hals wikkeln, einen dicken Wollschal darüber binden und über Nacht am Hals belassen. Zusätzlich sollte man Salbeitee trinken und auch damit gurgeln.

Auf jeden Fall muß man für warme Füße durch ein ansteigendes Fußbad oder durch ein Schiele-Fußbad sorgen. Auch ein heißes Vollbad ist zu empfehlen.

Zur Steigerung der Abwehrkräfte hat sich die Einnahme von Echinacin oder Esberitox (3- bis 4mal 50 Tropfen, Kinder die Hälfte) sehr bewährt.

Hautabschürfungen

Ein altes Hausrezept empfiehlt, die Wunde mehrmals täglich mit Speichel einzureiben bzw. abzulecken.

Eine schnelle und wirkungsvolle Heilung kann auch erzielt werden, indem man die Wunde mehrmals täglich mit reinem Bienenhonig bestreicht.

Ausgezeichnet bewährt hat sich auch das Einreiben mit Ringelblumensalbe.

Hautjucken

Hautjucken ist nur ein Symptom und fast immer kennzeichnend für eine innere Erkrankung, die nur ein Arzt feststellen kann. Wichtig ist die Förderung der Ausscheidung über Nieren, Leber, Magen und Darm durch eine entsprechende Diät, Tees und eventuell durch Medikamente.

Ursache für Hautjucken kann auch ein zu großer Reinlichkeitsdrang mit zu häufigem heißem Duschen und übermäßigem Gebrauch von Seife sein, wodurch das Austrocknen der Haut gefördert wird. In diesem Fall sind Abwaschungen mit Essigwasser (1 Eßlöffel Obstessig auf 1/2 l Wasser) zu empfehlen.

Hautpilz

Der Hautpilz ist eine typische Zivilisationserscheinung, bedingt durch zu enges und falsches Schuhwerk, fehlende Fußatmung, Unterkühlung, zu häufiges Waschen mit Seife, verminderte Abwehrkräfte, die Einnahme der Pille und Stoffwechselstörungen.

Empfehlenswert ist das Abreiben der befallenen Stellen mit einer Zitronenschale mehrmals täglich.

Kommt es immer wieder zu Infektionen, so wird neben pilzhemmenden und pilztötenden äußerlichen Mitteln eine Änderung der Lebensführung und eine Unterstützung des Stoffwechsels empfohlen.

Heiserkeit

Bei Heiserkeit haben sich warme Schweineschmalzwickel und das Trinken von heißer Milch mit Honig bewährt.

Zusätzlich sollte man mit Salbeitee gurgeln und reichlich Salbeitee trinken. Außerdem ist Emser Salz als Pastillen zum Lutschen und als Sole zum Inhalieren sehr zu empfehlen.

Achten Sie auch auf ausreichende Luftfeuchtigkeit in den Aufenthaltsräumen.

Herzinfarkt

Der Herzinfarkt zeigt sich meist als vernichtender Schmerz in der linken Brustseite, meistens mit Schweißausbruch und Todesangst. Ähnlich verläuft der sogenannte Angina-pectoris-Anfall.

Als erste Notmaßnahme zu empfehlen: 2 oder 3 Nitroglycerin-Kapseln (Nitrolingual-Rot) oder 1 bis 2 Strodival-spezial-Kapseln zerbeißen und den Inhalt im Mund zergehen lassen.

Auf jeden Fall sollten Sie sofort einen Notarztwagen anfordern. Den Patienten nicht aufrichten, lediglich die Kleidung lockern.

Herzschwäche

2 Eßlöffel Essig auf 1 l Wasser geben. Ein Leinentuch damit anfeuchten und auf die Herzgegend legen. Darüber wird ein Wolltuch oder ein Wollschal gelegt. Alle 20 bis 60 Minuten wechseln. Man kann auch feuchte Wickel um beide Handgelenke machen.

Zur Kräftigung sollte man mehrmals täglich 2 Eßlöffel Apfelessig und 1 Teelöffel Honig mit einer Tasse Wasser vermischen und trinken.

Auch das Trockenbürsten und das Einreiben des ganzen Körpers mit Essigwasser haben sich ausgezeichnet bewährt. Außerdem sollten Korodin-Tropfen (bei Bedarf viertelstündlich 7 Tropfen) auf Zukker, Honig oder auf einem Stückchen Brot genommen werden.

Bei Herzschwäche in Verbindung mit Herzenge, Herzschmerzen, Unruhe und Angstgefühlen werden Goldtropfen (Diacard) empfohlen. Sie können davon viertelstündlich 10 bis 30 Tropfen auf die Zunge träufeln oder auf einem Würfel Zucker oder mit Brot einnehmen.

Ein sehr brauchbares und in der Praxis bewährtes Mittel bei leichteren Formen der Herzschwäche ist folgendes:

1 Tasse Schwarztee (recht kräftig) oder 1 Tasse Bohnenkaffee (kräftig) mit 1 Teelöffel Honig und 1 Teelöffel Crataegutt- oder Angioton-Tropfen mischen. Diese Mischung entweder schluckweise trinken oder — falls dies z. B. wegen Erbrechen nicht möglich ist — als Einlauf verabreichen. Dazu wird die Mischung in einen Klistierball (Apotheke, Drogerie) aufgesogen und in den Enddarm gespritzt.

Diese Mischung wirkt so gut, daß sie die Spritze des Arztes oder die Infusion im Krankenhaus ersetzen kann. Sie ist auch bei Kindern — allerdings in entsprechend kleinerer Menge und geringerer Konzentration — anwendbar.

Bei Durchfällen kann dieser Mischung zusätzlich 1 Teelöffel Salz beigegeben werden.

Selbstverständlich bedarf eine andauernde Herzschwäche bei einem älteren Menschen auf jeden Fall der ärztlichen Kontrolle und Überwachung. Die vom Arzt verordneten Medikamente sollten vorschriftsmäßig eingenommen werden.

Hühneraugen

Die Volksmedizin empfiehlt Fußbäder mit Schmierseife und das Auflegen von Zwiebel- oder Zitronenscheiben über Nacht.

In hartnäckigen Fällen hilft Salicylpflaster oder eine fachgerechte Behandlung beim Fußpfleger.

Husten

Bei Husten ohne Fieber und ohne Atembeschwerden sollten Sie für viel Frischluft sorgen. Trockene Luft reizt die Atemwege. Deshalb sollten mehrmals täglich Dampfbäder mit Kamillen- oder Salbeitee oder Inhalationen mit Sole (Apotheke) durchgeführt werden.

Hilfreich sind auch Brustwickel mit heißem Wasser (siehe Teil IV). Im Anschluß daran den Brustkorb mit Balsalyt, Transpulmin, Pinimenthol oder ähnlichem einreiben.

Anstelle eines Brustbalsams kann auch Schweineschmalz verwendet werden. Vermengen Sie etwa 100 g Schweineschmalz mit 2 gehäuften Teelöffeln geriebenem Muskat und 2 Tropfen Eukalyptusöl oder JHP-Öl (Japanisches Heilpflanzenöl). Reiben Sie damit Brust und Rücken des Patienten gut und reichlich ein, so daß noch eine dünne Schicht auf der Haut liegt. Mit einem Tuch bedecken und über Nacht einwirken lassen. Diese Behandlung hilft selbst bei hartnäckigem Husten. Sie kann noch dadurch unterstützt werden, daß Sie dem Kranken von Zeit zu Zeit 1 Tropfen Japanisches Heilpflanzenöl geben, entweder direkt auf die Zunge oder in einer halben Tasse mit heißem Kamillen- oder Brusttee.

Außerdem sollte reichlich Hustentee, gesüßt mit Honig, getrunken werden. Sehr bewährt haben sich Heilkräuter wie Huflattich, Salbei, Fenchel, Anis, Seifenkraut, Lungenkraut, Spitzwegerich und Thymian (siehe auch Teil III).

Man kann auch heiße Milch mit Honig trinken, was allerdings bei entsprechend veranlagten Patienten die Verschleimung fördern kann.

Auch Zwiebelsaft lindert den Husten: Zwiebelringe mit Zucker bestreuen und in einem kleinen Gefäß im Backofen bei geringer Hitze Saft ziehen lassen.

Zu empfehlen sind auch pflanzliche Tropfen wie Prospan, Bronchicum, Thymipin, Monapax usw.

Insektenstich

Mit Salmiakgeist, Alkohol oder Essig den Einstich betupfen. Auch Zwiebelringe und Quark lindern den Schmerz.

Ansonsten gibt es heute eine ganze Reihe antiallergisch wirksamer Salben und Gelees. Eine Packung davon sollte in keiner Hausapotheke fehlen.

Meistens wird man jedoch in der freien Natur von einem Insekt gestochen und hat keine derartigen Mittel zur Hand. Hier helfen Löwenzahnblätter, die zerdrückt und auf die Einstichstelle gelegt werden.

Ischias

Die Ischiaserkrankung entsteht bei entsprechender Veranlagung fast immer durch Unterkühlung. Nur in den seltensten Fällen ist eine Zerrung oder ein Verheben die Ursache. Daher spielt Wärme eine Hauptrolle bei der Behandlung.

Bewährt haben sich Meerrettichauflagen, Auflagen mit Senfmehl oder heiße Kompressen (Anleitung siehe Teil IV). Danach gut abfrottieren und mit einem Massageöl einreiben. Auch Lorbeer-, Senf-, Terpentin- oder Wacholderöl können verwendet werden (tropfenweise einreiben).

Ein altbewährtes Mittel ist das Kantharriden- oder das ABC-Pflaster. Daneben gibt es in der Apotheke eine ganze Reihe sehr wirkungsvoller hautreizender und durchblutungsfördernder Salben wie Forapin, Forapin-Liniment usw.

Bei Neigung zu Ischiasbeschwerden ist eine Ernährungsumstellung auf vegetarische Kost erforderlich. Wurst und vor allen Dingen Schweinefleischprodukte und stark gesalzene Speisen sollten Sie meiden. Dabei ist auch auf eine gute Ausscheidung über die Nieren zu achten, indem Sie reichlich Tees trinken, die die Nierenfunktion anregen.

Entsprechende Kleidung zur Durchwärmung der Beine und des Beckens ist unerläßlich. Unter Umständen empfiehlt es sich, in der kühleren Jahreszeit eine Nierenbinde zu tragen.

Kopfschmerzen

Kopfschmerzen sind ein weitverbreitetes Übel und können viele verschiedene Ursachen haben, zum Beispiel:

— Fehlstellung der Halswirbelsäule,

— Nierenstörungen,

- Leber-Gallestörungen,
- Erkrankungen im Nasenneben-
  höhlenbereich,
- Magenstörungen,
- hormonelle Störungen,
- Herz-Kreislaufstörungen,
- Durchblutungsstörungen u. a.

Bevor man sich dauernd mit Tabletten vollstopft, sollte man die
wahre Ursache von einem Arzt
feststellen lassen.

Kopfschmerzen, von der Hals-
wirbelsäule ausgehend

Hier helfen feuchtheiße Kompressen im Genick (siehe Teil IV).

Kopfschmerzen bei Nieren-
störungen

Zuerst sollte man ein wechselwarmes oder ein ansteigendes Fußbad
nehmen. Anschließend 1 bis 2 Tassen heißen Nierentee mit etwas
Honig trinken und einen heißen
Nierenwickel machen (Anleitung
siehe Teil IV).

Kopfschmerzen durch Erkran-
kung der Nase oder der Nasen-
nebenhöhlen

Ein wechselwarmes, ansteigendes
Fußbad, ein Kamillendampfbad,

die Inhalation von Japanischem
Heilpflanzenöl oder Pfefferminzöl,
das Auspinseln der Nase mit Nasenreflexöl und die Einnahme von
Sinupret oder Sinfrontal sind zu
empfehlen.

Auflagen von Senfmehl oder
Meerrettich auf die Kieferhöhle,
die Stirnhöhle oder auf beide
Wangen (Anleitung siehe Teil IV)
und die Durchführung eines Senf-
mehlfußbades tragen dazu bei, die
Kopfschmerzen zu lindern oder zu
beseitigen.

Kopfschmerzen durch Magen-
störungen

Täglich 1 Tasse Wermut- oder Tau-
sendgüldenkrauttee trinken. Ma-
genreizende Gifte wie Alkohol, Nikotin und Kaffee meiden. Auf eine
gewürzreiche Kost achten, allzu
scharfe Gewürze jedoch meiden.

Kopfschmerzen durch Leber-
Gallestörungen

Hier handelt es sich meistens um
migräneartige Kopfschmerzen, die
rechtsseitig auftreten. Man sollte
feuchtwarme Leberwickel machen
und vor dem Essen oder unmittelbar danach Leber-Galle-Tees trinken (siehe Teil III). Unter Umständen ist fachärztlicher Rat erforderlich.

Kopfschmerzen durch hormonelle Störungen

Meist handelt es sich hier um Migräne oder migräneartige Kopfschmerzen bei Frauen. Eine ärztliche Untersuchung und Beratung ist unumgänglich. Unter Umständen helfen Unotex-Tropfen.

Kopfschmerzen bei Herz-Kreislaufschwäche

Trinken Sie 1 Tasse starken Bohnenkaffee, den Saft einer halben Zitrone mit Honig, und nehmen Sie 1 Teelöffel Crataegutt-Tropfen.

Diese Anweisung gilt jedoch nicht zur Dauerbehandlung! Ihr Arzt muß versuchen, durch eine Herz-Kreislaufbehandlung die Kopfdurchblutung anzuregen, wodurch dann die Kopfschmerzen verschwinden.

Kopfschmerzen durch Haltungsstörungen

Diese Art von Kopfschmerzen ist die Folge einer verkrampften Haltung, z. B. bei Stenotypistinnen. Hier haben sich Trockenbürsten und Selbstmassagen sowie Übungen mit dem Bali-Impander (Sportgeschäft) bewährt.

Kropf

Bei einem Kropf wird empfohlen, eine Kur mit Eichenrinde durchzuführen. Dabei werden bis zu 3mal täglich jeweils 30 Minuten lang lauwarme Umschläge am Hals mit Eichenrindensud gemacht. Außerdem sollte man täglich 1 Tasse Eichenrindentee schluckweise lauwarm trinken.

Leberbeschwerden

Die Leber ist heute vielfältigen Schädigungen ausgesetzt, insbesondere durch zuviel und durch falsches Essen, was zu einer starken Be- bzw. Überlastung dieses Organs führt.

Empfehlenswert als Basisbehandlung ist Fasten oder zumindest eine Nahrungseinschränkung. Besonders abends nicht viel essen, lediglich etwas Knäckebrot mit Leber- oder Leber-Galle-Tee aus Mariendistel, Löwenzahn, Kümmel, Schöllkraut, Fenchel und Schafgarbe. Feuchte, heiße Wickel auf die Lebergegend legen. Rettichsaft und ungesalzener Gurkensaft (2 bis 4 Schnapsgläser täglich) können empfohlen werden. Verboten sind fette Speisen und Rohkost.

Lungenentzündung

Die Lungenentzündung kommt heute nicht mehr so häufig vor. Meistens handelt es sich um sogenannte virusbedingte Lungenentzündungen oder Bronchitiserkrankungen. Bei Verdacht auf Lungenentzündung ist auf jeden Fall der Arzt zu Rate zu ziehen.

Bei hohem Fieber werden kühle, ableitende Wickel um Brust und Rücken gelegt, die jede halbe Stunde gewechselt werden müssen (Anleitung siehe Teil IV). Ist kein Fieber vorhanden und bestehen trotzdem Beschwerden, so empfiehlt es sich, feuchtheiße Brustwickel zu machen.

Sehr hilfreich sind folgende Maßnahmen:

— Senfwickel (Anleitung siehe Teil IV),

— Senfpflaster (erhältlich in der Apotheke),

— Einreiben des Rückens mit 3 bis 5 Tropfen Senföl,

— Meerrettichauflagen,

— Einreiben mit Brustbalsam oder mit Schweineschmalz,

— Trinken von Brusttee (bei stark fiebernden Patienten soll der Tee kühl, bei Patienten ohne Fieber oder mit schwacher Fieberreaktion soll er heiß gegeben werden).

Man kann entweder fertige Brusttees verwenden oder Tee aus Lungenkraut, Salbei, Thymian, Huflattich, Spitzwegerich, Fenchel, Anis und Seifenkraut mischen.

Magen-Darmgeschwür

Da ein Magengeschwür häufig seelische Ursachen hat, ist eine gründliche Abklärung und Beratung durch den Arzt erforderlich. Es gibt heute hervorragende Mittel, die die übermäßige Säureabsonderung im Magen-Darmbereich normalisieren und dadurch zu einer schnellen Abheilung des Geschwürs beitragen.

Selbstverständlich sollten Sie alle Genußgifte wie Alkohol, Kaffee oder schwarzen Tee, eine säurehaltige Kost sowie Süßigkeiten und Kuchen meiden. Gegen eine Vollwertkost nach Brucker, Waerland oder Schnitzer ist nichts einzuwenden. Die übliche Milchbreidiät bringt dagegen keinerlei Vorteile.

Die Volksmedizin empfiehlt eine Kohlsaftkur, bei der Sie über mehrere Tage hinweg frisch ausgepreßten Kohlsaft trinken (1/4 bis 1/2 l täglich).

Empfehlenswert ist auch Tee aus Kamille, Fenchel, Gänsefingerkraut, Ringelblume, Schafgarbe und Lavendel (siehe auch Teil III).

Daneben ist die Rollkur immer noch eine wichtige Behandlungsmethode bei Magen- und Zwölffingerdarmgeschwüren. Sie kann mit Saft aus rohen Kartoffeln (1/4 bis 1/2 l täglich) durchgeführt werden oder auch mit Kamillentee, der wesentlich stärker als üblich zubereitet wird.

Man nimmt 2 bis 3 Eßlöffel getrocknete Kamillenblüten, übergießt sie mit 1/4 l kochendem Wasser, läßt den Aufguß 10 Minuten ziehen und seiht ihn dann ab. Dieser Tee wird morgens nüchtern im Bett getrunken. Danach bleibt man jeweils 10 Minuten auf dem Rücken, dann auf der rechten und der linken Seite und zum Schluß auf dem Bauch liegen. Zur Unterstützung der Rollkur wird zwischen den Mahlzeiten, wenn der Magen leer ist, die gleiche Menge Kamillentee

getrunken. Eine Rollkur kann auch mit einer Teemischung aus gleichen Teilen Kamille, Tausendgüldenkraut, Benediktenkraut und Wermut durchgeführt werden. Sie sollte mindestens 3 bis 4 Wochen dauern.

Magenschleimhautentzündung

Akute Magenschleimhautentzündung

Bei der akuten Magenschleimhautentzündung (Gastritis) ist eine Beratung durch einen erfahrenen Arzt für Naturheilkunde notwendig, um die auslösenden Ursachen näher kennenzulernen und zu behandeln.

Fasten bzw. eine Magenschonkost unterstützen die Behandlung. Während des Fastens sollte viel Fenchel-, Kümmel-, Kamillen-, Ringelblumen- oder Gänsefingerkrauttee ohne Zucker getrunken werden.

Genußgifte wie Kaffee, Tee, Nikotin, Alkohol sowie Süßspeisen (Kuchen, Gebäck) und Getränke wie Cola oder Limonaden sollten gemieden werden.

Erlaubt sind Sahne, Öl und Mandelmilch.

Bewährt haben sich Leinsamenschleim und täglich 1/4 bis 1/2 l frisch gepreßter Saft aus rohen Kartoffeln, in kleinen Mengen getrunken.

Chronische Magenschleimhautentzündung

Auch hier gilt es, die krankheitsauslösenden Ursachen näher zu erfassen. Eine ärztliche Untersuchung und Beratung ist unbedingt erforderlich.

Die meisten chronischen Magenschleimhautentzündungen entstehen durch die nervliche Überforderung im Beruf und in der Familie sowie durch Genußgifte wie Kaffee, Alkohol und Zigaretten. Eine reizlose Diät ist unbedingt einzuhalten. Ihr Arzt wird Sie beraten.

Sehr bewährt hat sich Kalmuswurzeltee, morgens nüchtern getrunken.

In schweren Fällen ist eine Behandlung mit rezeptpflichtigen Arzneien nicht zu umgehen. Dadurch kann oft eine Operation vermieden werden.

Mandelentzündung

Bei nichteitriger Mandelentzündung ist der Patient meistens nicht sehr krank und hat kaum hohes Fieber. Hier helfen heiße Halswickel mit Heilerde oder gekochten, zerdrückten Kartoffeln. Auch Halsumschläge mit heißem Leinsamen tun gute Dienste. Gurgeln sollte man mehrmals täglich mit Kamillen-, Salbei- oder Eichenrindentee.

Zur Steigerung der Abwehrkräfte sind Echinacin- oder Esberitox-Tropfen zu empfehlen. Zusätzlich können Tonsiotren-Tabletten (stündlich 1 Tablette) oder Meditonsin-Tropfen (stündlich 5 Tropfen) verabreicht werden.

Mitesser

Gegen Mitesser helfen verschiedene Masken, die Sie selbst herstellen können.

Machen Sie zuerst ein Gesichtsdampfbad mit Kamillentee, und tragen Sie dann einen Brei aus Heilerde oder aus Weizenkleie, mit Bienenhonig gemischt, auf. Die Maske aus Heilerde sollte etwa 1/2 Stunde, die Maske aus Weizenkleie etwa 1 Stunde aufliegen, am besten abends. Danach mit lauwarmem und dann mit kaltem Wasser abwaschen.

Mittelohrentzündung

Die Mittelohrentzündung kommt bei Kindern relativ häufig vor. Sie ist aber nur selten eitrig. Antibiotika sind nur in wenigen Fällen erforderlich.

Bewährt haben sich folgende Anwendungen:

— Auflegen einer Zwiebelscheibe auf den Knochen hinter dem Ohr sowie einer Zwiebelscheibe auf die Fußsohle der betreffenden Seite.

— Statt einer Zwiebelscheibe kann auch Meerrettich oder Senfmehl verwendet werden (siehe Teil IV).

— Aufkleben eines kleinen Kantharidin-Pflasters (Apotheke). Dies sollte allerdings vom Hausarzt gemacht werden.

Sehr bewährt hat sich auch ein ansteigendes heißes Fußbad sowie das Einträufeln von körperwarmen Aconit-comp.-Ohrentropfen.

Zusätzliche Maßnahmen:

— Einlauf mit Kamillentee,

— Schwitzkur,

— reichlich heißen Tee trinken,

— Kamillendampfbad.

Meist muß gleichzeitig noch ein Schnupfen behandelt werden (siehe unter „Erkältungskrankheiten", „Schnupfen").

Außerdem sollte man die Behandlung unterstützen durch Echinacin oder Esberitox (3- bis 4mal 50 Tropfen, Kinder die Hälfte, Säuglinge entsprechend weniger).

Auf jeden Fall sollte eine Kontrolle des erkrankten Ohres durch den Arzt oder Facharzt in den darauffolgenden Tagen durchgeführt werden.

Mumps

Warmes Speiseöl auftragen und einen Verband anlegen. Bewährt hat sich auch ein warmer Umschlag mit Enelbin-Paste.

Ist die Drüse sehr stark geschwollen, hochrot und klopft es, so sind kühle Umschläge mit Quark, Leinsamen oder Alkohol (40%) zu empfehlen.

Innerliche Zusatzbehandlung zur Abwehrsteigerung mit Echinacin oder Esberitox (3- bis 4mal 50 Tropfen, Kinder die Hälfte).

Wenn bei einer Mumpserkrankung keinerlei fiebersenkende Maßnahmen durchgeführt werden, ist fast nie mit einer Komplikation (Hirnhautreizung, Eierstock- oder Hodenentzündung) zu rechnen. Daher nicht künstlich das Fieber mit fiebersenkenden Zäpfchen oder Tabletten bekämpfen.

Muskelquetschung

Bei einer Quetschung des Muskelgewebes ist das beste Hausmittel eine Weißkohlbehandlung: Frische Kohlblätter waschen, walzen, auf die betroffenen Stellen legen und mit einer Mullbinde befestigen.

Man kann auch 1 Eßlöffel Arnikatinktur mit 1/4 l Wasser mischen, ein Leinentüchlein in diese Lösung tauchen und auf die betroffene Stelle legen. Der Schmerz wird rasch gelindert.

Nasennebenhöhlenkatarrh

Der Nasennebenhöhlenkatarrh ist meistens die Folge einer Unterkühlung mit Schnupfen und anschließender Beteiligung der Nasennebenhöhlen (Stirnhöhle, Kieferhöhle, Keilbeinhöhle).

Auf jeden Fall sollten Sie zuerst ein wechselwarmes oder ein ansteigendes Fußbad machen (mit oder ohne Zusatz von Senfmehl), anschließend ein Kamillendampfbad und wenn möglich eine Rotlichtbestrahlung.

Eine Behandlung der Nase innen mit Japanischem Heilpflanzenöl oder mit Nasenreflexöl sowie Auflagen von Senfmehl oder Meerrettich auf die Kiefer- und Stirnhöhlen und auf die Wangen (Anleitung siehe Teil IV) werden empfohlen.

Die Einnahme abwehrsteigernder Mittel wie Esberitox oder Echinacin (3- bis 4mal 50 Tropfen, Kinder die Hälfte) sowie Sinupret-Dragees oder -Tropfen und Sinfrontal-Tabletten hat sich bewährt.

Bei verschleppten Nasennebenhöhlenkatarrhen kann unter Umständen ein altes indianisches Mittel helfen: das Luffa-Purgans-Schwämmchen. Es ist in der Apotheke erhältlich und wird nach Gebrauchsanweisung angewendet.

Bei chronischen, immer wiederkehrenden Nasennebenhöhlenkatarrhen und Nasenerkrankungen wie Schnupfen muß auch an eine allergische Reaktion gedacht werden. In diesem Fall ist die Beratung durch den Hausarzt oder den Hals-Nasen-Ohren-Arzt, unter Umständen auch durch einen Allergie-Spezialisten erforderlich. Nur eine tiefgreifende, biologische Umstimmungsbehandlung führt bei allergisch bedingten Nasen- und Nasennebenhöhlenerkrankungen zum Ziel.

Nervosität

In der Volksmedizin hat sich Baldrian bewährt (2- bis 5mal täglich 20 Tropfen Baldriantinktur). Sehr empfehlenswert sind auch Baldriantabletten oder Baldrianextraktzubereitungen (Apotheke, Drogerie, Reformhaus).

Zur Beruhigung sind auch folgende Teesorten geeignet: Melisse, Lavendel, Hopfen und Weißdorn. Empfehlenswert für Kinder ist Johanniskraut als Tee oder als Tropfen (Hyperforat).

Eine häufige Ursache der Nervosität vor allen Dingen bei Kindern und Jugendlichen ist die Reizüberflutung durch übermäßigen Konsum von Film, Funk, Fernsehen und Video. Hier hilft nur eine vernünftige Beschränkung dieser Reize.

Nierenbeckenentzündung

Die akute Nierenbeckenentzündung ist fast immer mit starken Schmerzen in der Nierengegend verbunden. Sie kann mit oder ohne Fieber verlaufen.

Als Hausmittel sind heiße Heusäckchen anzusehen, die man auf die Nierengegend legt. Eventuell kann man auch Lendenwickel machen (Anleitung siehe Teil IV).

Sehr wichtig ist reichliches Trinken von körperwarmem Nierentee (1 bis 3 l täglich) aus Zinnkraut, Birkenblättern, Goldrute, Lindenblüten, Brennessel, Wacholder und Schafgarbe.

Wichtig sind auch folgende Maßnahmen:

— Schwitzkur,

— Einlauf mit Kamillentee,

— vegetarische Kost,

— Vermeiden von Salz und scharfen Gewürzen,

— Unterstützen der Abwehrkräfte mit Echinacin oder Esberitox (3- bis 4mal 50 Tropfen),

— Nachbehandlung mit einem Extrakt aus Goldrute (z. B. Solidago-Tropfen).

Jede Nierenbeckenentzündung bedarf einer ärztlichen Kontrolle. In einigen wenigen Fällen ist eine Behandlung mit einem Antibiotikum unumgänglich. Da diese Krankheit zu Rückfällen neigt, ist eine langfristige Ernährungsumstellung erforderlich.

Nierensteine

Ein altes Hausrezept empfiehlt, täglich den Saft von 3 Zitronen zu trinken.

Außerdem sollte man für eine reichliche Flüssigkeitszufuhr (täglich 1 bis 3 l Nierentee, siehe Teil III) sowie für eine gute Darmtätigkeit sorgen. Eine vorwiegend vegetarische Kost ist angebracht.

Sehr bewährt hat sich auch die Färberwurzel (Rubia tinctorum), die in der Apotheke als sogenannte Ur-

tinktur (2mal täglich 20 Tropfen) oder in Tablettenform als Rubia D_2 (2 bis 3 Tabletten pro Tag) oder als Rubia Oligoplex erhältlich ist.

Prostatabeschwerden

Hier sollten 4mal täglich 10 Kürbiskerne gegessen werden. Zusätzlich hat sich Weizenkeimöl (Weizenkeimölkapseln) bewährt.

Zur Durchblutungsverbesserung eignen sich ausgezeichnet wechselwarme Fußbäder oder Schiele-Fußbäder.

Regelblutung, schmerzhafte

Etwa 2 bis 4 Tage vor der zu erwartenden Regel sollten täglich 2 bis 3 Tassen Tee aus Kamille, Melisse und Majoran getrunken werden.

Sehr empfehlenswert sind auch abendliche wechselwarme Fußbäder.

Rheuma

Rheuma ist häufig eine Sammelbe-
zeichnung für allerlei Erkrankungen, die den Gelenk-, Muskel- und
Bandapparat des Menschen befallen. Dabei ist zu unterscheiden zwischen einer entzündlichen Form mit
hoher Blutsenkungsgeschwindig-
keit und einer nichtentzündlichen
Form des Rheumatismus.

Vor jede Behandlung gehört also
eine klare Diagnose, in welche
Gruppe das Leiden einzuordnen
ist.

Rheuma mit normaler Blutsenkung

Bei rheumatischen Erkrankungen,
die mit einer normalen Blutsenkung
einhergehen, kommen vor allen
Dingen Hautreizmethoden zur Anwendung.

Moor-, Haferstroh-, Heublumen-
und Schwefelbäder werden empfohlen, ferner heiße Heusäckchen,
heiße Lehm-, Heilerde- oder Kar-
toffelpackungen (Anleitung siehe
Teil IV), blasenziehende Pflaster,
Senfmehlumschläge, Senföleinrei-
bungen sowie Einreibungen mit
Senfspiritus oder Ameisenspiritus,
entweder getrennt oder zu gleichen Teilen gemischt.

Warme oder wechselwarme Fußbäder sowie Schiele-Fußbäder haben sich ebenfalls hervorragend
bewährt. Sie führen bei regelmäßi-
ger Anwendung zu einer anhalten-
den Durchblutungssteigerung und
Durchwärmung und lösen dadurch
schmerzhafte Ablagerungen auf.
Allerdings sollten diese Fußbäder
mindestens 4 Wochen lang durchgeführt werden.

Ein sehr bekanntes Verfahren ist
das Baunscheidtieren mittels eines
Baunscheidt-Gerätes. Hierbei handelt es sich um eine lokale Haut-
reizbehandlung mittels eines Na-
delstichelgerätes (Hersteller: KaWe
Kirchner & Wilhelm, Postfach
2727, 7000 Stuttgart 1).

Rheuma mit erhöhter Blutsenkung

Eine ganz andere Behandlung
braucht der Patient mit einer hohen
Blutsenkung. Hier handelt es sich
vordergründig um eine entzündli-
che Reaktionslage des Patienten,
die durch eine starke Wärmean-
wendung, zum Beispiel durch heiße
Bäder, Fußbäder usw., verstärkt
würde. Deshalb sind in solchen Fällen kühle Lehm- oder Quarkwickel
hilfreich.

Auch das Anlegen von Blutegeln
an die entzündeten Gelenke ist

sehr nützlich und bringt oft Erleichterung für lange Zeit.

Für alle Arten von rheumatischen Störungen gilt grundsätzlich folgendes:

— vorwiegend vegetarische Kost,

— Unterstützung der Nierenentgiftung durch reichliche Flüssigkeitszufuhr mit sogenannten stoffwechselwirksamen Teesorten wie Brennessel, Walnußblätter, Erdbeerblätter und Schafgarbe (siehe auch Teil III).

Schilddrüsenerkrankungen

Die Diagnose, ob es sich um eine Über- oder eine Unterfunktion der Schilddrüse handelt, muß vom Arzt gestellt werden. Die von ihm vorgeschlagene Behandlung können Sie mit Mitteln aus der Volksmedizin unterstützen.

Überfunktion der Schilddrüse

Die Volksmedizin empfiehlt Tee aus Lavendel, Melisse und Wermut.

Die Nahrung sollte vorwiegend vegetarisch sein. Fisch sollte nach Möglichkeit gemieden werden. Ebenso sollten Patienten mit einer Überfunktion der Schilddrüse auf allzuviel süße Milch (ungesäuerte Milch) verzichten. Größere Mengen gesäuerter Milchprodukte (Sauermilch, Dickmilch, Joghurt) führen dagegen zu keiner Verstärkung der Schilddrüsenüberfunktion.

Unterfunktion der Schilddrüse

Die Nahrung sollte mit Jod angereichert sein. Dazu dient der Verzehr von Fischen sowie die Einnahme von Tang-Tabletten (Fucus vesiculosus).

Schlafstörungen

Baldriantropfen sowie Melissen- oder Hopfentee werden empfohlen, für Kinder Johanniskrauttee oder Johanniskrauttropfen (Hyperforat).

Da Schlafstörungen bei Kindern meistens durch Überreizung durch Funk, Fernsehen und Video verursacht werden, hilft am besten ein Verbot oder eine erhebliche Einschränkung dieser Reize.

Bei älteren Menschen mit einer Hirndurchblutungsstörung hat sich folgendes bewährt:

1 Tasse warmen Kräutertee mit 1 bis 2 Teelöffel Honig abends vor dem Schlafengehen trinken (verbessert die Hirndurchblutung), unter Umständen mit einem Zusatz von Weißdorntropfen (Crataegutt, 50 Tropfen).

Schnupfen

Schnupfen kann für sich allein oder in Verbindung mit einer Erkältung (Grippe) auftreten. Fast immer ist er die Folge einer Unterkühlung des Körpers oder auch nur der Füße.

Wichtigste Maßnahme: Wärmen der Füße durch ein wechselwarmes Fußbad oder ein Schiele-Fußbad.

Im Stadium des akuten Schnupfens sollte man ausnahmsweise die Trinkmenge etwas einschränken.

Sehr hilfreich sind Zwiebeln, roh gegessen, oder auch das homöopathische Mittel Allium cepa D_4 (6mal 10 Tropfen).

Man kann auch eine Zwiebel kleinhacken, kurz in Wasser kochen und den Dampf inhalieren, indem man ein großes Badetuch so über den Kopf legt, daß eine Art Zelt entsteht, in dem sich nur der Kopf und das Inhaliergefäß befinden.

Richtiges Inhalieren: Durch die Nase tief einatmen und die Luft durch den Mund wieder ausstoßen.

Dauer: etwa 10 Minuten.

Dampf von Kamillentee, dem einige Tropfen Eukalyptusöl oder Japanisches Heilpflanzenöl beigegeben werden, eignet sich ebenfalls zum Inhalieren.

Danach trinken Sie einige Schlucke möglichst heißen Kamillentee und schwitzen warm eingepackt im Bett.

Unangenehm, aber schnell wirksam ist eine Nasenspülung mit Zitronensaft oder das Aufziehen von Salzlösung (1/2 Teelöffel Salz auf eine Tasse lauwarmes Wasser).

Zusätzlich können Sie mit einem Wattestäbchen, das Sie in Japanisches Heilpflanzenöl oder Nasenreflexöl eintauchen, die Nase innen auspinseln. Im Anfangsstadium eines Schnupfens oder einer beginnenden Nasennebenhöhlenentzündung wirkt das Wunder.

Schuppenflechte

Bei einer Schuppenflechte ist vegetarische Kost erforderlich.

In einigen Fällen hat sich die Sarsaparillewurzel (Radix Sarsaparillae) bewährt. Sie kann, als Tee gekocht, getrunken oder in Form des Fertigpräparats Sarsapsor eingenommen werden.

Sehnenscheidenentzündung

Eine Sehnenscheidenentzündung entsteht häufig bei einer Veranlagung zu rheumaähnlichen Reaktionen. Wie bei der Behandlung von rheumatischen Störungen (siehe „Rheuma") sollte reichlich Tee getrunken werden.

Bewährt hat sich auch die Teufelskralle als Tee oder in Form von Tabletten (Harpagophytum D_2, 3mal 2 Tabletten täglich).

Wichtig: Ist die Entzündung frisch und akut, müssen kühle Wickel oder kühle Umschläge gemacht werden. Hausmittel sind vor allem Quarkauflagen oder Umschläge mit Heilerde.

Ist die Entzündung älter und chronisch, müssen hautreizende Maßnahmen angewandt werden (Senfwickel, Senföl, Kantharidien-Pflaster, Baunscheidtieren).

Sodbrennen

Sodbrennen ist die Folge einer Störung im Magen-, Leber-, Galleoder Bauchspeicheldrüsenbereich. Daher ist eine genaue Abklärung durch den Arzt erforderlich.

Als Sofortmaßnahme kann man Kamillentee mit ein wenig Wermuttee mischen und trinken. Auch Heilerde wird für die innerliche Behandlung empfohlen sowie viel Frischmilch in kleinen Schlucken. Enziantee oder Enziantinktur (10 Tropfen vor dem Essen) tun ebenfalls gute Dienste.

In der Volksmedizin haben sich Leber-Galle-treibende Kräuter bewährt: Mariendistel, Löwenzahn, Kümmel, Fenchel und Schöllkraut.

Wo lediglich eine Übersäuerung des Magens vorliegt, hilft sehr gut Natronbicarbonat (Kaiser-Natron).

Vom Sodbrennen zu unterscheiden sind Schmerzzustände bei einer Magenschleimhautentzündung (Gastritis) oder bei einem Magengeschwür. In diesem Fall sind Wermuttee oder Enziantropfen nicht angebracht. Eine ärztliche Überwachung und Behandlung ist dringend notwendig.

Sonnenbrand

Sonnenbrand bekämpft die Volksmedizin mit Quarkauflagen sowie mit frisch gewalzten Weißkohlblättern, Huflattich oder Spitzwegerich.

Kühlende Abwaschungen von Teilen oder des ganzen Körpers sind zu empfehlen.

Bei schwerem Sonnenbrand mit Fieber, Kopfschmerzen, Erbrechen, Kreislaufstörungen usw. ist der Arzt hinzuzuziehen.

Splitter

Man lege eine Zwiebelscheibe auf die betroffene Stelle und binde sie fest. Nach 1 bis 3 Stunden kann der Splitter mühelos entfernt werden.

Anschließend gebe man der kleinen Wunde einen Kälteschock, indem man einen Eiswürfel etwa 5 Minuten lang auflegt.

Spulwürmer

Das oberste Gebot ist peinliche Sauberkeit.

Eine Kost mit viel Knoblauch, Möhren und Sauerkraut über einen längeren Zeitraum wird den Würmern den Aufenthalt im Darm verleiden, so daß sie mit dem Stuhlgang abgehen.

Das Einnehmen von Cina D_2 (3mal 10 Tropfen) hat sich ebenfalls bewährt.

Übergewicht

Über die Entfettung des Körpers, über Abmagerungskuren und Diäten sind schon so viele Bücher geschrieben worden, daß Sie eine Bibliothek damit füllen könnten.

Der Volksmund empfiehlt „FdH" (friß die Hälfte) und viel Bewegung. Außerdem sollten Sie jeden Morgen ein Glas Wasser trinken, in dem Sie 2 Teelöffel Heilerde aufgelöst haben.

Üben Sie eine Sportart aus, so können Sie auch eine von tausend Diäten anwenden. Über eine für Sie passende Diät lassen Sie sich am besten von Ihrem Hausarzt beraten.

Eine sehr empfehlenswerte Kur ist die sogenannte Aschner-Diät, die Sie 2 oder 3 Wochen lang durchführen können.

8 Uhr	schwarzer Kaffee oder Tee mit Zitrone
10 Uhr	Obst (beliebig, nicht zu süß)
13 Uhr	Rindsuppe, 100 g Fleisch oder Fisch, Käse oder 1 Ei, viel Gemüse, viel Salate, eventuell Kaffee
16 Uhr	Kaffee oder Tee oder Obst
20 Uhr	wie mittags, jedoch kein Kaffee

Wenn Sie an Bluthochdruck, an beschleunigtem Pulsschlag oder an einer Schilddrüsenüberfunktion leiden, sollten Sie Kaffee und schwarzen Tee meiden und statt dessen Kräutertees und koffeinfreien Kaffee trinken.

Wichtig ist, daß Sie keine Kohlehydrate wie Brot, Brötchen, Zwieback, Mehlspeisen, Reis, Kartoffeln und Zucker essen und kein zusätzliches Fett verwenden.

Denken Sie auch daran, daß Alkohol, Cola, Fanta und Limonaden zusätzliche Mengen an Kalorien enthalten. Auf diese Getränke sollten Sie während einer Abmagerungskur unbedingt verzichten.

Die folgende Tabelle gibt eine Übersicht über die Kalorienwerte (gemessen in Kilokalorie = kcal bzw. Kilojoule = kJ) einiger Getränke, die übergewichtige Menschen meiden sollten.

0,5 l Süßmost	= 500 kcal oder	2093 kJ
0,5 l Fruchtsaft	= 300 kcal oder	1256 kJ
0,5 l Weißwein	= 400 kcal oder	1674 kJ
0,5 l Rotwein	= 370 kcal oder	1549 kJ
0,5 l Nährbier	= 400 kcal oder	1674 kJ
0,5 l Bier	= 300 kcal oder	1256 kJ
0,5 l Weizenbier	= 226 kcal oder	946 kJ
0,1 l Wermut	= 120 kcal oder	502 kJ
0,1 l Portwein	= 140 kcal oder	586 kJ

0,05 l Cognac
      = 150 kcal oder 628 kJ

0,05 l Branntwein
      = 135 kcal oder 565 kJ

Venenentzündung

Bei einer Venenentzündung haben sich Umschläge mit 70%igem Alkohol, vermischt mit der gleichen Menge Wasser, Retterspitz-Umschläge (Verdünnung nach Vorschrift) sowie kühle Quark- oder Lehmwickel bewährt. Empfohlen wird auch Arnikasalbe.

Früher setzte man häufig 3 bis 6 Blutegel über der betroffenen Stelle an. Es ist heute allerdings schwierig geworden, Blutegel zu beschaffen. Außerdem kennen nur noch wenige Krankenschwestern und Ärzte die Technik des Blutegelsetzens. Die Erfolge mit Blutegeln sind jedoch ausgezeichnet.

Sehr zu empfehlen sind Arnika-D$_4$-Tropfen (3mal 10 Tropfen täglich) sowie Roßkastanientropfen oder -tabletten.

Während die oberflächliche Venenentzündung relativ harmlos ist, gehört die tiefe Venenentzündung auf jeden Fall in die Hand eines erfahrenen Arztes, der unbedingt auch die Therapie überwachen muß.

Verbrennungen

Niemals Öl verwenden, sondern die verbrannte Stelle sofort unter fließendes kaltes Wasser halten, bis der Schmerz etwas nachläßt.

Anschließend kühle Umschläge mit Combudoron flüssig machen, einer Mischung aus Arnika- und Brennesselextrakt. Dabei die Combudoron-Lösung mit der zehnfachen Menge Wasser verdünnen. Die kühlen Kompressen ständig erneuern, damit der Verband nie trocken wird oder ankleben kann. Dies sollte über mehrere Tage fortgesetzt werden. Anschließend Combudoron-Salbe auftragen.

Die feuchten Umschläge können auch mit einem Tee aus Tormentillwurzel, Eichenrinde, Nelkenwurz und Salbei (siehe Teil III) gemacht werden.

Sobald sich neue Haut bildet, wird mit Lebertransalbe oder Ringelblumensalbe weiterbehandelt. Jetzt kann man auch Olivenöl oder salzlose Butter auftragen, damit die Haut geschmeidig bleibt.

Zur Vermeidung einer Infektion sollte Echinacin oder Esberitox (3mal 50 Tropfen täglich, Kinder die Hälfte) eingenommen werden. Außerdem empfiehlt sich die Gabe von Arnika D_4 (3mal 10 Tropfen täglich) oder Traumeel (3mal 2 Tabletten).

Bei großflächigen schweren Verbrennungen ist der Hausarzt hinzuzuziehen.

Vergiftungen

Bei Vergiftungen sollte unbedingt sofort der Arzt verständigt werden.

Wenn etwas Giftiges gegessen oder getrunken wurde, müssen die Giftstoffe so schnell wie möglich wieder aus dem Magen entfernt werden. Das wird durch Erbrechen erreicht, indem man sich einen Finger in den Hals steckt oder den Rachen mit einer Feder kitzelt. Oder man mischt 1 Teelöffel Speisesalz und 1/2 Teelöffel Senf in 1 Tasse warmem Wasser oder Tee und trinkt diese Mischung auf einmal.

Nach dem Erbrechen sollte auch der Darm mit Hilfe eines Einlaufs mit 1 bis 2 l lauwarmem Kamillentee entleert werden.

Bei Säure- oder Laugenvergiftungen sollte man möglichst viel Flüssigkeit (warmen Tee oder stilles Wasser) trinken, um die ätzende Konzentration zu verdünnen.

Bei Bißwunden durch ein tollwütiges Tier muß man den Arm bzw. das Bein oberhalb der Wunde abbinden und schnellstmöglichst den Arzt aufsuchen (Todesgefahr).

Verstopfung

Bei einer Stuhlverstopfung ist die akute Form von der ständigen Verstopfung zu unterscheiden.

Akute Verstopfung

Das bekannteste Abführmittel bei einer akuten Verstopfung ist Rizinusöl, teelöffelweise eingenommen.

Ein Tee aus gemahlener Faulbaumrinde hat ebenfalls abführende Wirkung.

Vor der Anwendung von Aloe als Abführmittel sollten Sie Ihren Arzt befragen. Aloe ist in Form von Tropfen, Tabletten und Dragees erhältlich.

Am besten ist es, erst einmal zwei Fastentage einzulegen, danach morgens auf nüchternen Magen und abends Leinsamen zu essen und auf schlackenreiche Kost umzusteigen. Eingeweichte Backpflaumen und Feigen fördern ebenfalls die Verdauung.

Eventuell muß man den Darm mit Spülungen (Einlauf mit Kamillentee) zur Regelmäßigkeit erziehen. Auch Bittersalz und Glaubersalz können eingenommen werden.

Chronische Verstopfung

Bei der chronischen Verstopfung haben sich Rhabarber, Aloe und Sennesblätter als hilfreich erwiesen. Man kann sie mit krampflösenden Heilmitteln wie Kümmel, Fenchel, Anis und Pfefferminzblättern mischen und als Tee zubereiten.

Neben schlackenreichen Speisen (Schrotbrot, Vollkornmüsli, Weizenkleie, Gemüse, Salate, alle frischen Früchte außer Bananen, nicht gesüßte Kompotte, eingeweichte Feigen oder Pflaumen) trägt viel frisches, kohlensäurefreies Mineralwasser (1/2 bis 1 l pro Tag), das schluckweise getrun-

ken werden sollte, zur Darmregulierung bei.

Daneben wird empfohlen, morgens nüchtern 1 Glas Wasser mit 1 Teelöffel Bienenhonig und abends vor dem Schlafengehen etwas saure Milch, Joghurt oder Kefir (etwa 1/4 l täglich) zu trinken bzw. zu essen.

Rohes Sauerkraut vor der Mittagsmahlzeit oder 1 bis 3 Schnapsgläser Sauerkrautsaft täglich fördern ebenfalls die Verdauung.

Ein altbewährtes Hausmittel ist Leinsamen. Der Leinsamen kann ganz oder geschrotet, trocken oder mit etwas Flüssigkeit (Joghurt, Saft) gegessen werden.

Sehr wichtig ist auch eine regelmäßige Nahrungsaufnahme und das Vermeiden von hastigem Essen.

Wenn diese Ratschläge nicht helfen, liegt eine schwere Darmstörung vor. Sie erfordert ärztliche Hilfe, wobei eine Symbioselenkung zu empfehlen ist (Information: Arbeitskreis für Symbioselenkung, 6348 Herborn).

Warzen

Die Volksmedizin empfiehlt, Warzen mit Rizinusöl einzureiben oder sie über Nacht mit Zwiebelscheiben zu bedecken.

Im Frühjahr und im Sommer kann man täglich den Saft von Schöllkraut auf die Warze träufeln. Bepinseln mit Thuja extern (Apotheke) hilft auch.

Wunden

Am besten ist es, wenn die Wunde reichlich geblutet hat, damit keine Keime zurückbleiben. Unter Umständen sollte man die Wunde unter fließendem Leitungswasser (fast keimfrei) reinigen.

Längere Blutungen lassen sich stoppen, indem man die Wunde in kaltes Wasser taucht oder Eisstückchen darauflegt.

Anschließend kann man Ringelblumensalbe oder Lebertransalbe auftragen. Auch das Auftragen von Bienenhonig wird empfohlen. Falls nötig, mit Verbandmull verbinden oder ein Pflaster aufkleben.

Eine Weißkohlbehandlung wird bei größeren Wunden erfolgreich angewandt: Weißkohlblätter waschen, walzen, auf der Wunde verteilen und mit einer Binde befestigen. Morgens und abends erneuern.

Zahnschmerzen

Bei Zahnschmerzen gibt man als schmerzstillendes Mittel 1 bis 2 Tropfen Nelkenöl (Apotheke) auf die betroffenen Stellen.

TEIL II

Heilpflanzen

Vorkommen, Aussehen, Wirkung, Anwendung, Zubereitung und Dosierung, Nebenwirkungen

Einleitung

Vor einer Selbstbehandlung mit Kräutern sollten Sie folgende Regeln beachten:

Wenn Sie Kräuter sammeln wollen, müssen Sie sich vorher mit der betreffenden Pflanze und ihrem Aussehen sorgfältig befassen, um eine Verwechslung mit ähnlichen, unter Umständen sogar giftigen Pflanzen zu vermeiden. Wenn Sie sich über die Echtheit einer Pflanze nicht völlig sicher sind, ist es ratsamer, sie in der Apotheke zu kaufen.

Beachten Sie auch, daß gesammelte oder gekaufte Heilkräuter nicht länger als ein Jahr gelagert werden. In den meisten Fällen verlieren oder verändern sie nach einiger Zeit ihre Wirkstoffe und verursachen dann möglicherweise unangenehme Nebenwirkungen wie Erbrechen oder Magenkrämpfe.

Viele Krankheiten können Sie mit Kräutern heilen. Lassen die Beschwerden jedoch nach einigen Tagen der Selbstbehandlung nicht nach, sollten Sie einen Arzt aufsuchen.

Schwere akute und chronische Krankheiten gehören auf jeden Fall in die Hände eines Arztes. Die von ihm verordnete Behandlung können Sie aber durch Eigenmaßnahmen wirkungsvoll unterstützen. Scheuen Sie sich nicht, über mögliche Kräuterkuren vorher mit Ihrem Arzt zu sprechen; er wird sie gerne beraten.

Aloe (Aloe vulgaris L.)

Die Pflanze kommt wild in Südeuropa vor; bei uns wird sie ausschließlich in Treibhäusern gezogen.

Der runde, bis zu 5 cm dicke, fleischige Stengel wird bis zu 80 cm hoch. Die dicken, fleischigen Blätter sind lanzettlich und am Rand gesägt bis dornig. Sie sind an der Oberseite hellgrün bis weiß gefleckt. Die roten Blüten sind röhrenförmig, hängend und bilden eine Traube. Blütezeit ist von Juni bis Juli.

Gesammelt werden die fleischigen Blätter das ganze Jahr über. Aus ihnen gewinnt man den Aloesaft.

Die wichtigsten Inhaltsstoffe sind der Bitterstoff Aloin, Emodin und Harze.

Anwendung

Aloe ist in Apotheken und Reformhäusern in Form von Tropfen, Tabletten, Dragees, Zäpfchen und Pulver erhältlich.

Aloeextrakt wirkt durch Reizung der Dickdarmschleimhäute als starkes Abführmittel. Er wird oft zusammen mit anderen abführenden Stoffen wie Rhabarber und Faulbaumrinde verwendet. Die Stuhlentleerung erfolgt in den meisten Fällen 8 bis 12 Stunden nach der Einnahme. Es ist daher empfehlenswert, Aloeextrakt abends einzunehmen.

Aloetinktur dient zur Behandlung von schlecht heilenden Wunden. Hierzu wird ein sauberes Leinentuch in eine Aloe-Wasser-Lösung (1:10) getaucht und auf die Wunde gelegt. Durch mehrmaliges Wiederholen dieser Auflage wird der Heilungsprozeß erheblich beschleunigt.

Nebenwirkungen

Wenn man Aloepräparate entsprechend der beiliegenden Gebrauchsanweisung verwendet, sind keine Nebenwirkungen zu befürchten. Eine Überdosierung kann zu Nierenschädigungen führen.

Schwangere sollten Aloe nicht einnehmen.

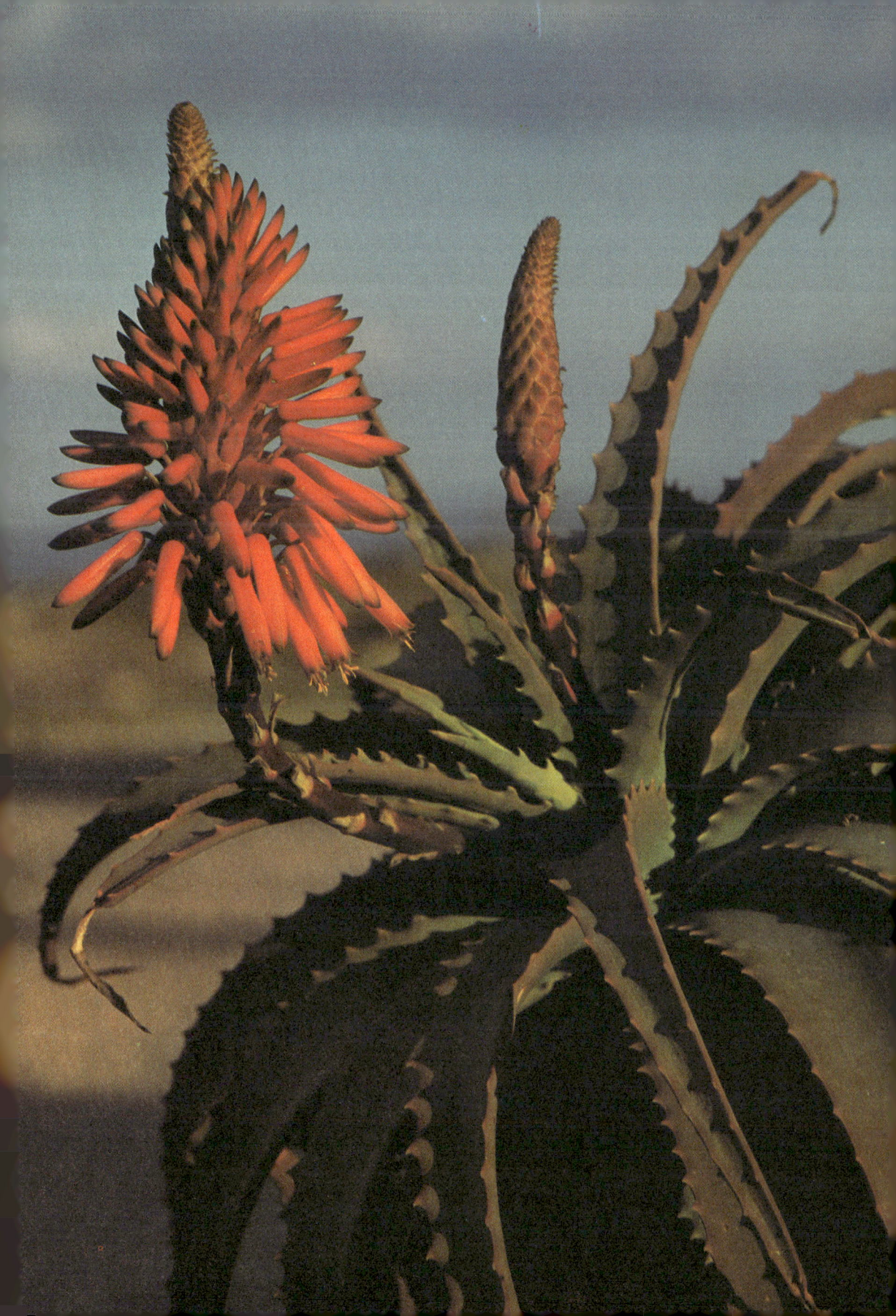

Andorn
(Marrubium vulgare L.)

Ursprünglich war der Andorn in Südeuropa beheimatet, heute jedoch wächst er fast in ganz Europa. Bei uns kann er auf Weiden, Schutthalden, an Wegrändern, Zäunen und Hecken gefunden werden.

Die ausdauernde Pflanze besteht aus einem bis zu 60 cm hohen, ästigen, hohlen, vierkantigen, filzig behaarten Stengel. Die ovalen, kurzgestielten Blätter sind am Rand gezähnt, an der Oberseite runzlig und an der Unterseite ebenfalls filzig behaart. Sie sind kreuzgegenständig angeordnet. Die kleinen weißen Blüten sind dicht gedrängt in die Blattachseln eingebettet. Blütezeit ist von Juni bis September.

Gesammelt werden die Blätter vor der Blütezeit. Sie werden an einem schattigen Ort rasch getrocknet und luftdicht verschlossen aufbewahrt.

Die wichtigsten Inhaltsstoffe sind ätherisches Öl, Gerbstoffe, Bitterstoffe, Harze und Pektin.

Anwendung

Andornkrauttee wird in erster Linie zur Verdauungsförderung und bei Gallebeschwerden getrunken. Er reguliert die Darmtätigkeit sowohl bei Durchfall als auch bei Verstopfung.

Seine heilende Wirkung bei trockenem Husten, Asthma, Gelbsucht, Leber-, Galle- und Menstruationsbeschwerden sowie anderen Frauenkrankheiten ist ebenfalls bekannt.

Äußerlich kann Andorntee für Umschläge zur Behandlung von schwer heilenden Wunden und für Bäder verwendet werden.

Zubereitung und Dosierung

2 Eßlöffel Andornkraut mit 1/2 l Wasser kalt ansetzen und 5 bis 10 Minuten kochen, 5 Minuten ziehen lassen, abseihen und warm trinken.

Der Tee kann mit etwas Honig gesüßt werden; bei Leber- und Galleleiden sollte man ihn ungesüßt trinken.

Nebenwirkungen

Nebenwirkungen sind nicht bekannt.

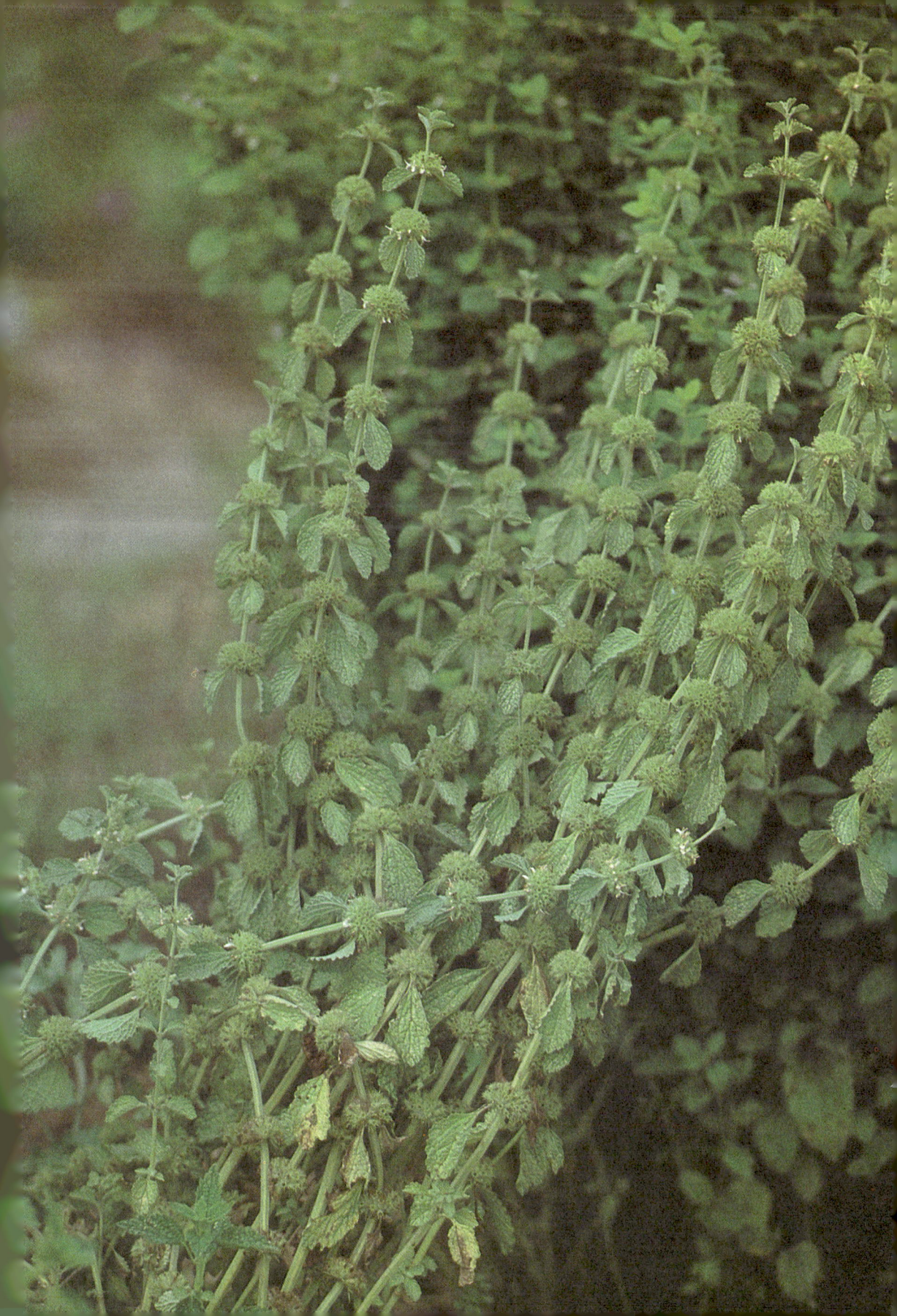

Anis
(Pimpinella anisum L.)

Anis stammt ursprünglich aus dem Orient und wird heute fast in ganz Europa in Kulturen und Gärten angebaut.

Die einjährige Pflanze besteht aus einem ästigen, behaarten Stengel, der bis zu 50 cm hoch wird. Die unteren Blätter sind ungeteilt rundlich bis oval und am Rand gezähnt, während die oberen dreilappig bzw. zwei- bis dreifach fiederschnittig und lanzettlich sind. Die weißen bis rosafarbenen Blüten sitzen in aufrechten, lockeren Dolden. Blütezeit ist von Juni bis September.

Gesammelt werden die reifen Früchte (Samen), die graubraun sind und stark aromatisch riechen, manchmal auch das Kraut.

Die wichtigsten Inhaltsstoffe sind ätherisches Öl, Zucker und Eiweiß.

Anwendung

Anis ist ein ausgezeichnetes krampf- und schleimlösendes Mittel gegen Husten. Er ist daher oft Bestandteil von Hustenmitteln und Brusttees.

Ferner fördert Anis die Milchbildung bei stillenden Müttern.

Ungesüßter Anistee wird gegen Blähungen sowie gegen schmerzhafte und krampfartige Magenkoliken empfohlen. Er wirkt leicht abführend. Die größte Wirkung erreicht man bei einer Mischung mit Kümmel- und Fencheltee zu gleichen Teilen.

Anis wird auch als Gewürz verwendet, z. B. bei Krautgerichten, Brot, Anisplätzchen.

Zubereitung und Dosierung

2 Teelöffel Anisfrüchte (am besten zermahlen oder zerdrückt) mit 1/2 l kochendem Wasser übergießen und 5 bis 10 Minuten zugedeckt ziehen lassen. Danach den Tee abseihen und täglich mehrere Tassen heiß trinken.

Bei Husten und Bronchialkatarrh kann der Tee mit etwas Honig gesüßt werden, was seine Wirkung erhöht. Bei Blähungen und Magenleiden ist der Tee ungesüßt zu trinken.

Nebenwirkungen

Nebenwirkungen sind nicht bekannt.

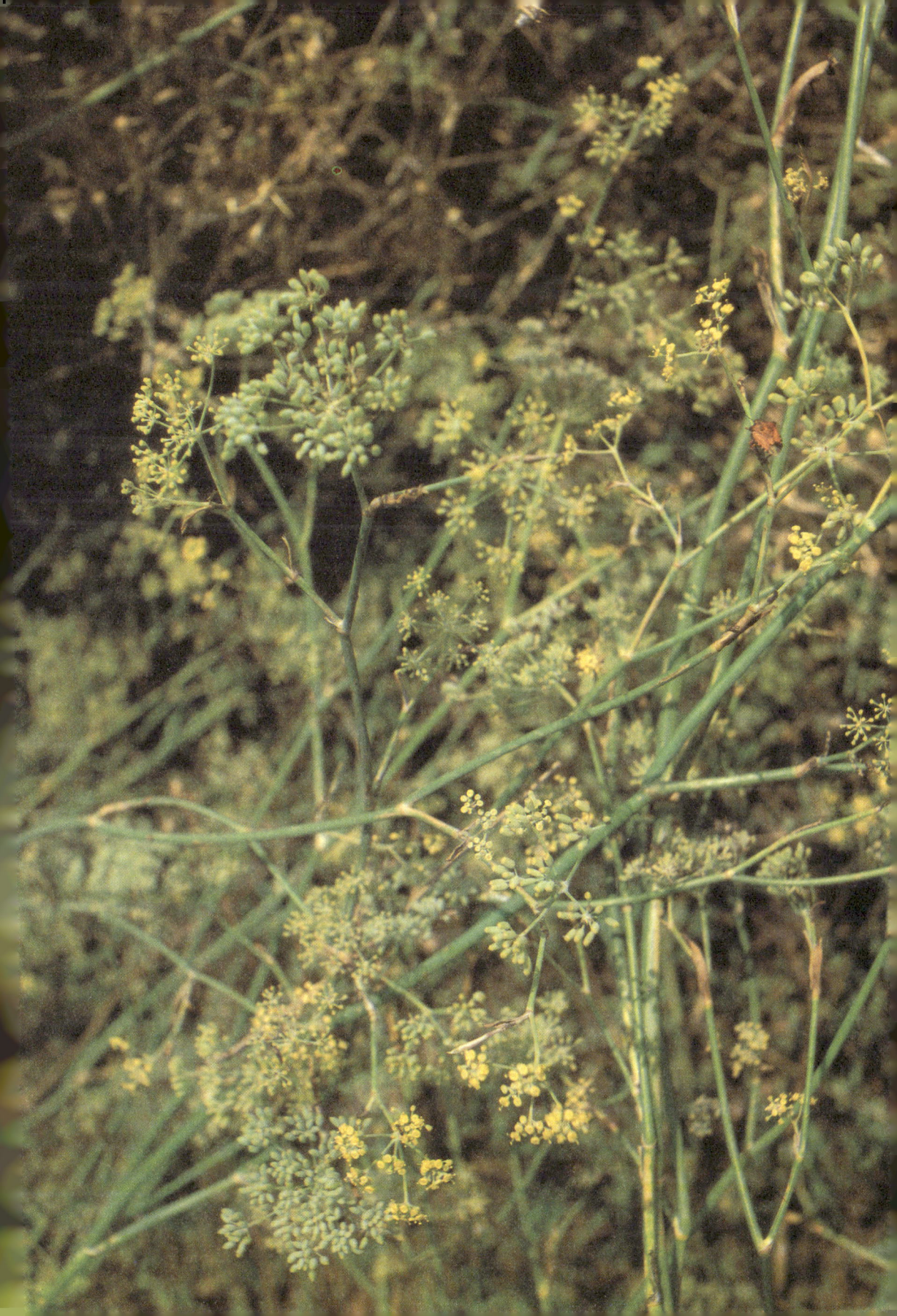

Arnika
(Arnica montana L.)

Arnika kommt bevorzugt im europäischen Mittelgebirge vor. Bei uns wird sie häufig in den Alpen und im Alpenvorland auf Wiesen, Almen, an Berghängen und Waldrändern sowie in lichten Wäldern angetroffen.

Die Pflanze bildet im ersten Jahr eine grundständige Rosette aus lanzettlichen Blättern, aus deren Mitte im zweiten Jahr ein bis zu 40 cm hoher, aufrechter, meist unverzweigter Stengel wächst. An der Stengelspitze entwickelt sich eine leuchtend gelbe, etwas unregelmäßige Blüte. Oft sitzen am Stengel zwei gegenständige, ungestielte Blätter, aus deren Achseln sich zwei weitere Blütenknospen entwickeln. Blütezeit ist von Juni bis August.

Gesammelt werden die Blüten und im Frühjahr oder Herbst die Wurzeln, die schonend an einem schattigen Ort getrocknet werden.

Die wichtigsten Inhaltsstoffe der Wurzel sind ätherische Öle, Pflanzensäure, Harze und Gerbstoffe; Inhaltsstoffe der Blüten sind der Bitterstoff Arnicin, Inulin, Gerbstoffe, Harze und Apfelsäure.

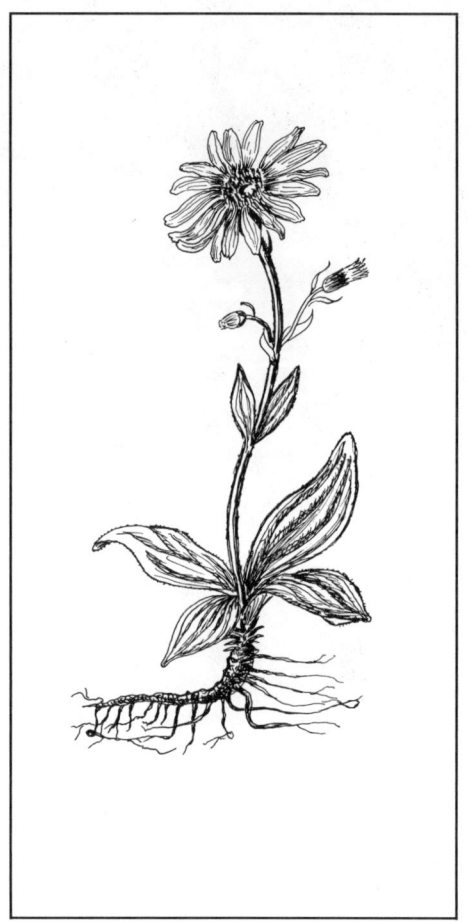

Anwendung

Arnika wirkt stark entzündungshemmend und wundheilend. Sie wird innerlich und äußerlich angewandt, wobei die äußerliche Anwendung im Vordergrund steht.

Für Umschläge, zum Einreiben und für Teilbäder bei Zerrungen, Quetschungen und Blutergüssen sowie bei rheumatischen Muskel- und Gelenkschmerzen stehen Salben,

80

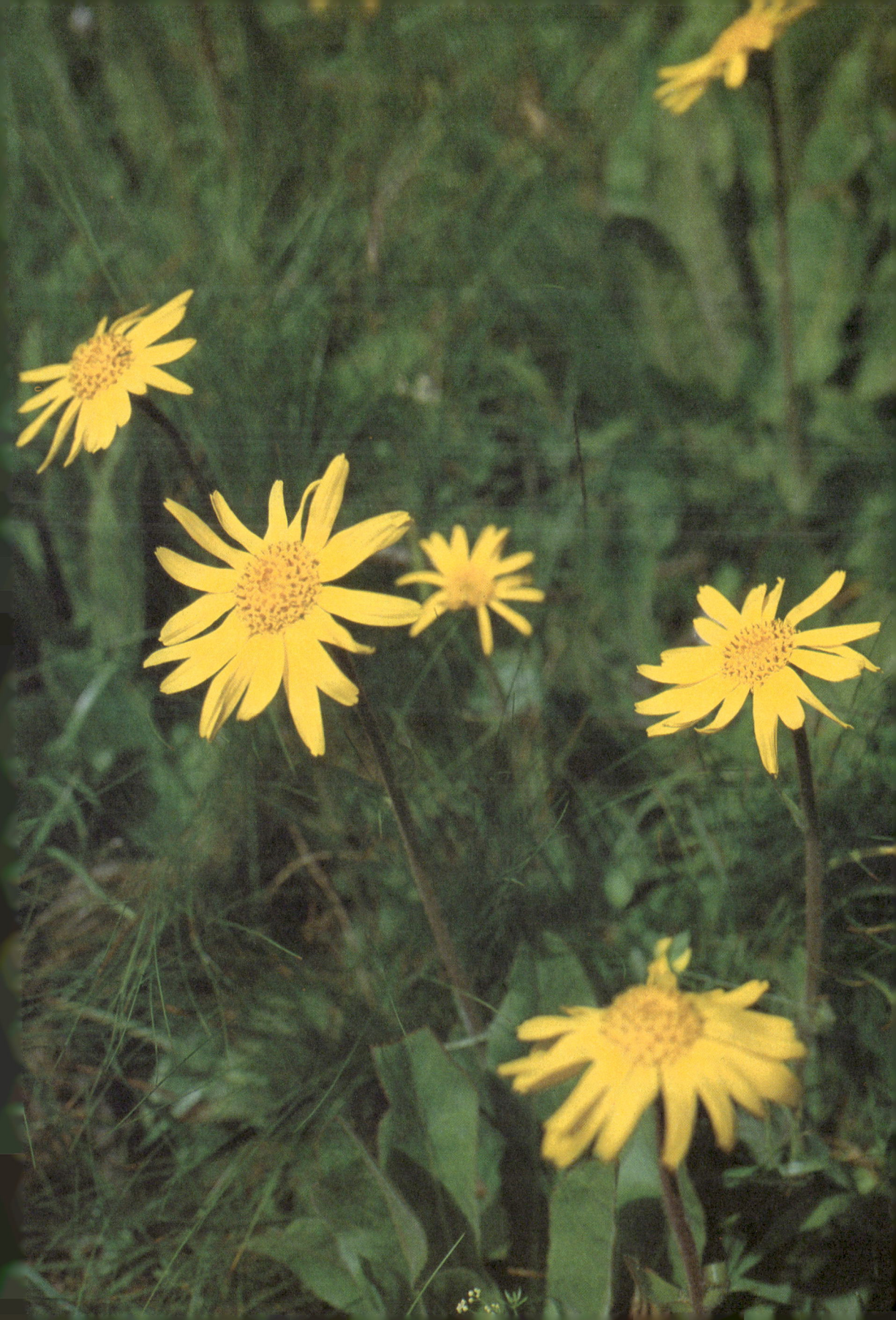

Tropfen und Tinkturen zur Verfügung, wobei beachtet werden muß, daß die Salbe oder eine unverdünnte Tinktur nicht auf offene Wunden aufgetragen werden darf.

Bei Entzündungen im Mund und Rachen sowie bei Mandelentzündungen kann mit einer Arnikalösung gegurgelt werden.

Innerlich wirkt Arnika anregend auf Magen und Verdauung sowie auf Herz und Kreislauf. Bei Durchblutungsstörungen der Herzkranzgefäße fördert Arnika die Herzleistung.

Zubereitung und Dosierung

Zur innerlichen Anwendung 1 Eßlöffel Arnikablüten mit 1/2 l kochendem Wasser übergießen und 5 bis 10 Minuten ziehen lassen. Danach abseihen und schluckweise langsam trinken. Dieser Tee kann auch zum Gurgeln verwendet werden.

Für Umschläge werden 4 gehäufte Eßlöffel Arnikablüten mit 1/2 l kochendem Wasser angebrüht.

Bei innerlicher Anwendung von Arnikatinktur dürfen täglich nicht mehr als 3 bis 5 Tropfen Tinktur auf 1/4 l Wasser und beim Gurgeln

nicht mehr als 15 bis 20 Tropfen auf 1/4 l Wasser genommen werden.

Für Umschläge oder Teilbäder an nicht offenen Verletzungen werden 1 bis 2 Eßlöffel Arnikatinktur mit 1/2 l Wasser vermischt.

Nebenwirkungen

In der angegebenen Dosierung sind keine Nebenwirkungen zu befürchten. Bei Verwendung der unverdünnten Tinktur können Hautentzündungen entstehen. Eine Überdosierung bei innerlichem Gebrauch kann zu Magen- und Darmstörungen und zu Herzklopfen führen.

Augentrost
(Euphrasia officinalis L.)

Der Augentrost kommt in ganz Mitteleuropa vor. Er wächst auf Wiesen, Weiden, trockenen Abhängen, in Gebüschen und Waldlichtungen von der Ebene bis ins Gebirge.

Die einjährige zierliche Pflanze wird bis zu 40 cm hoch. Sie hat einen aufrechten, verästelten und weich behaarten Stengel. Die eiförmigen, ungestielten Blätter sind gegenständig angeordnet und gezähnt. Die rachenförmigen, weißviolett gefärbten Blüten sitzen in den obersten Blattachseln. Sie haben eine kurze Ober- und eine dreilappige Unterlippe. Blütezeit ist von Juni bis Oktober.

Gesammelt wird das blühende Kraut während des Sommers, indem man es kurz über dem Boden abschneidet, bündelt und an einem schattigen Ort trocknet.

Die wichtigsten Inhaltsstoffe sind ätherisches Öl, Bitterstoffe, Glykoside und Gerbstoffe.

Anwendung

Schon seit dem Mittelalter ist die heilende Wirkung von Augentrost bei Augenerkrankungen und bei Schnupfen, verbunden mit kräftigem Niesen, bekannt.

In der Volksmedizin hat sich diese Pflanze bei Augenbrennen, Augenermüdungserscheinungen, bei leichten Entzündungen der Bindehaut und der Lidränder, bei skrofulösen Augenerkrankungen und oft auch bei einem sogenannten Gerstenkorn sehr bewährt.

Bei leichten Augenverletzungen wirkt Augentrost auch schmerzlindernd.

Innerlich wird Augentrost selten angewandt, allenfalls zur Unterstützung der äußerlichen Behandlung bei skrofulösen Erkrankungen, bei Anfälligkeit für Schnupfen, Husten, geschwollene Halsdrüsen sowie Licht- und Luftempfindlichkeit. Augentrosttee ist auch ein gutes Magenmittel.

Zubereitung und Dosierung

2 Teelöffel des getrockneten Krautes mit 1/4 l Wasser ansetzen und zum Sieden bringen, 3 bis 5 Minuten ziehen lassen, abseihen und über den Tag verteilt trinken.

Zur äußerlichen Anwendung werden 3 Teelöffel getrocknetes Kraut und wenige Körner Kochsalz (zur Angleichung an den Salzgehalt der Tränenflüssigkeit) mit 1/4 l Wasser angesetzt und 5 bis 10 Minuten lang gekocht. Der Sud wird abgeseiht und lauwarm für Augenauflagen oder für Augenwaschungen verwendet.

Die heilende Wirkung kann durch Mischen mit Kamillen- oder Fencheltee erhöht werden.

Nebenwirkungen

Nebenwirkungen sind nicht zu befürchten.

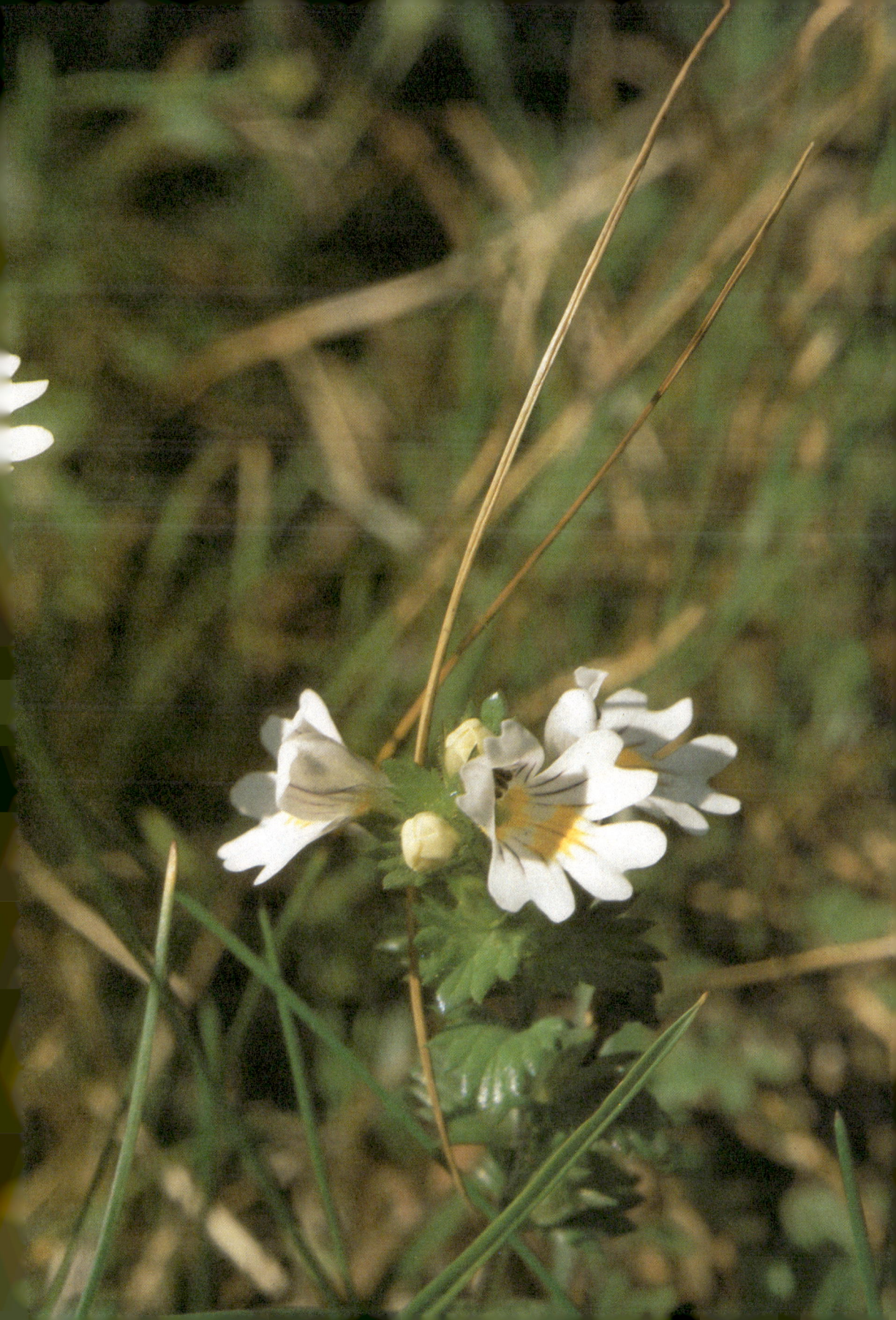

Bärentraube (Arctostaphylos uva-ursi (L.) Sprengel)

Die Pflanze ist in Mitteleuropa und Nordamerika weit verbreitet. Der meist niederliegende, immergrüne Strauch wächst in Nadelwäldern bis in die Alpen, auf Moorböden und in der Heide.

Von einem kurzen, kräftigen Stamm gehen bis zu 2 m lange, niederliegende Äste aus, die sich am Boden zu einem grünen Teppich ausbreiten. Die Äste bilden oft da, wo sie den Boden berühren, fadenähnliche Wurzeln, mit denen sie sich verankern. Die ovalen, verkehrt eiförmigen, glattrandigen Blätter sind verhältnismäßig dick und ledrig. Sie sind fast das ganze Jahr über grün. Die glockenähnlichen, weiß-rosarot gefärbten Blüten bilden endständige hängende Trauben. Die Blüten haben einen gezähnten Saum und blühen von April bis Juli. Aus den Blüten entwickeln sich scharlachrote, mehrsamige, säuerlich schmeckende Steinfrüchte.

Gesammelt werden bevorzugt während der Blütezeit die Blätter, die in der Sonne getrocknet werden.

Die wichtigsten Inhaltsstoffe sind Gerbstoffe, organische Säure und Flavonoide, Arbutin und Methylarbutin, die eine stark desinfizierende Wirkung haben.

Anwendung

Bärentraubenblättertee und -auszug sind altbekannte und bewährte Mittel gegen Entzündungen der Harnwege, der Blase und der Nieren und zur Entgiftung der Nieren. Gegenüber Antibiotika haben sie den Vorteil, daß sie nur auf die erkrankten Harnwege einwirken und die übrigen Organe, wie z. B. die Leber, nicht belasten.

Um die Wirkung der Bärentraubenblätter zu verstärken, wird empfohlen, gleichzeitig mit dem Tee oder Auszug eine Messerspitze voll Natriumkarbonat, aufgelöst in 1 Glas Wasser, zu trinken.

Während der kurmäßigen Anwendung, die auf keinen Fall länger als 14 Tage dauern darf, sollte auf den Genuß von säurehaltigen Früchten, Gemüsen und Säften verzichtet werden. Die Säure würde zu einem übersäuerten Harn führen und die Wirkung des Arbutins verhindern.

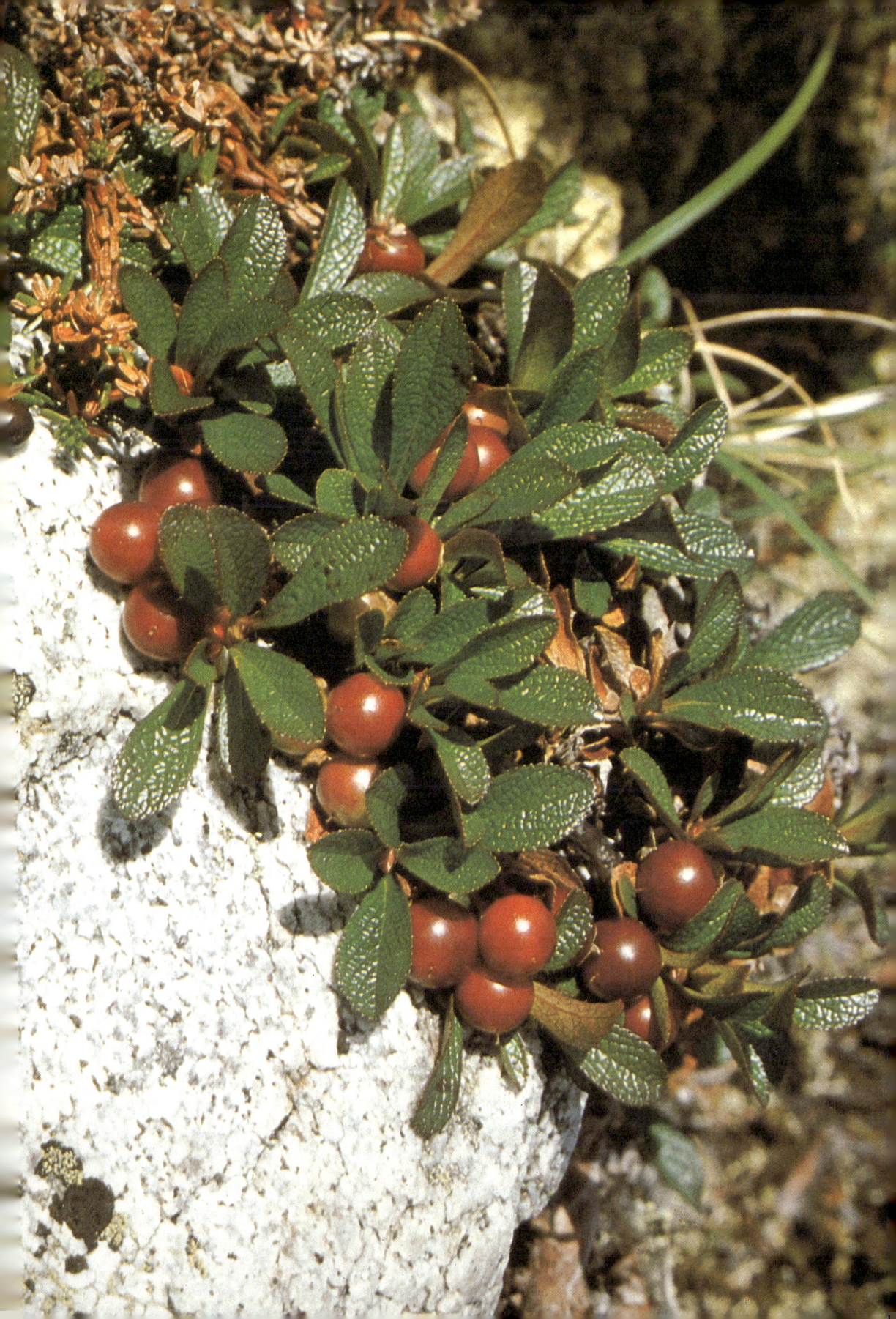

Zubereitung und Dosierung

3 bis 4 Teelöffel getrocknete und zerkleinerte Blätter werden mit 1/2 l kaltem Wasser über Nacht angesetzt und am nächsten Tag abgeseiht. Davon werden 2 bis 3 Tassen täglich leicht angewärmt getrunken.

Bei akuter Entzündung der Harnwege kann die gleiche Menge mit 1/2 l kochendem Wasser überbrüht werden. Man läßt den Tee 5 bis 10 Minuten ziehen und seiht ihn dann ab.

Wenn sich nach einer Woche keine Besserung einstellt, sollte der Arzt befragt werden.

Nebenwirkungen

Bei der angegebenen Dosierung und Einnahmedauer sind keine Nebenwirkungen zu befürchten. Vor einer Überdosis wird gewarnt.

Bärlauch
(Allium ursinum L.)

Der Bärlauch — auch wilder Knoblauch genannt — kommt in ganz Europa vor. Er wird sehr oft in feuchten und schattigen Laubwäldern, an Moorrändern, auf schattigen Hügeln und Auen angetroffen.

Bärlauch ist eine ausdauernde, bis zu 30 cm hohe Pflanze. Der Stengel, an dessen oberem Ende die weißen, sternförmigen Blüten zu einer kugelförmigen Dolde angeordnet sind, ist von mehreren gestielten Laubblättern umgeben. Die ganze Pflanze riecht nach Knoblauch.

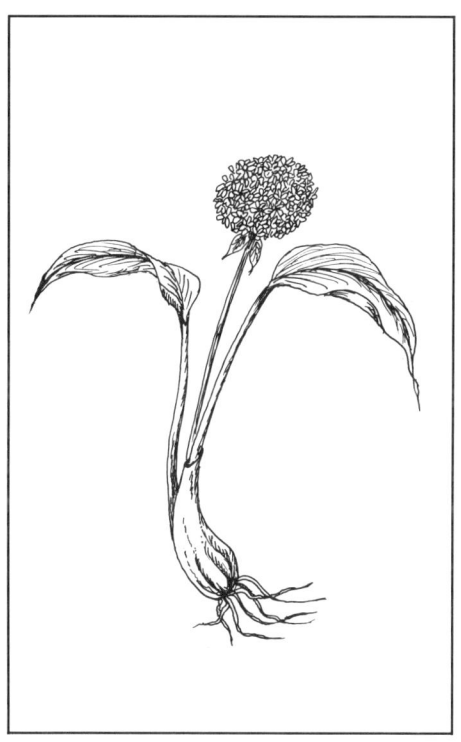

Gesammelt werden das Kraut und die Zwiebeln. Beides muß frisch verwendet werden, weil der Bärlauch beim Trocknen seine Wirksamkeit verliert. Das Kraut wird vor der Blütezeit, in den Monaten April und Mai, geerntet, die Zwiebeln im Herbst.

Die Inhaltsstoffe des Bärlauchs sind denen des Knoblauchs ähnlich: ätherisches Öl, Vitamin C und das antibiotisch wirkende Allicin.

Anwendung

In der Volksmedizin nimmt der Bärlauch den gleichen Stellenwert wie der Knoblauch ein. Viele Menschen schätzen seine Heilkräfte im Vergleich mit dem kultivierten Knoblauch sogar höher ein, weil er angeblich von seinen Urkräften in der freien Natur nicht so viel eingebüßt hat. Hier muß jeder selbst entscheiden, wem er den Vorzug gibt. Erwähnenswert ist noch, daß Bärlauch etwas weniger stark riecht als Knoblauch.

Bärlauch wirkt positiv auf Magen und Darm, indem er die Bildung von Fäulnissäure, Gärungsprozesse und Blähungen unterbindet und die Funktion von Leber und Galle anregt.

89

Außerdem wirkt er gefäßerweiternd und damit gegen Arterienverkalkung, Bluthochdruck und Schlaflosigkeit. Er reinigt das Blut, fördert die Durchblutung des Hirns und verlangsamt so den Alterungsprozeß.

Auch gegen Madenwürmer wird Bärlauch erfolgreich angewandt.

Zubereitung und Dosierung

Das frische Bärlauchkraut ist im Frühjahr ein gesundes Gewürz für viele Gerichte, z. B. Salate, Gemüse, Suppen, Fleisch, Fisch, Geflügel, Soßen, Quark und Kräuterbutter.

Bei Magen- und Darmstörungen, Bluthochdruck und Madenwürmern wird der Saft einer zerquetschten Zwiebel in 1 Glas Milch gegeben und schluckweise getrunken.

Nebenwirkungen

Nebenwirkungen sind nicht zu befürchten.

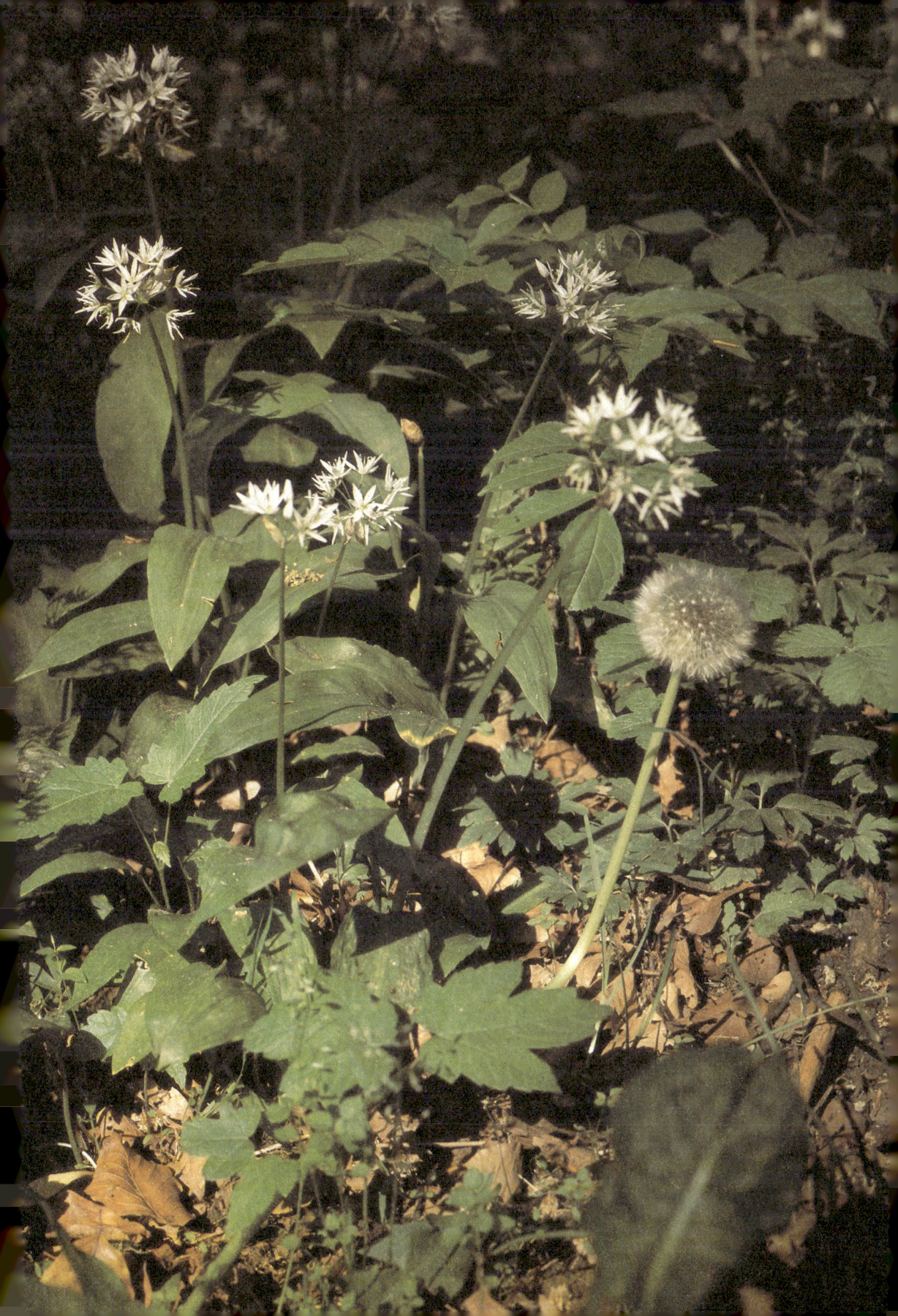

Baldrian
(Valeriana officinalis L.)

Baldrian ist in ganz Mitteleuropa und Asien verbreitet. Er wächst bevorzugt auf feuchten Wiesen, Auen, Abhängen, an Fluß- und Bachufern und in Wäldern bis ins Gebirge.

Die ausdauernde, bis zu 1 m hohe Staude treibt aus einem kurzen, walzenförmigen Wurzelstock. Der innen hohle, gefurchte, ästige, kurzhaarige, aufrechte Stengel trägt an seiner Spitze die trugdoldigen Blütenstände. Die großen Blätter sind unpaarig gefiedert, lanzettlich und gezähnt. Die überwiegend violett bis weiß gefärbten kleinen Blüten, die im zweiten bzw. dritten Jahr blühen, duften stark aromatisch. Blütezeit ist von Mai bis September.

Gesammelt wird der Wurzelstock nach der Blütezeit im Oktober und November. Nach dem Ausgraben wird er gereinigt, mit dem Messer mehrmals gespalten und hängend getrocknet.

Die wichtigsten Inhaltsstoffe sind ätherisches Öl (Baldrianöl), Gerbsäure, mehrere Alkaloide und Valepotriate.

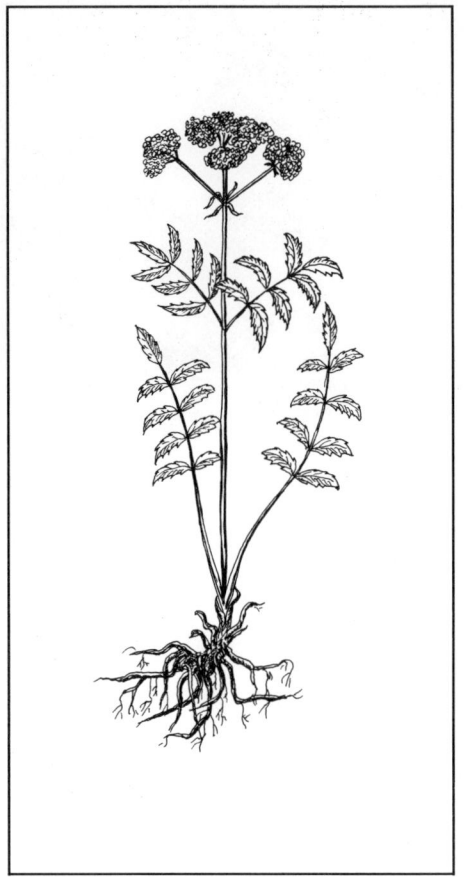

Anwendung

Vom Baldrian gebraucht man nur die Wurzel, die, in Stücke geschnitten, als Tee zubereitet wird. Sie kann auch, zu Pulver zerrieben, der täglichen Kost beigemengt werden.

Baldrian wirkt günstig bei Unruhe, Schlafstörungen, nervösen Herzbeschwerden, bei Magenkrämpfen, Darmkoliken und Kopfschmerzen sowie bei nervösen Erschöp-

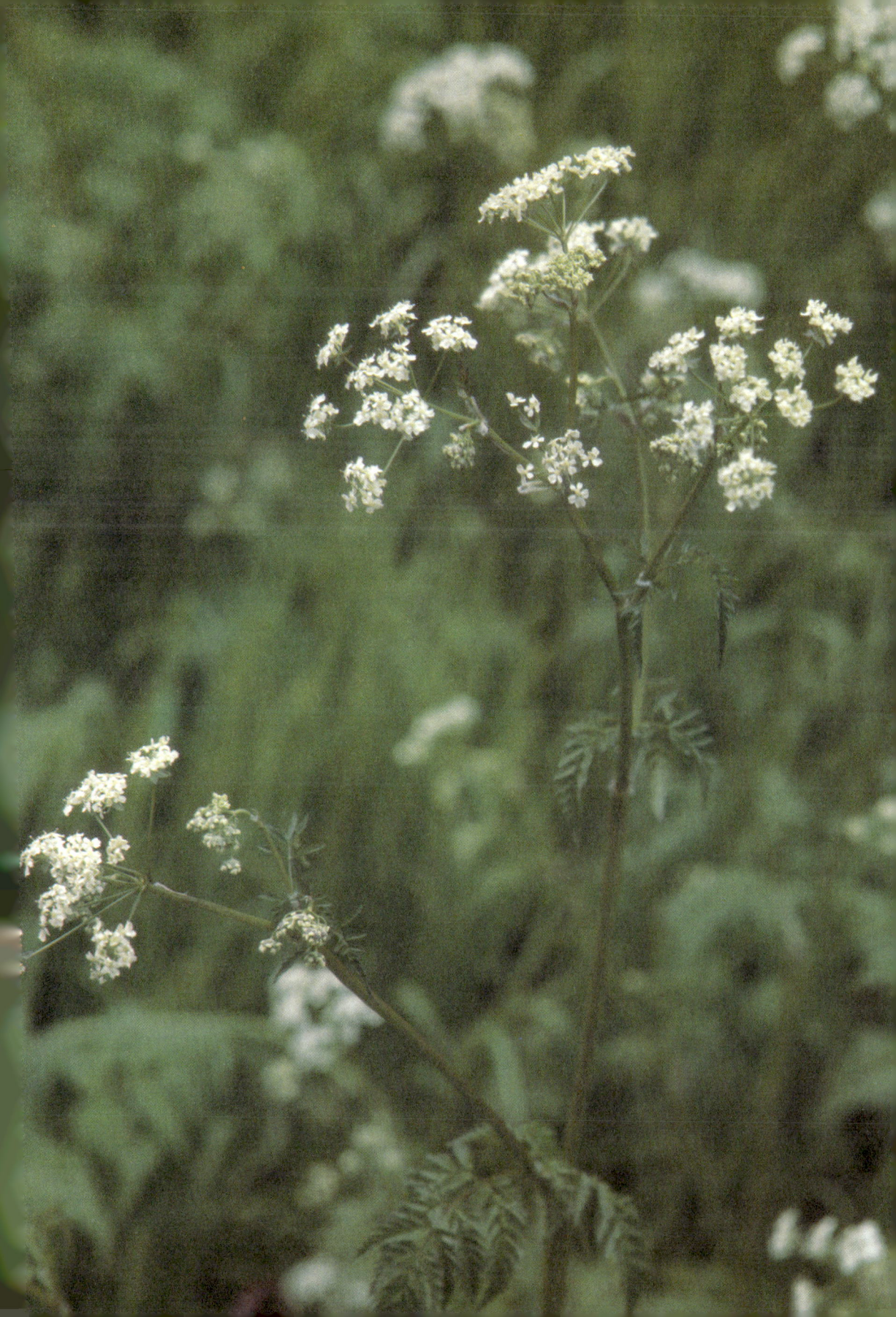

fungen und geistiger Überarbeitung, bedingt durch den täglichen Streß.

Durch seine krampflösende Wirkung hilft Baldrian auch bei Schwindel- und asthmatischen Hustenanfällen, bei Angstträumen und nächtlichem Aufschrecken, besonders bei Kindern.

Bei motorischer Unruhe und nervösen Beschwerden während der Wechseljahre hat sich Baldrian ebenfalls ausgezeichnet bewährt.

Zubereitung und Dosierung

3 Teelöffel feingeschnittene Wurzeln mit 1/4 l kaltem Wasser übergießen, bis zum Sieden erhitzen und 5 bis 10 Minuten bedeckt ziehen lassen. Danach abseihen und warm trinken, wobei der Tee mit etwas Honig gesüßt werden kann.

Man kann auch 4 Teelöffel feingeschnittene Wurzeln mit 1/2 l Wasser kalt ansetzen und 10 bis 12 Stunden ziehen lassen. Den Sud abseihen und 3 bis 4 Tassen über den Tag verteilt trinken.

Von der Tinktur gibt man 10 bis 15 Tropfen auf einen Würfel Zucker und läßt ihn im Mund zergehen.

Beruhigend wirkt auch ein Baldrianbad. Hierzu werden 100 bis

150 g geschnittene Wurzeln mit 1 l Wasser 12 Stunden kalt angesetzt, abgeseiht und dem Badewasser zugefügt.

Nebenwirkungen

In der angegebenen Dosierung sind Nebenwirkungen nicht zu befürchten. Bei Suchtneigung sollte Baldrian nicht länger als 3 bis 4 Wochen eingenommen werden.

Basilikum
(Ocimum basilicum L.)

Das Ursprungsland von Basilikum ist Indien. Heute ist die Pflanze auch bei uns heimisch, wenn auch nicht in der freien Natur. Sie wird hauptsächlich in Gärten als Gewürz- und Heilpflanze gezogen.

Der vierkantige, ästige und kurzhaarige, aufrechte Stengel wird bis zu 50 cm hoch. Er trägt gestielte, eiförmige, etwas zugespitzte und am Rand gezähnte Blätter. Die kleinen weißen, weißgelben bis roten Blüten stehen in achselständigen Doldentrauben. Blütezeit ist von Juni bis September.

Gesammelt werden die Blätter während des ganzen Jahres sowie das blühende Kraut gleich zu Beginn der Blütezeit im Juni. Beide werden schonend an einem schattigen Ort getrocknet. Basilikumblätter können auch frisch verwendet werden.

Die wichtigsten Inhaltsstoffe sind ätherisches Öl, Gerbstoffe, Saponin und Glykosid.

Anwendung

Basilikum ist in erster Linie als Gewürz bekannt. Die in unseren Gärten angebaute Pflanze duftet aromatisch, ähnlich wie Thymian.

In der Naturheilkunde wird Basilikum bei Magenbeschwerden, Blähungen, Nierenerkrankungen und bei Harnbrennen angewandt. Bei Schnupfen hat sich Basilikum, gemischt mit Kamille, als Dampfbad sehr bewährt.

Bei Entzündungen im Mund und Rachen und bei Husten wird mit verdünnter Basilikumtinktur gegurgelt.

Zubereitung und Dosierung

1 bis 2 Eßlöffel Kraut — bestehend aus Blüten, Blättern und Stengeln — fein zerrieben mit 1/2 l kaltem Wasser übergießen und zum Sieden erhitzen. Danach 5 Minuten ziehen lassen, abseihen und über den Tag verteilt oder während der Mahlzeiten trinken.

Als Stärkungsgetränk bei Fieber werden 30 bis 40 Tropfen Basilikumtinktur in 1 Glas kaltes Wasser gegeben und getrunken.

Zum Gurgeln gibt man 30 bis 40 Tropfen Basilikumtinktur in 1 Glas lauwarmes Wasser.

Nebenwirkungen

Nebenwirkungen sind nicht zu befürchten.

95

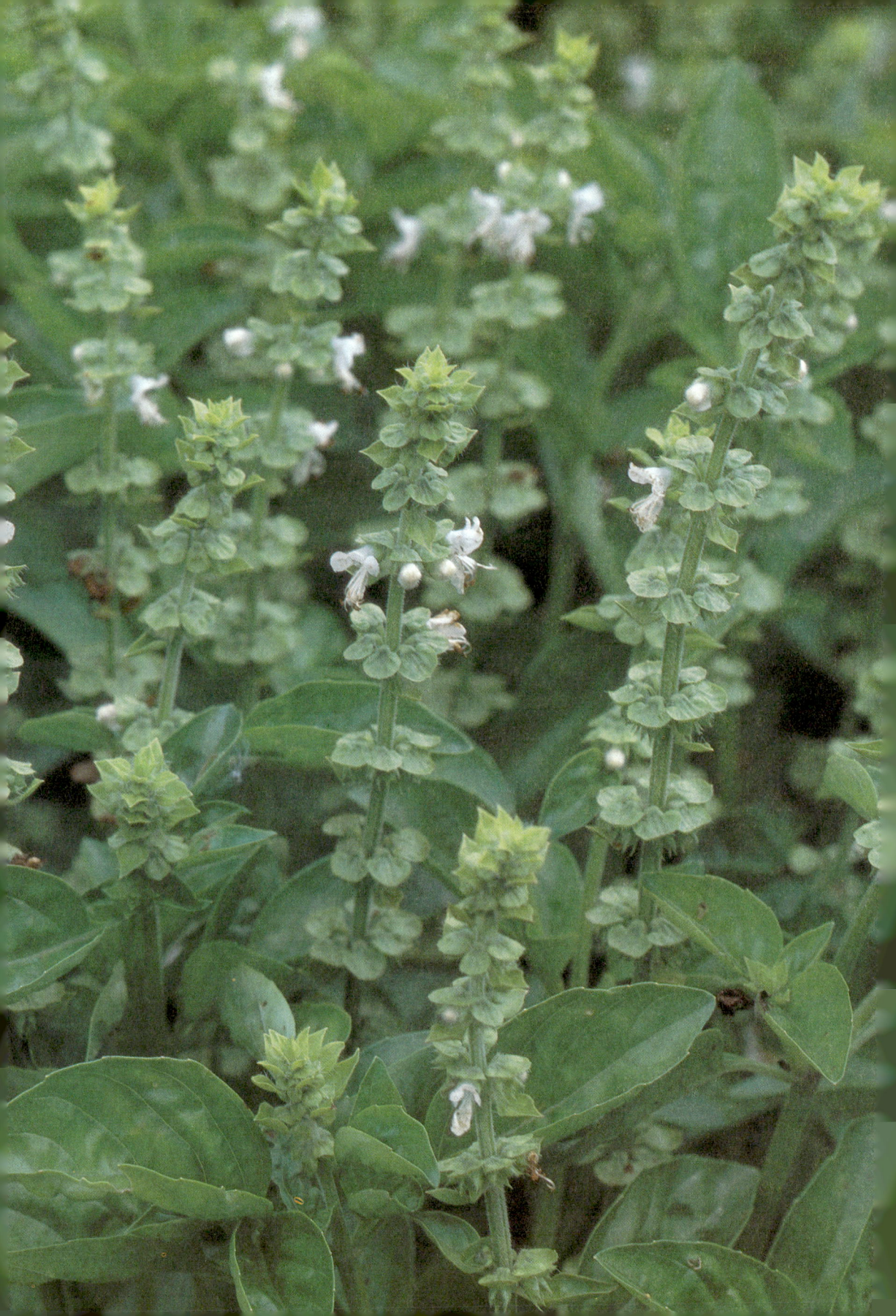

Benediktenkraut (Cnicus benedictus L.)

Ursprünglich stammt das Benediktenkraut aus den Mittelmeerländern. Es wird bei uns als Heilpflanze in Kulturen angebaut. Wildwachsend kann das Benediktenkraut in sonnigen und trockenen Gebieten auf Ödland angetroffen werden.

Die einjährige, distelartige Pflanze hat einen bis zu 60 cm hohen, aufrechten, filzig behaarten, fünfkantigen Stengel. Die stiellosen, lanzettlich geformten Blätter sind am Rand gezähnt und mit kleinen, spitzen Stacheln versehen. Die gelbe Blüte an der Spitze des Stengels ist mit behaarten Hüllkelchblättern umgeben, die in langen braunen Stacheln enden. Blütezeit ist von Juni bis September.

Gesammelt wird das ganze Kraut während der Blütezeit, indem man es kurz über dem Boden abschneidet und in Bündeln an einem schattigen Ort trocknet.

Die wichtigsten Inhaltsstoffe sind ätherisches Öl, Bitterstoffe, Gerbstoffe und Mineralsalze.

Anwendung

Benediktenkrauttee ist leicht verträglich und wirkt gegen Appetitlosigkeit, Darmstörungen, Leber-Galleleiden sowie als Stärkungs- und Blutreinigungsmittel. Es fördert besonders die Galleerzeugung und deren Abfluß. Benediktenkraut ist leicht abführend und hilft bei Blähungen. Äußerlich dient es zur Behandlung von schlecht heilenden Wunden.

Zubereitung und Dosierung

1 bis 2 Eßlöffel fein geschnittenes Kraut mit 1/2 l Wasser kalt ansetzen, zum Sieden erhitzen und 10 Minuten ziehen lassen. Danach abseihen und während der Hauptmahlzeiten 1 bis 2 Tassen warm trinken.

Man kann auch 20 bis 30 Tropfen Benediktenkrauttinktur in 1 Glas Wasser geben und zu den Mahlzeiten trinken. (Für Kinder jeweils die halbe Dosierung verwenden.)

Nebenwirkungen

In der angegebenen Dosierung sind keine Nebenwirkungen zu befürchten. Eine Überdosis führt zu Erbrechen.

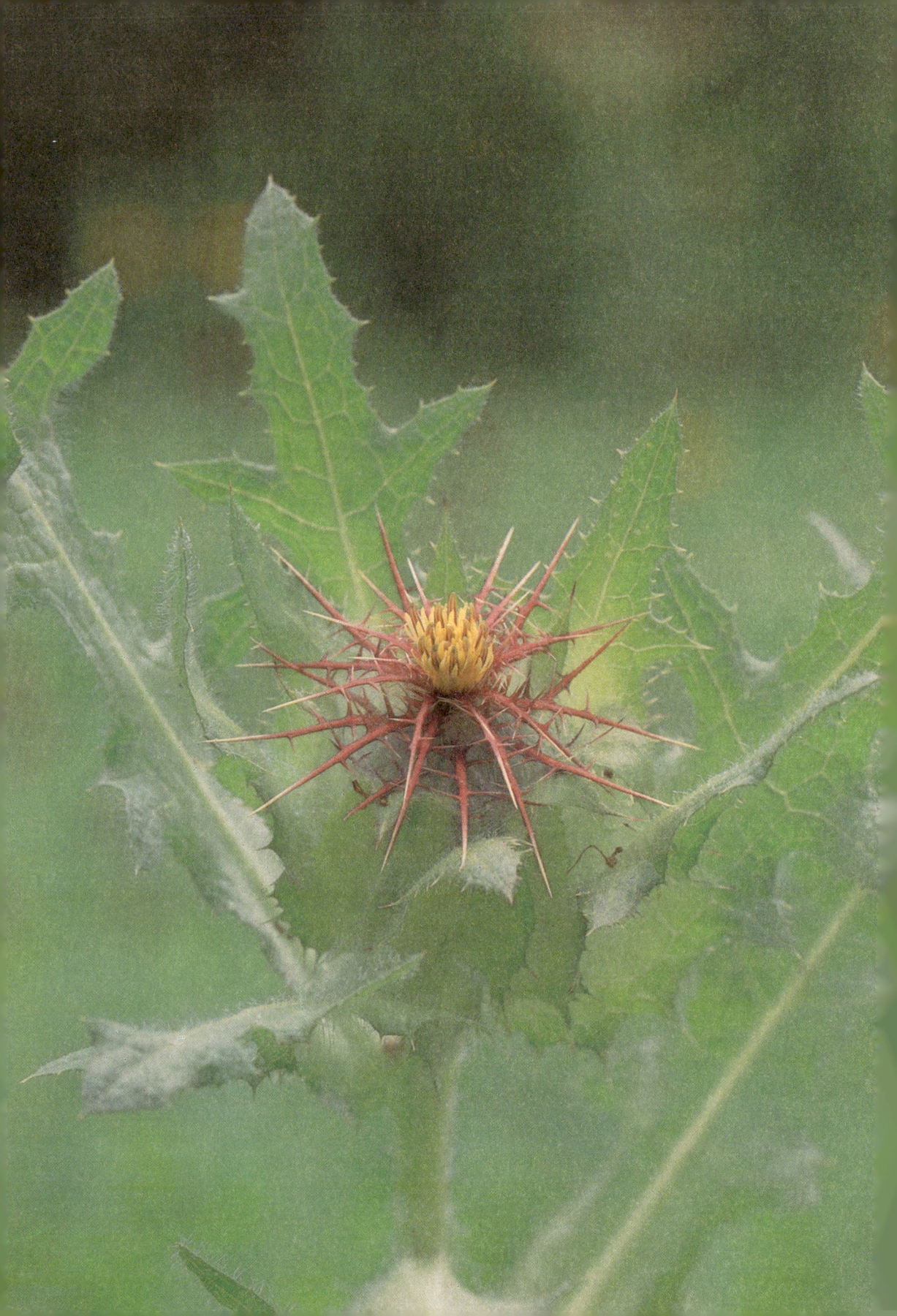

Bitterklee
(Menyanthes trifoliata L.)

Der Bitterklee ist eine seltene Pflanze, die jedoch in ganz Europa wächst, am häufigsten dort, wo ihr Wurzelstock im Wasser liegen kann, an Fluß- und Seerändern, in Sümpfen, Wassergräben und Mooren. Gelegentlich kann man sie bis in 2000 m Höhe antreffen.

Die ausdauernde Pflanze mit ihrem kahlen, bis zu 30 cm hohen Blütenstengel entspringt einem dicken, kriechenden Wurzelstock. Die langgestielten Blätter sind dreizählig gefiedert, verkehrt eiförmig und am Rand stumpf gesägt. Die weißen bis rosaroten Blüten sind zottig behaart und bilden eine endständige Traube. Blütezeit ist von April bis Juni.

Gesammelt werden die Blätter mit Stiel von Mai bis Juli. Sie werden schonend an einem schattigen Ort getrocknet.

Die wichtigsten Inhaltsstoffe sind Bitterstoffe, Mineralsalze und Flavonoide.

Anwendung

Die Blätter können entweder frisch gekaut oder in getrocknetem Zustand als Tee verwendet werden.

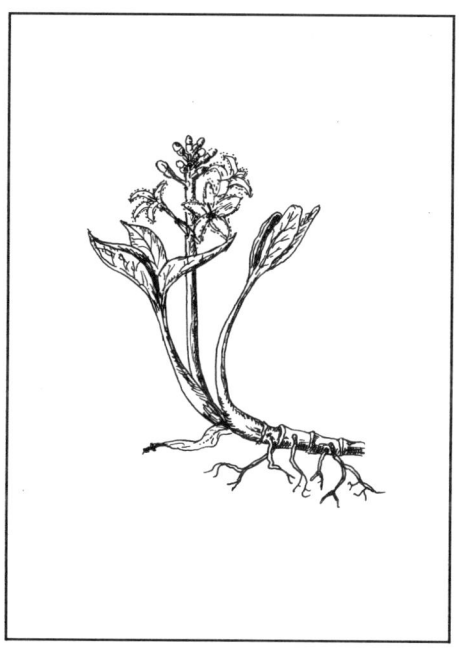

Wie alle Bitterkräuter übt auch der Bitterklee eine günstige Wirkung auf Magen, Darm, Galle und Leber aus. Er regt zur Absonderung der Verdauungssekrete an und fördert somit die Verdauung.

Vermischt mit Wermut und Tausendgüldenkraut wird die Wirkung des Bitterklees erheblich verstärkt.

Zubereitung und Dosierung

2 bis 3 Teelöffel geschnittene Bitterkleeblätter mit 1/2 l kaltem Wasser übergießen und zum Sieden erhitzen. Den Tee 5 bis 10 Minuten ziehen lassen, abseihen und ungesüßt lauwarm vor oder zu den Mahlzeiten trinken.

Man kann auch 20 bis 30 Tropfen Bitterkleetinktur vor den Mahlzeiten einnehmen oder 1 Messerspitze gepulverte Droge den Speisen beimischen.

Nebenwirkungen

Nebenwirkungen sind nicht zu befürchten.

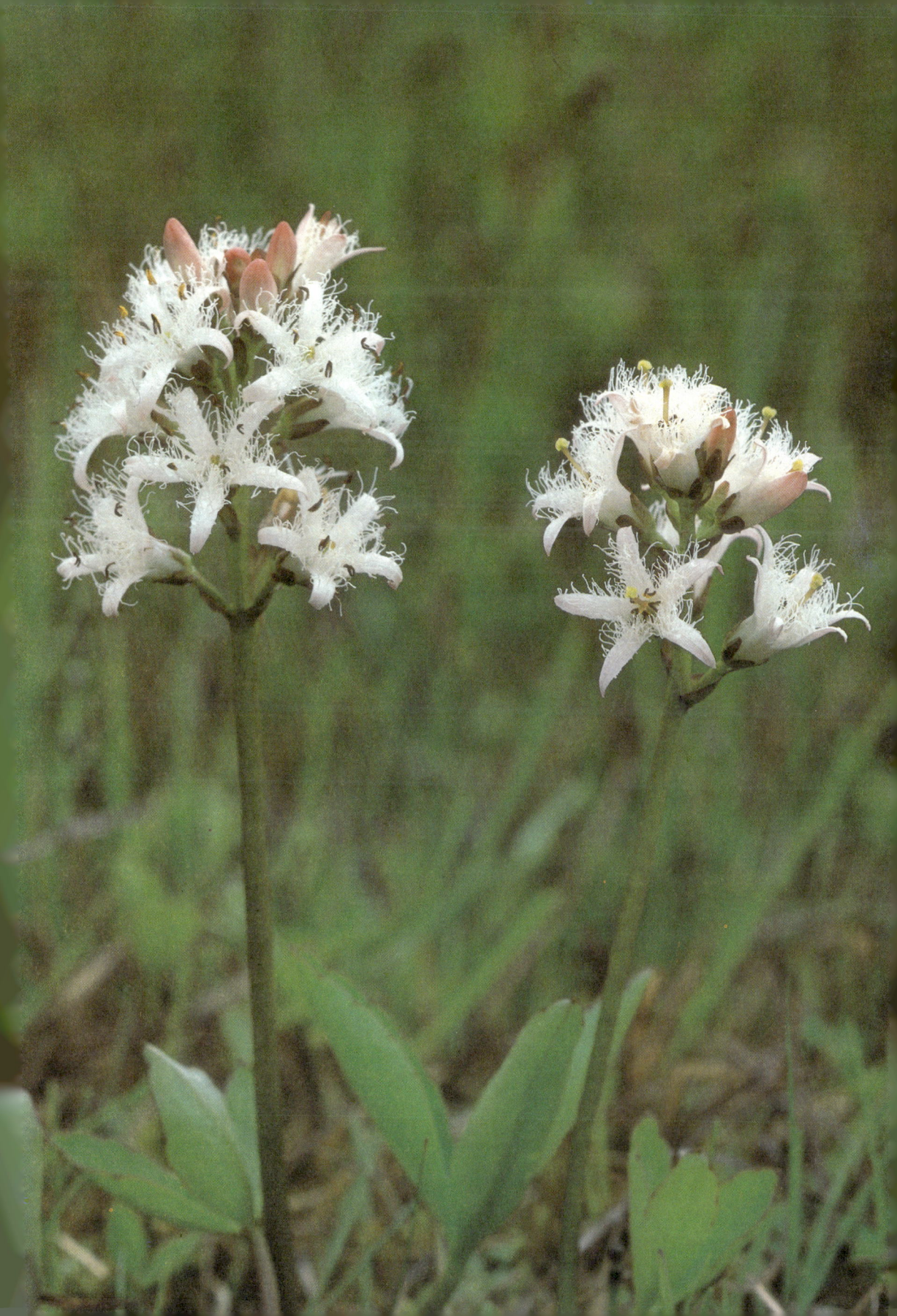

Bockshornklee
(Trigonella foenum-graecum L.)

Bockshornklee kommt wild in den Mittelmeerländern und in einigen asiatischen Ländern vor. Bei uns wird er vereinzelt als Heil- und Futterpflanze angebaut.

Die bis zu 50 cm hohe Pflanze hat einen runden, meist aufrechten und wenig verzweigten Stengel. Die Blätter sind verkehrt eiförmig, langgestielt und dreizählig. Die gelben bis gelblichweißen Blüten sitzen in den obersten Blattachseln. Blütezeit ist von Mai bis Juli.

Gesammelt wird im August und September der reife Samen, den man trocknet und dann zu Pulver verarbeitet.

Bockshornklee enthält eine Vielzahl an wichtigen Inhaltsstoffen, wie ätherisches Öl, Pflanzenschleim, Aromastoffe, Gerbstoffe, Bitterstoffe, Vitamine und Mineralsalze, Saponin, Flavonoide usw.

Anwendung

Bockshornkleesamen, der mit Hilfe eines Mörsers oder einer Küchenmaschine zu grobem Pulver verarbeitet wird, kommt innerlich und äußerlich zur Anwendung. Das Pulver ist auch in jeder Apotheke erhältlich.

Bockshornkleetee wird bei fieberhaften Erkrankungen, bei Brustschmerzen und zur Anregung der Magen- und Darmtätigkeit sowie bei Stoffwechselstörungen gegeben. Bei Hals- und Mandelentzündungen wird damit gegurgelt.

Äußerlich angewandt hilft das als Brei zubereitete Pulver bei offenen Wunden, bei allen entzündlichen Prozessen, Eiterungen, bei Geschwüren, Furunkeln und Karbunkeln, bei Ischias, Quetschungen, Rheuma, Gicht und Lymphdrüsenschwellungen. Nach der Regel des Naturheilverfahrens behandelt man derartige Erkrankungen mit warmen bis heißen Umschlägen, um den Eiterungsprozeß zu beschleunigen und die kranken Stoffe aus dem Körper auszuscheiden.

Zubereitung und Dosierung

3 bis 4 Eßlöffel gepulverten Samen mit 1/2 l Wasser kalt ansetzen und 3 bis 5 Stunden ziehen lassen. Danach kurz aufkochen und sofort abseihen.

Dieser Tee kann sowohl zum Trinken als auch zum Gurgeln verwendet werden. Mit etwas Honig ge-

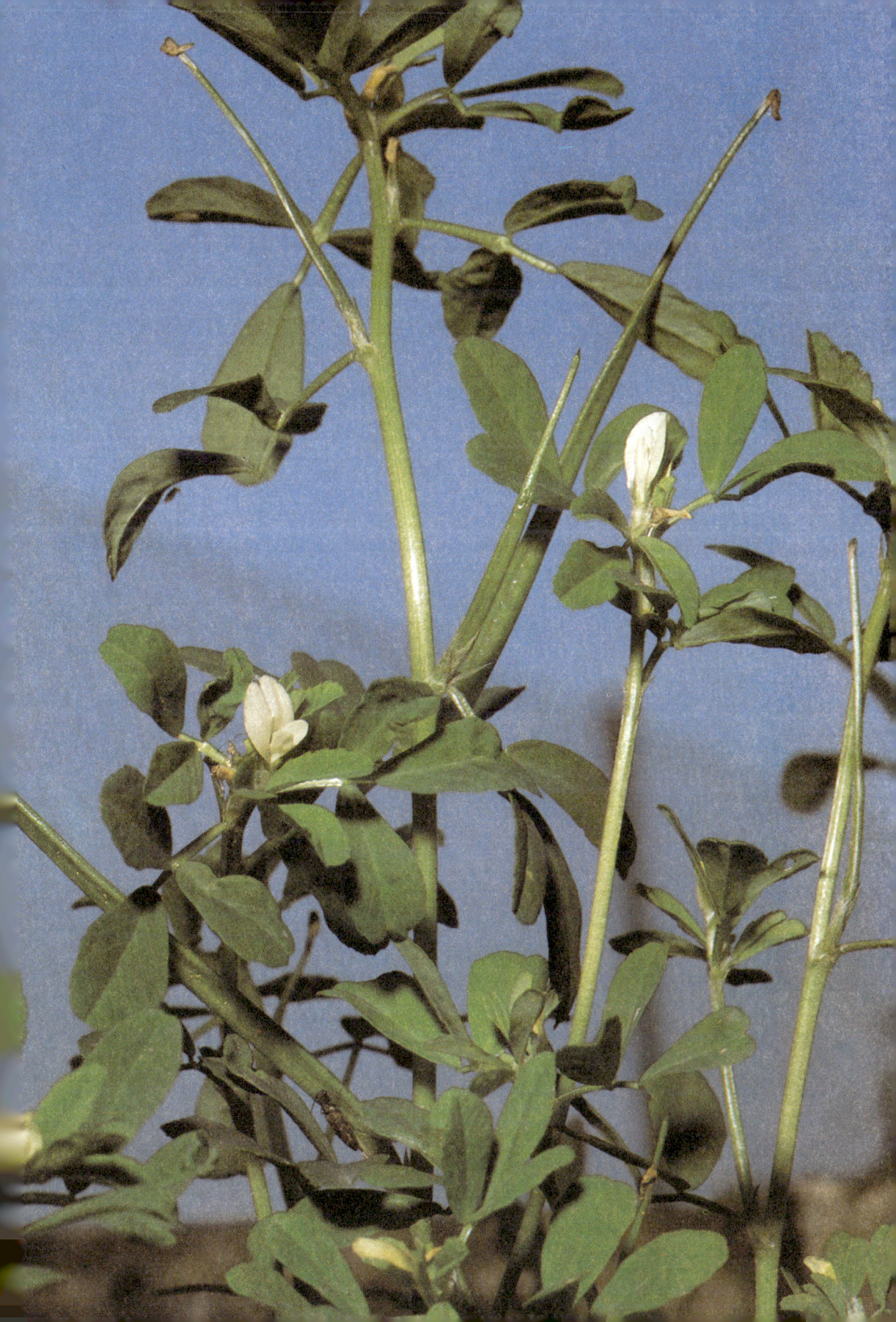

süßt, wirkt er hilfreich bei Husten und Erstickungsanfällen.

Als Kräftigungsmittel bei Schwächezuständen wird ein gehäufter Teelöffel Pulver mit etwas Wasser eingenommen.

Für die äußerliche Anwendung läßt man den pulverisierten Samen mit etwas Wasser und 1 Teelöffel Essig 5 Minuten lang zu einem Brei kochen. Dieser Brei wird heiß auf ein Leinentuch aufgetragen und auf die betroffene Stelle gelegt. Die Auflage wird mit einem zweiten Tuch oder mit einer Binde umwikkelt, um die Wärme länger zu erhalten, und alle 2 bis 3 Stunden erneuert.

Der Bockshornkleebrei kann auch mit Leinsamenbrei vermischt und für heiße Umschläge verwendet werden.

Nebenwirkungen

Nebenwirkungen sind nicht zu befürchten.

Brennessel
(Urtica dioica L.)

Die Brennessel ist in ganz Europa verbreitet. Die bis zu 1,20 m hohe Pflanze kommt fast überall an Weg- und Waldrändern, in Gebüschen und Hecken, an Zäunen, Mauern, auf Ödplätzen, in Gärten und auf Schutthalden sowie an Fluß- und Bachufern vor.

Der kriechende Wurzelstock ist stark verästelt. Der vierkantige, aufrechte Stengel ist mit kurzen Borsten und etwas längeren Brennhaaren belegt. Die kreuzgegenständig angeordneten, gestielten, herzförmigen Blätter sind grob gezähnt und meist an der Unterseite mit Brennhaaren besetzt. Die grünlichen, unscheinbaren Blüten sitzen in den Blattachseln in hängenden Ähren. Die geschlechtlich getrennten männlichen und weiblichen Blüten kommen oft auf derselben Pflanze vor. Blütezeit ist von Mai bis Oktober.

Gesammelt werden junges Kraut, aus dem hauptsächlich Saft hergestellt wird, junge Blätter und der Wurzelstock. Sammelzeit für die Wurzel ist von April bis Juni, für das Kraut und die Blätter von Mai bis August. Die Blätter und die Wurzeln werden nach der Ernte rasch

an einem schattigen Ort getrocknet.

Die wichtigsten Inhaltsstoffe sind Kieselsäure, mineralische Spurenelemente, Ameisensäure, das Nesselgift, Gerbstoffe und viele Vitamine.

Anwendung

Brennesseltee oder Brennesseltinktur üben eine ungemein tiefgreifende stoffwechselverbessernde Wirkung aus.

Im Frühjahr als Salat oder Spinat zubereitet, wirken Brennesseln blutreinigend, blutbildend, blutstillend, blutzuckersenkend; sie sind das beste Mittel gegen die sogenannte Frühjahrsmüdigkeit.

Bei Wassersucht, rheumatischen Beschwerden, Gicht, Erkrankungen der Nieren und der Harnwege, bei Magen- und Darmgeschwüren und bei zu starker Periodenblutung hat sich sowohl der Tee als auch die Tinktur sehr bewährt.

Bei Rheumatismus, Ischias, Hexenschuß, Gicht und bei chronischem Asthmaleiden wird die betroffene Stelle mit Brennesselkraut gepeitscht. Der anfangs brennende Schmerz geht bald in ein wohltuendes und längere Zeit anhaltendes Wärmegefühl über. Nach 2 oder 3 aufeinanderfolgenden Tagen (jeweils 1mal täglich) sollte man mindestens 2 Tage aussetzen. Nach dem Schlagen darf kein Wasser mit der betroffenen Stelle in Berührung kommen, da sonst das schmerzhafte Brennen wieder einsetzt.

Aus Brennessel, Klettenwurzel und Essig wird ein ausgezeichnetes Haarwasser hergestellt, das den Haarboden nährt und den Haarwuchs fördert.

Zubereitung und Dosierung

Je 1 Eßlöffel trockene Brennesselblätter und -wurzeln mit 1/2 l kaltem Wasser ansetzen und etwa 5 Minuten kochen lassen. Danach abseihen und 3 bis 4 Tassen am Tag trinken. Der Geschmack kann durch die Zugabe von Kamillen- oder Fencheltee verbessert werden.

Brennesseltee ist auch ein geeignetes Mittel zum Gurgeln.

Am wirksamsten ist frisch gepreßter Saft aus jungen Brennesselblättern, wobei 2 bis 3 Teelöffel mit 1 Glas Wasser verdünnt getrunken werden.

Um ein Haarwasser herzustellen, kocht man 4 Eßlöffel getrocknete, zerriebene Brennesselblätter und

1 bis 2 Eßlöffel feingeschnittene Klettenwurzel in einem Gemisch aus 1/2 l Wasser und 1/2 l Essig 10 Minuten lang und seiht ab. Dieses Haarwasser wird am besten in einer Flasche im Kühlschrank aufbewahrt. Man kann damit jeden zweiten Tag die Kopfhaut massieren.

Nebenwirkungen

Nebenwirkungen sind nicht zu befürchten.

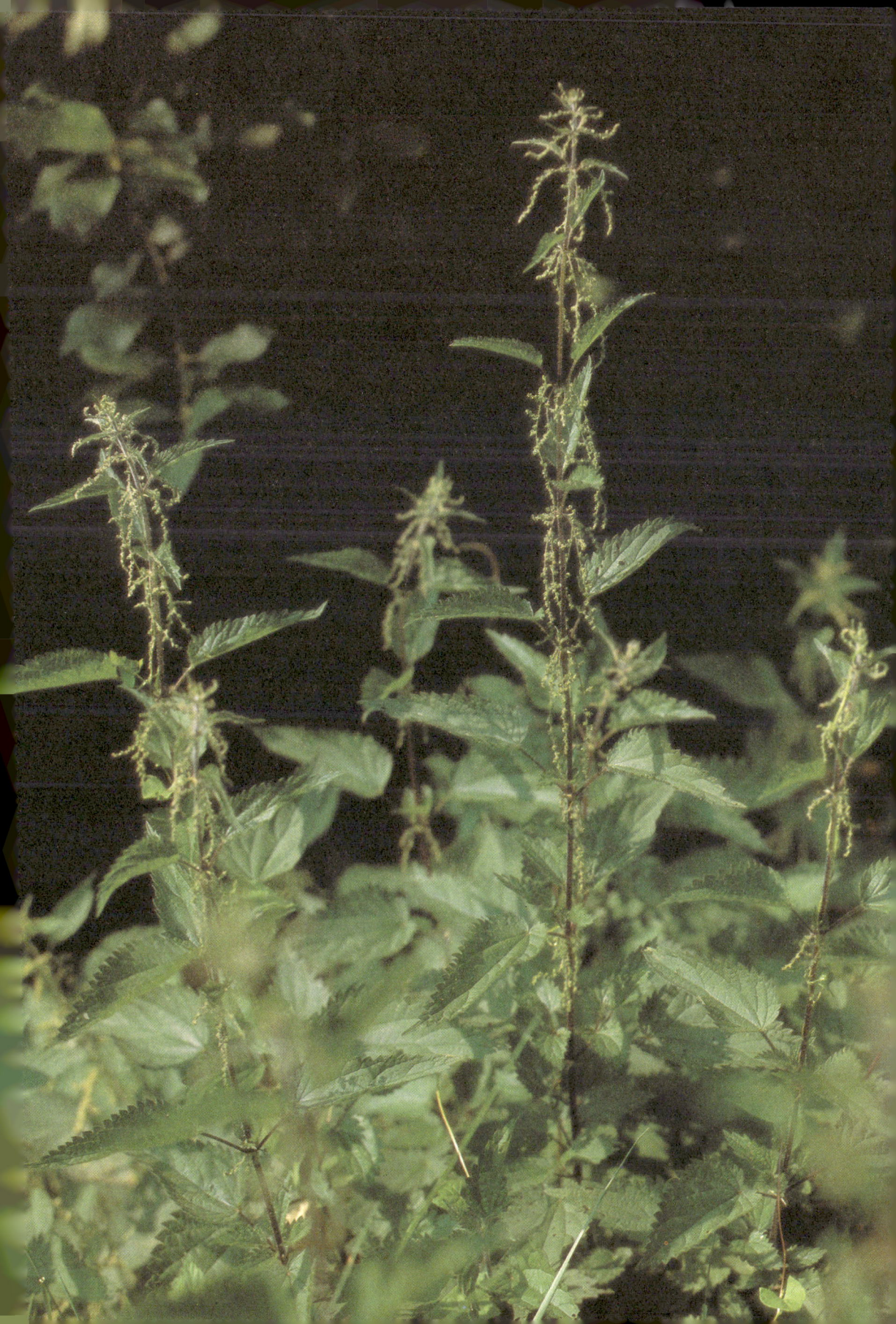

Eiche (Stieleiche)
(Quercus robur L.)

Der Eichenbaum — König der Bäume — kommt in fast ganz Europa bevorzugt auf Kalkböden vom Meer bis in die Alpen und im Mittelgebirge vor. Er wächst in feuchten und lichten Laubwäldern, Auen, aber auch vereinzelt an Wegen, in Feldern und Gärten.

Der stattliche Baum wird bis zu 45 m hoch und über 1000 Jahre alt. Seine aschgraue Rinde ist anfangs glatt, später stark rissig und an den oberen Ästen mehr bräunlich gefärbt. Die kurzgestielten, glatten Blätter sind am Rand gebuchtet. Die gelben Blütenkätzchen sind hängend angeordnet und 2 bis 5 cm lang. Blütezeit ist von April bis Mai. Die Früchte (Eicheln) hängen an langen Stielen.

Gesammelt wird die Rinde von jungen Zweigen im Frühjahr kurz vor und während der Blütezeit.

Anwendung

Die Eichenrinde verdankt ihre Heilwirkung dem hohen Anteil an Gerbstoffen, die mit Eiweiß eine Verbindung eingehen und die Schleimhäute angerben. Die Folge davon ist der Rückgang von Entzündungen und das Stillen von Blutungen.

Die Abkochung junger, zerkleinerter Eichenrinde kann innerlich und äußerlich angewendet werden.

Zur Behandlung von Magen- und Darmentzündungen sowie -blutungen — besonders wenn sie mit Durchfällen verbunden sind — oder bei Mastdarmfisteln und Vergiftungen hat sich Eichenrindentee oder -sud bestens bewährt. Er hilft auch bei Bluthusten, Bluterbrechen und bei Mundschleimhautentzündungen.

Äußerlich wird die Eichenrinde für Bäder und Auflagen bei Bruchleiden, Hämorrhoiden, Unterschenkelgeschwüren, Mastdarmfisteln, Hauterkrankungen und nässenden Ekzemen angewandt, außerdem bei Frostbeulen und Schweißfüßen, bei Hals- und Drüsenschwellungen und bei Schilddrüsenvergrößerungen.

Bäder und Umschläge mit Eichenrindensud bringen Geschwüre und Ekzeme rasch zum Verschwinden. Selbst ein Kropf, der noch nicht zu groß ist, wird durch solche Umschläge geheilt.

Auch bei alten, schlecht heilenden Wunden und Brandwunden ist Eichenrinde zu empfehlen.

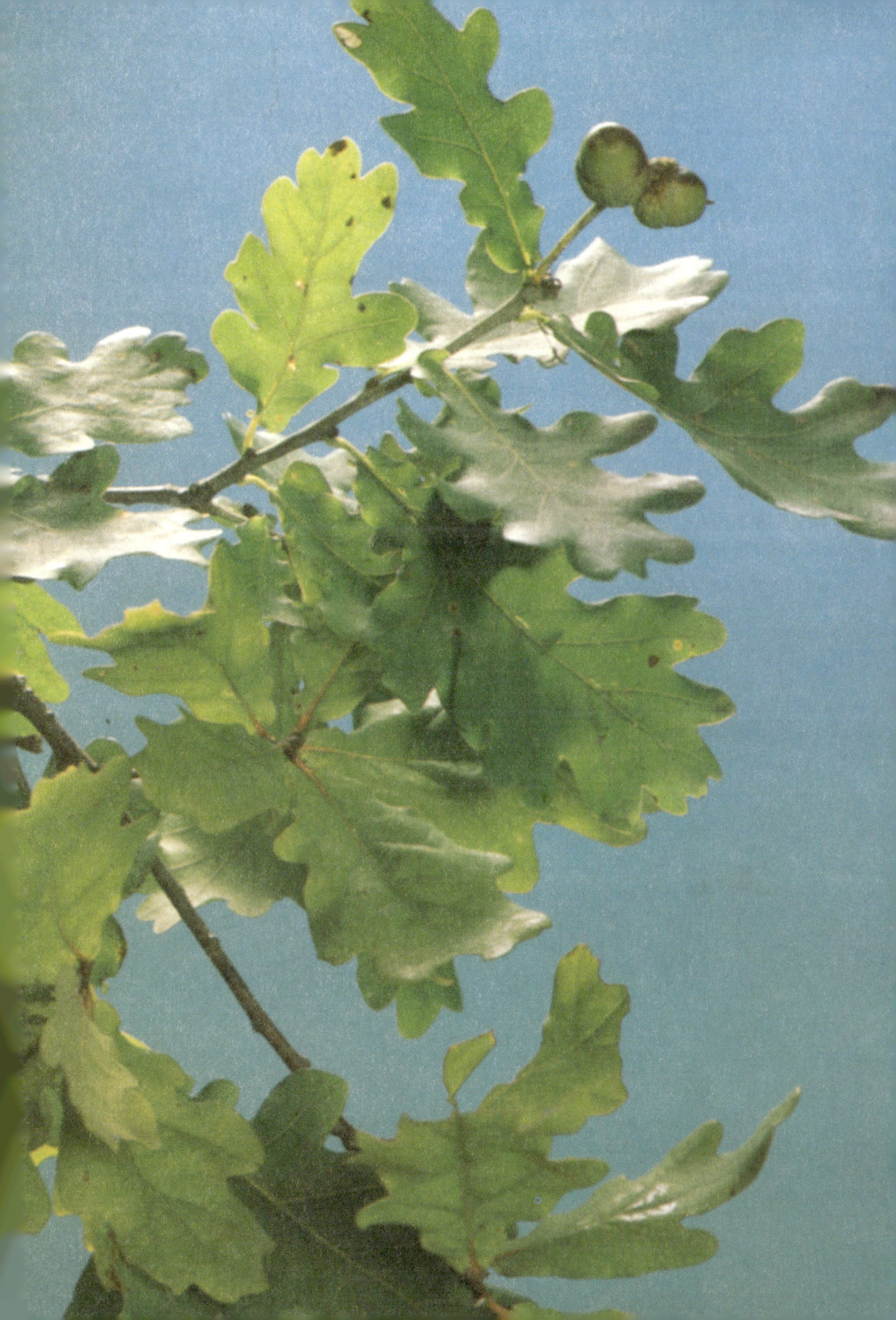

Sitzbäder in Eichenrindensud bei Geschwüren am After, bei Mastdarmvorfall, Hämorrhoiden, Ekzemen und bei Entzündungen an den Geschlechtsteilen werden sehr empfohlen.

Zubereitung und Dosierung

1 bis 2 Eßlöffel zerkleinerte Rinde mit 1/2 l kaltem Wasser übergießen und 10 Minuten kochen lassen. Abseihen und davon 2 bis 3 Tassen täglich trinken.

Der Tee kann auch zum Gurgeln und für Mundspülungen verwendet werden.

Bei Vergiftungen 2 bis 3 Eßlöffel Eichenrindenpulver in 1/2 l Milch kochen und bis zum Erbrechen trinken. Auf jeden Fall sollte unbedingt ein Arzt gerufen werden.

Für Umschläge werden 4 Eßlöffel zerkleinerte Rinde in 1/2 l Wasser 20 bis 30 Minuten lang gekocht. Der Sud wird abgeseiht und mittels eines Leinentuchs oder einer Kompresse auf die Wunde gelegt.

Für Bäder wird 1 kg Rinde mit 5 l Wasser angesetzt und 30 Minuten gekocht. Der Sud wird abgeseiht und dem Badewasser zugesetzt. Bei Sitzbädern die Hälfte nehmen.

Nebenwirkungen

Nebenwirkungen sind nicht zu befürchten.

Enzian
(Gentiana lutea L.)

Der gelbe Enzian ist in den Alpen heimisch und wächst dort auf Bergwiesen und Auen. Gelegentlich wird er auch auf der Schwäbischen Alb und im Schwarzwald angetroffen.

Die ausdauernde Pflanze kann bis zu 60 Jahre alt werden und dabei einen Wurzelstock von über 1 m Länge und mehreren Kilogramm Gewicht bilden. Da der Enzian vielerorts vom Ausrotten bedroht war, wurde er unter Naturschutz gestellt. Aus diesem Grund wird er heute für Heilzwecke in Kulturen angebaut.

Der bis zu 1,50 m hohe, runde, kahle, aufrechte Stengel ist innen hohl. Die bis 30 cm langen und 15 cm breiten ovalen Blätter bilden eine Grundrosette um den Stengel. Die eiförmigen, zugespitzten Stengelblätter sind stiellos und kreuzgegenständig angeordnet. Die goldgelben Blüten stehen in den Blattachseln und werden von den gewölbten Blättern wie von hohlen Händen geschützt. Blütezeit ist von Juli bis August.

Verwendet wird die bis armdicke und 1 m lange, weiche Wurzel, die schonend an einem schattigen Ort

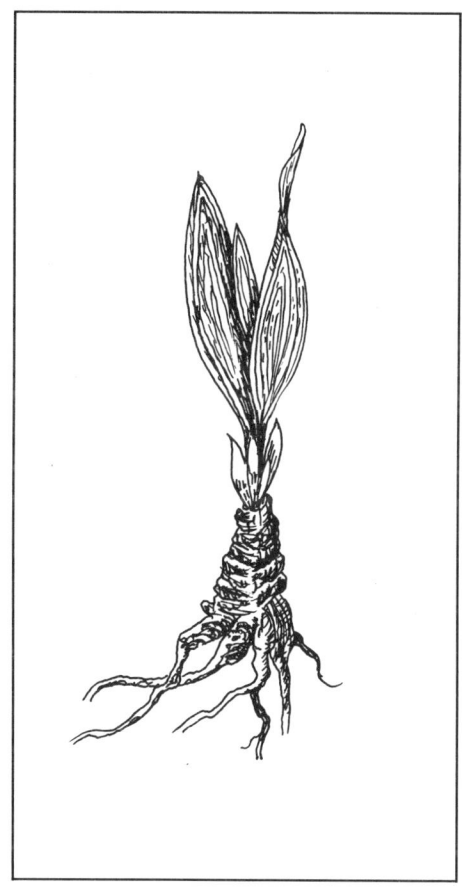

getrocknet wird. Die weiße Wurzel verfärbt sich dabei graugelb bis braun.

Die wichtigsten Inhaltsstoffe der Wurzel sind Bitterstoffe, ätherisches Öl und Zucker.

Anwendung

Enzian ist eines der bekanntesten Bittermittel, das für alle Arten von Magenbeschwerden geeignet ist. In der Volksmedizin wird Enzian in

111

Form von Extrakt, Tinktur, Tee, Pulver und Schnaps verwendet. Er fördert die Verdauung, regt die Magensaftsekretion und den Appetit an. Auch die Funktionen der Leber, Galle und Bauchspeicheldrüse werden günstig beeinflußt.

Bei Hungergefühl, Schwäche und Ohnmachtsanfällen hilft 1 Teelöffel Enziantinktur in 1 Glas warmem Wasser.

Zubereitung und Dosierung

2 bis 3 Teelöffel kleingeschnittene Enzianwurzel mit 1/2 l Wasser übergießen und 5 bis 10 Minuten kochen lassen. Abseihen und davon täglich 1 bis 2 Eßlöffel vor den Mahlzeiten nehmen.

Nervenschwache Menschen können täglich 2- bis 3mal 15 Tropfen Enziantinktur auf einem Stück Zucker oder in 1 Glas Wasser oder 3mal täglich eine Messerspitze Enzianpulver einnehmen.

Der Enzianschnaps hat nicht die gleiche Wirkung wie der Tee, das Pulver oder die Tinktur, da ihm die Bitterstoffe größtenteils entzogen sind.

Nebenwirkungen

Bei der angegebenen Menge sind keine Nebenwirkungen zu befürchten. Schwangere und Menschen mit Bluthochdruck sollten Enzian nicht verwenden.

Achtung! Wenn der gelbe Enzian nicht blüht, kann er leicht mit dem sehr giftigen Germer verwechselt werden. Der wichtigste Unterschied besteht in der Blattanordnung: Die Blätter am gelben Enzian stehen kreuzgegenständig, am giftigen Germer dagegen wechselständig.

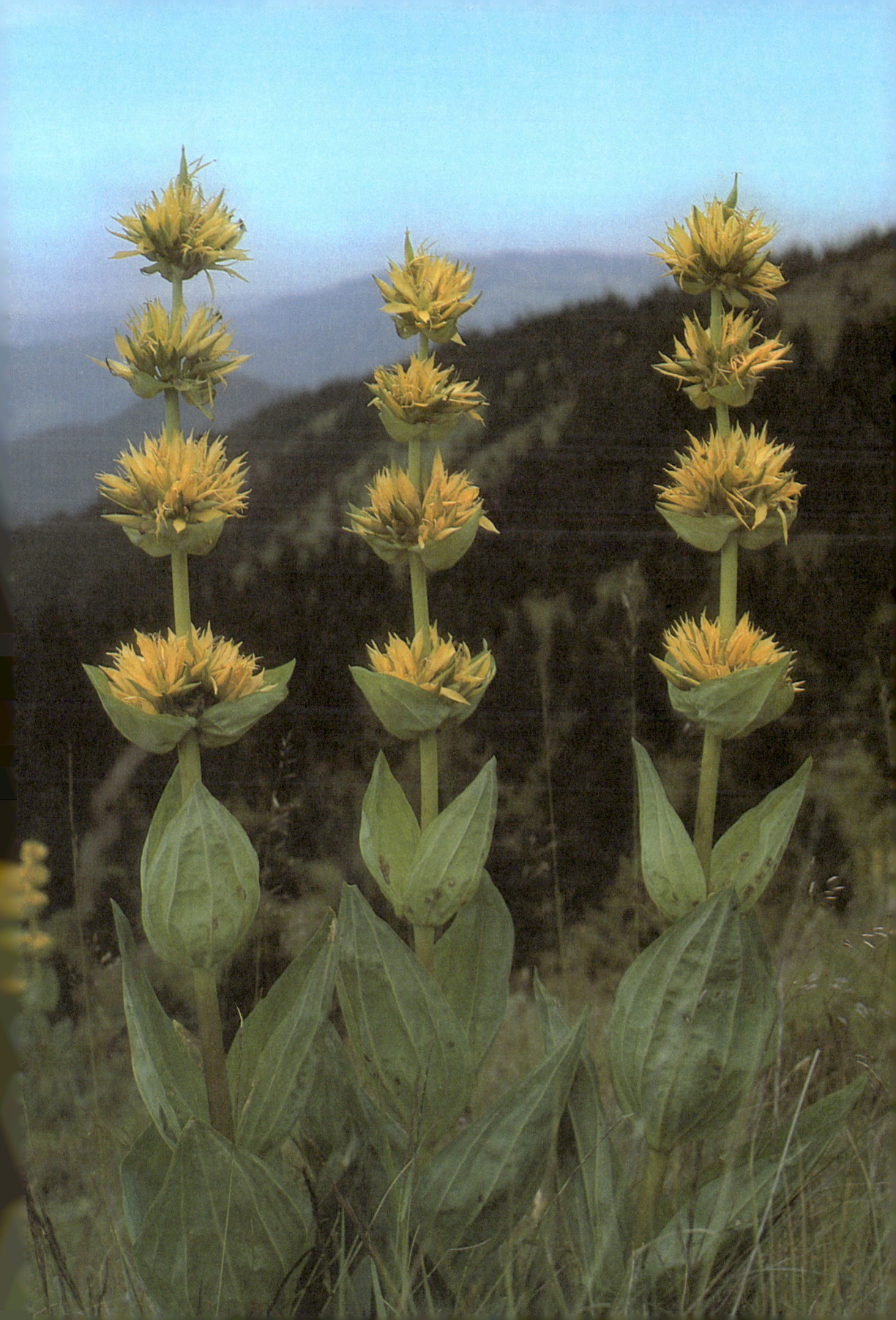

Faulbaum
(Rhamnus frangula L.)

Der Faulbaum ist in Europa und Asien verbreitet. Er wächst auf sumpfigen, feuchten und sandigen Böden, in Mooren, an Fluß- und Bachufern, in lichten und feuchten Wäldern, Gebüschen und an Wegrändern. Man trifft ihn von der Ebene bis zu 1500 m Höhe an.

Der baumähnliche Strauch wird bis zu 5 m hoch, hat glatte, wechselständige Zweige, die grün bis graubraun sind und grauweiße Flecken haben. Die gestielten, wechselständigen Blätter sind glattrandig, verkehrt eiförmig und zugespitzt. Die kleinen gelbgrünen Blüten sind zu 2 bis 10 in den Blattachseln angeordnet. Die Steinfrüchte sind anfangs rot, dann blauschwarz gefärbt und erbsengroß.

Gesammelt wird die Rinde von jungen Zweigen im Mai und Juni. Sie wird im Schatten oder an der Sonne getrocknet.

Achtung! Die gesammelte und getrocknete Rinde muß mindestens 1 Jahr — besser 2 Jahre — lang gelagert oder im Backofen bis 100 °C erhitzt werden, sonst verursacht sie Brechreiz und Magen-Darmkoliken.

Die wichtigsten Inhaltsstoffe sind Anthroglykoside und Chrysophansäure.

Anwendung

Die Faulbaumrinde ist ein ausgezeichnetes Abführmittel. Ihre Wirkung ist auf den Dickdarm gerichtet und tritt 6 bis 8 Stunden nach der Einnahme ein.

Als Tee getrunken, hilft sie bei chronischer Verstopfung, Völlegefühl, Trägheit der Verdauungsorgane, Hämorrhoiden und bei Leberstörungen und Galleabsonderung. Zu empfehlen ist auch eine Mischung mit Kamille- und Fencheltee.

Zubereitung und Dosierung

1 Teelöffel fein geschnittene Faulbaumrinde mit einer Tasse kochendem Wasser übergießen und 5 Minuten ziehen lassen. Danach abseihen und warm trinken.

Die Faulbaumrinde kann auch morgens mit kaltem Wasser angesetzt und abends aufgekocht werden.

Nebenwirkungen

In der angegebenen Dosierung sind keine Nebenwirkungen zu befürchten. Wenn der Tee stärker zubereitet wird, kann er zu Durchfällen und Koliken führen.

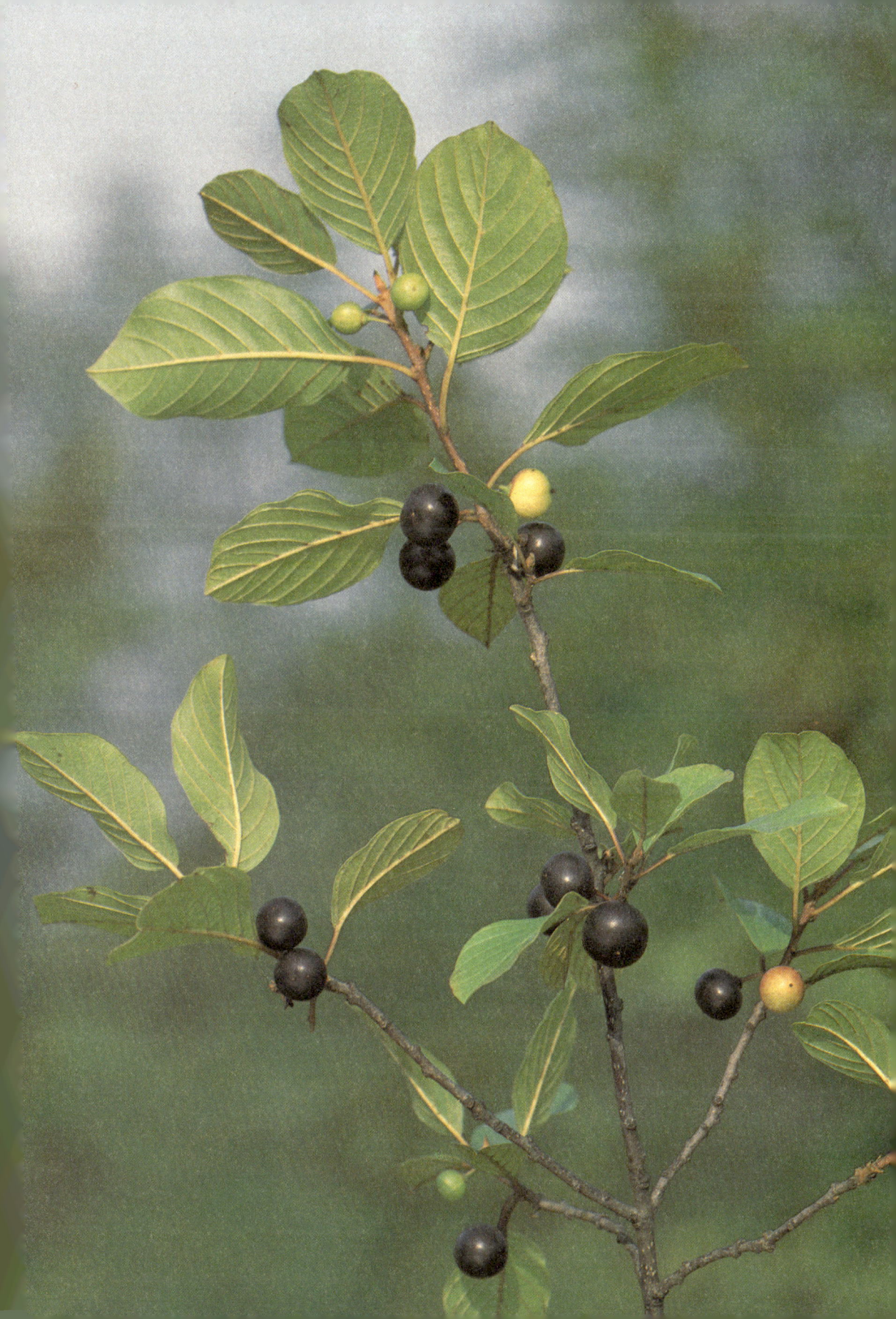

Fenchel
(Foeniculum vulgare Miller)

Der Fenchel stammt aus dem Mittelmeerraum. Bei uns wird er überwiegend in Gärten oder Kulturen angebaut und kommt nur selten an sonnigen Orten wild vor.

Die zweijährige Pflanze wird bis zu 1 m hoch. Die Blätter sind drei- bis vierfach fiederspaltig und tief eingeschlitzt, so daß sie sehr schmal, fast fadenartig sind. Die gelben Blüten sind endständig und in großen, aufrechten Dolden angeordnet. Blütezeit ist von Juli bis September. Der Fenchel blüht jedoch erstmals im zweiten Jahr.

Gesammelt und verwendet werden die reifen, getrockneten Früchte.

Wichtigster Inhaltsstoff ist das ätherische Öl.

Anwendung

Fenchelkörner, fein gemahlen und mit Wasser oder Milch gekocht, werden besonders Kindern als Husten- und Beruhigungsmittel sowie bei Blähungen und Verdauungsstörungen gegeben.

Auch bei Grippe, Koliken, Durchfall, Galle- und Leberleiden sowie bei Kopfschmerzen, die durch Verdauungsstörungen verursacht werden, hat sich Fenchel als beruhigendes und krampflösendes Heilmittel bewährt.

Fenchel findet man heute in fast allen Hustenmitteln.

Wegen seiner desinfizierenden und schmerzlindernden Wirkung wird Fenchel auch zur Spülung von Wunden und zu Augenspülungen verwendet.

Bei entzündeten oder übermüdeten Augen ist eine Mischung aus Fenchel- und Augentrosttee, der ein paar Körnchen Kochsalz zugesetzt sind, ein hervorragendes und schnell wirkendes Mittel. Für Augendampfbäder wird etwas Fenchelpulver in kochendes Wasser gegeben und der Kopf unter einem ausgebreiteten Badetuch etwa 10 Minuten über den dampfenden Sud gehalten.

Zubereitung und Dosierung

2 bis 3 Teelöffel zermahlene oder zerdrückte Fenchelfrüchte mit 1/2 l kochendem Wasser übergießen, etwa 10 Minuten ziehen lassen, abseihen und warm trinken.

Bei Husten oder Atembeschwerden kann der Tee mit etwas Honig gesüßt werden. Als Magentee

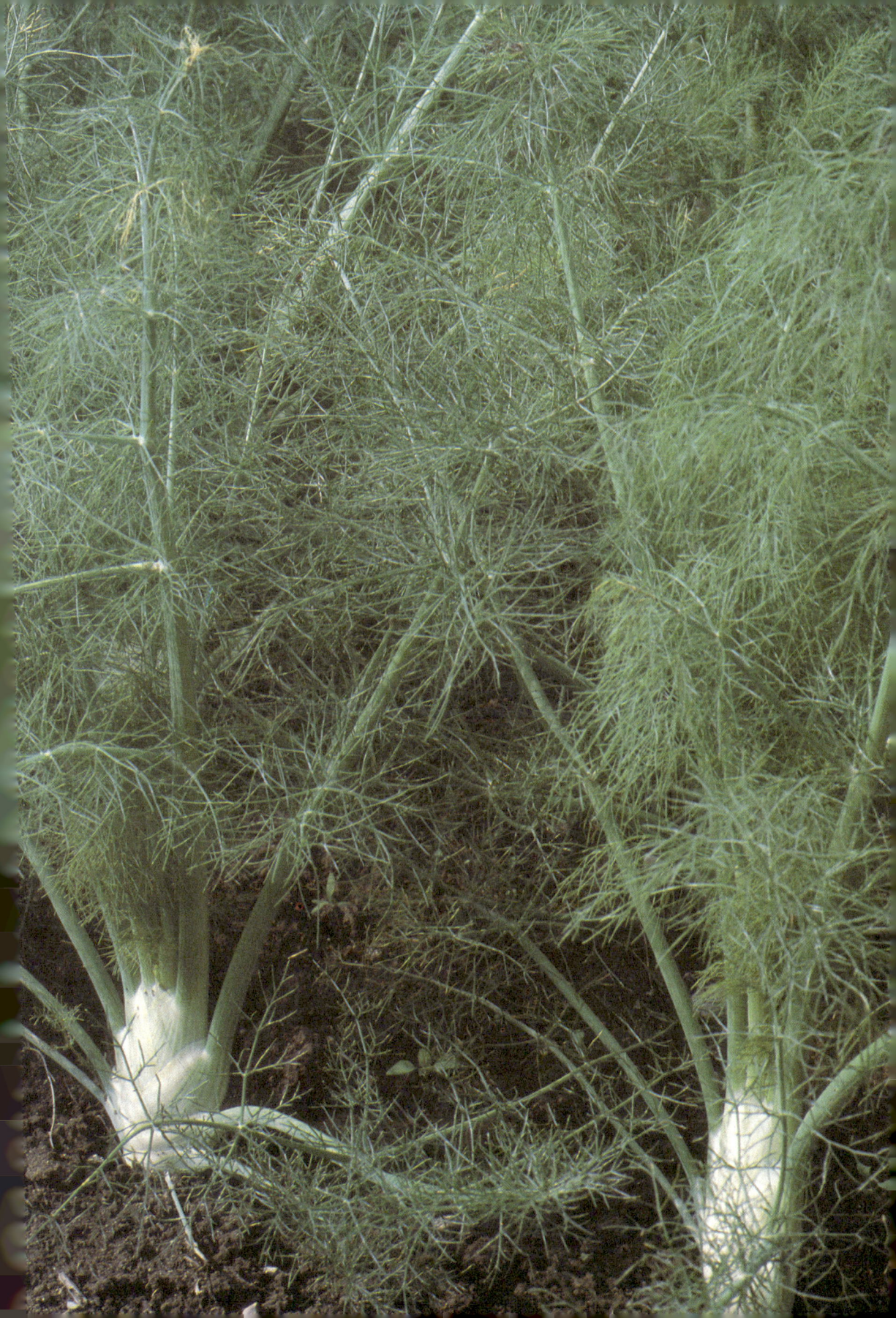

trinkt man ihn besser ungesüßt, eventuell mit Kümmel und Anis gemischt.

Fenchelkörner werden auch als Gewürz verwendet, vor allem bei Gebäck und eingemachten Früchten. Frische Fenchelblätter eignen sich zum Würzen von Fischgerichten. Eine besondere Sorte, der Knollenfenchel, wird als Gemüse angebaut.

Nebenwirkungen

Nebenwirkungen sind nicht zu befürchten.

Gänsefingerkraut
(Potentilla anserina L.)

Das Gänsefingerkraut kommt fast auf der ganzen Welt vor. Bei uns wächst die Pflanze an Fluß- und Seeufern, an Wegrändern, in Gräben, auf Äckern, Wiesen und in Mooren von der Ebene bis zu 2000 m Höhe.

Die ausdauernde, kriechende Pflanze entspringt einem dicken, holzigen Wurzelstock. Die gestielten, unpaarig gefiederten, am Rand gesägten Blätter sind auf der Oberseite dunkelgrün und auf der Unterseite filzig behaart, so daß sie silbriggrün erscheinen. Die goldgelben, fünfzähligen Blüten sind langgestielt und blühen von Mai bis August.

Gesammelt werden die Wurzeln von März bis Mai und das gesamte Kraut während der Blütezeit. Beides wird schonend an einem schattigen und luftigen Ort getrocknet.

Die wichtigsten Inhaltsstoffe sind Gerbstoffe, Saponine, Harze und Zucker.

Anwendung

Gänsefingerkraut wird seiner Wirkung wegen auch Krampfkraut genannt. Es hilft sehr gut bei allen

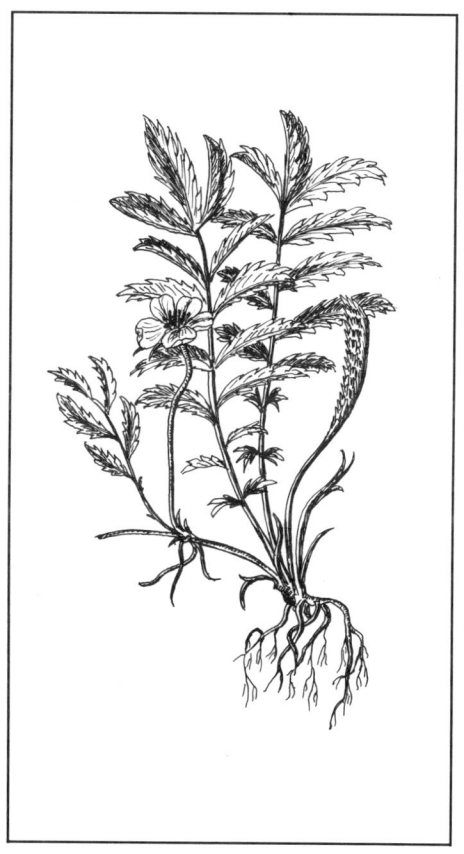

Krampfzuständen, bei Darmkatarrh, infektiösen Darmerkrankungen, Durchfällen, Unterleibskrämpfen in Zusammenhang mit zu starker Periode, bei Herzbeklemmung und Hustenkrämpfen.

Außerdem hat sich Gänsefingerkraut bei rheumatischen Beschwerden, Muskel- und Wadenkrämpfen, Gicht, Zahnfleischbluten und Halsschmerzen bewährt.

Eine Mischung mit Kümmel, Fenchel und Melisse verstärkt die Heilkräfte. Bei Krämpfen kann noch 1 Teelöffel Baldrian dazugegeben werden.

Zubereitung und Dosierung

1 bis 2 Eßlöffel getrocknetes, zerkleinertes Kraut und Wurzeln mit 1/2 l kalter Milch (die Wirkung ist besser als mit Wasser) übergießen und 10 Minuten leicht kochen lassen, danach absehen und so warm wie möglich trinken.

Bei Zahnfleischentzündung 2 Teelöffel Gänsefingerkraut mit 1 Tasse kaltem Wasser ansetzen, 10 Minuten kochen, absehen und mit dem warmen Tee gurgeln.

Nebenwirkungen

Nebenwirkungen sind nicht zu befürchten.

Gänsefingerkraut

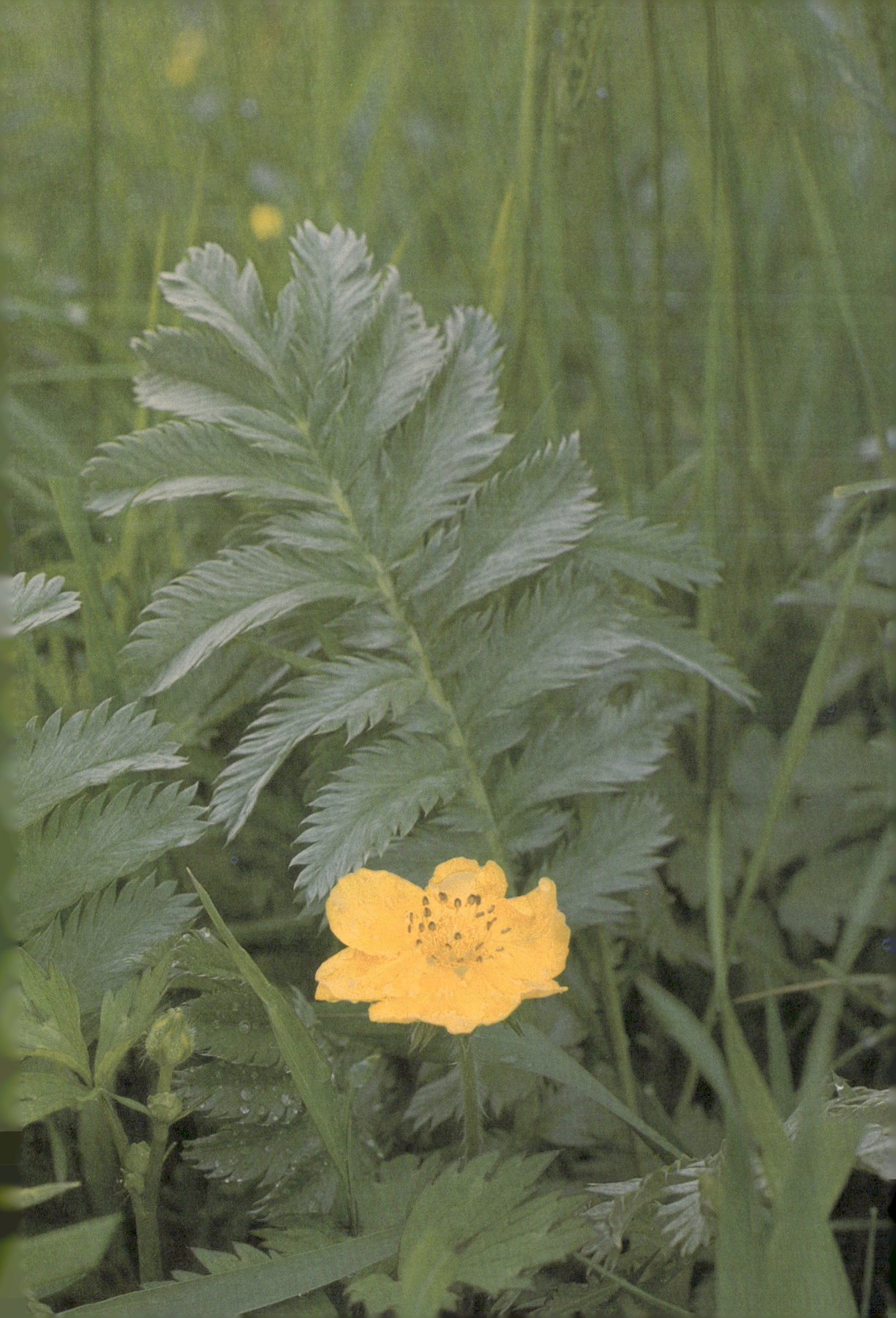

Ginseng
(Panax ginseng)

Die Ginsengpflanze ist in den südasiatischen Ländern — vor allem in Korea — beheimatet. Sie kommt nicht mehr häufig wild vor, sondern wird in Kulturen angebaut.

Die ausdauernde, bis zu 70 cm hohe Pflanze hat eine gelbe, rübenartige Pfahlwurzel. Der runde, meist kahle, aufrechte Stengel trägt langgestielte, fünfzählige Blätter. Die Blätter sind lanzettlich, am Rand gesägt und grobnervig. Die hellgrünen, unscheinbaren, zwittrigen Blüten sind in einfachen Dolden angeordnet. Die roten Früchte sind rundlich oder bohnenähnlich.

Ginsengwurzel ist in Apotheken und Drogerien erhältlich.

Die wichtigsten Inhaltsstoffe sind Glykoside, Saponine, ätherisches Öl sowie Vitamin B_1 und B_2.

Anwendung

Die Ginsengwurzel steht wegen ihrer Heilkräfte in den asiatischen Ländern seit über 5000 Jahren in hohem Ansehen.

Auch in den europäischen Ländern wird ihre Anwendung immer beliebter.

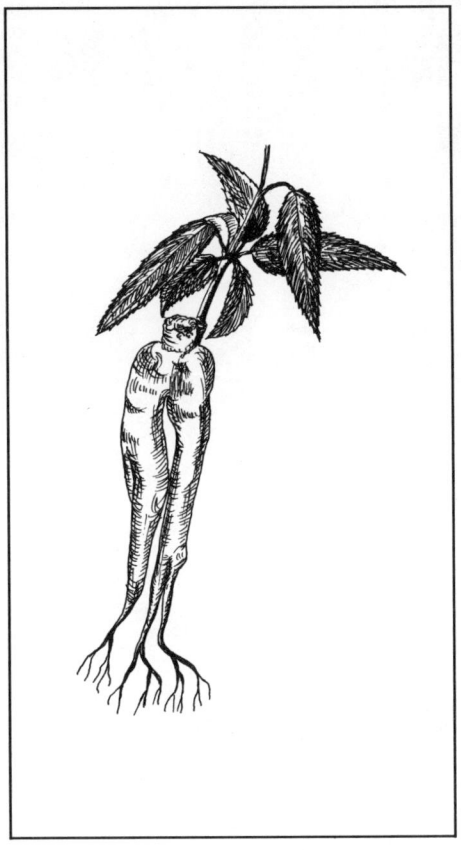

Ihre Wirkung ist überwiegend stimulierend bei Überforderungs- und Erschöpfungszuständen, bei allgemeiner Schwäche und leichten Depressionen. Durch die regelmäßige Einnahme von Ginseng fühlt man sich aktiver, leistungsfähiger und psychischen Belastungen besser gewachsen. Während der Wechseljahre und bei älteren Menschen mit Depressionen, Konzentrations- und Gedächtnisschwäche hat sich Ginseng sehr bewährt. Man behauptet sogar,

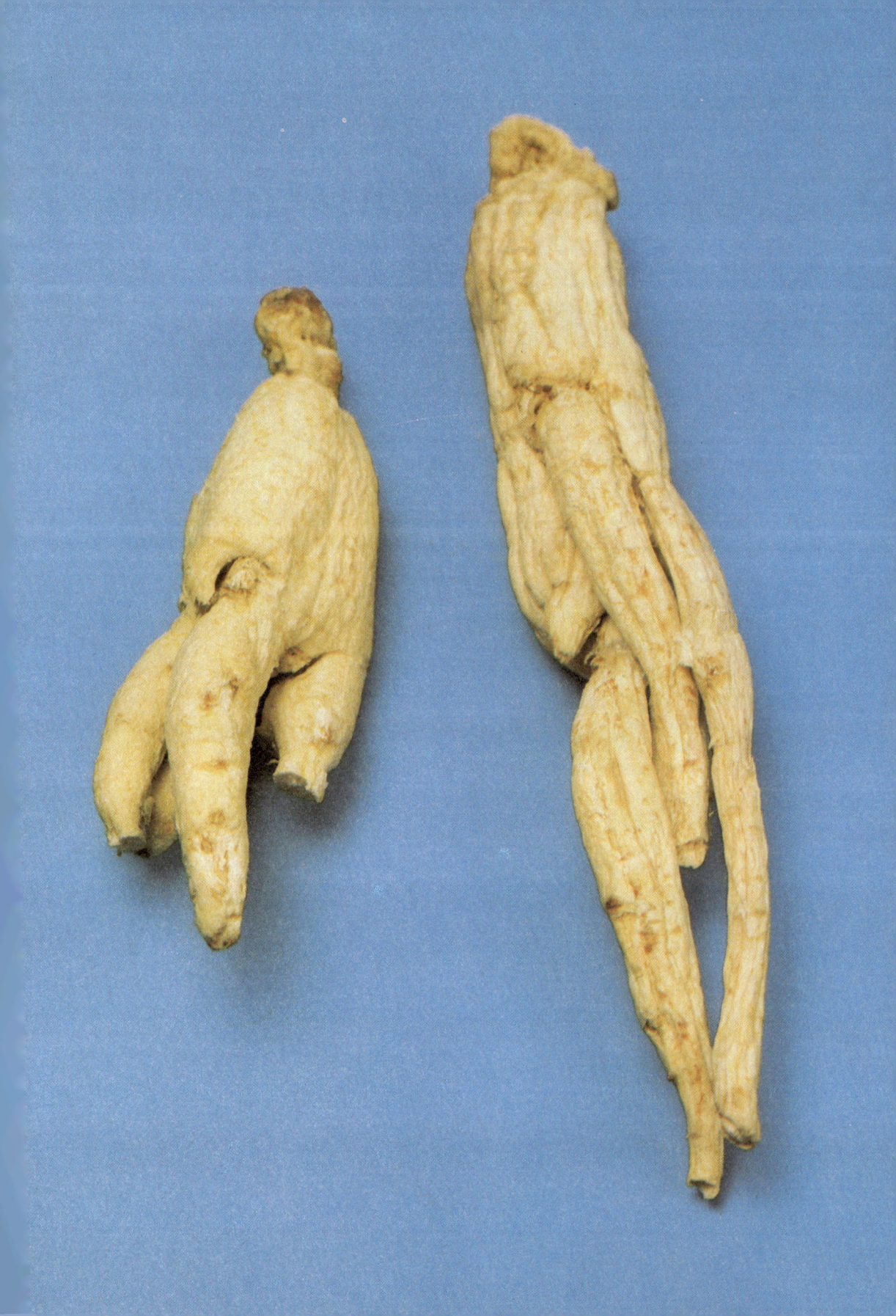

daß Ginseng die Abwehrkräfte gegen allgemeine Krankheitserreger stärkt.

Im Handel werden viele Ginsengdrogen angeboten, wobei man Ginsengpräparaten mit zusätzlichen Vitaminen den Vorzug geben sollte, da sie eine größere Wirkung haben.

Zubereitung und Dosierung

Man übergießt 1 bis 2 Eßlöffel getrocknete und zerkleinerte Ginsengwurzeln mit 1/2 l kaltem Wasser und kocht 10 Minuten. Danach wird der Tee abgeseiht, von dem 2 bis 3 Tassen pro Tag getrunken werden.

Bei Erschöpfungszuständen oder bei zu niedrigem Blutdruck empfiehlt es sich, 2- bis 3mal täglich 1 Glas Wasser mit 20 bis 30 Tropfen Ginsengurtinktur zu trinken oder 3mal täglich 1 Eßlöffel Ginsengelixier zu den Mahlzeiten zu nehmen.

Nebenwirkungen

Nebenwirkungen sind nicht zu befürchten.

Ginster (Färberginster) (Genista germanica L.) (Genista tinctoria L.)

Die in ganz Europa und Asien vorkommende Pflanze wächst überwiegend auf trockenen Waldwiesen, Wiesen und Heiden sowie in Eichenwäldern.

Der ausdauernde Halbstrauch wird selten über 60 cm hoch. Er hat einen aufrechten, gefurchten Stengel, der verzweigte, rutenförmige Äste trägt. Die Farbe des Stengels und der Äste ist auffallend dunkelgrün. Die an der Ober- und Unterseite meist kahlen Blätter sind lanzettlich, stiellos und wechselständig. Sie sind besonders auf der Oberseite dunkelgrün und am Rand mit feinen, bei älteren Blättern mit rauhen Härchen belegt. Die leuchtend gelben, kurzstieligen Blüten stehen endständig an den Zweigen und bilden reichblütige Rispen. Blütezeit ist von Mai bis Juli.

Gesammelt werden während der Blütezeit junge, nichtverholzte Triebe und die Blüten, die man schonend an einem schattigen Ort trocknet.

Die wichtigsten Inhaltsstoffe sind Gerbstoffe, ätherisches Öl, Pflanzenschleim, Alkaloide und Flavonoide.

Anwendung

Ginster ist in erster Linie ein mildes Herzmittel, das sich bei Herzkammerflimmern und Herzrhythmusstörungen bewährt hat. Er wirkt beruhigend, reguliert die Herzfrequenz und verbessert den Blutfluß in den Adern, besonders in den Venen.

Ginstertee, in Wein statt in Wasser gekocht, ist ein ausgezeichnetes Mittel zur Reinigung des Blutes sowie der Nieren und des Darms. Er kann Nierensteine und Grieß zersetzen und führt sie auf natürlichem Weg ab. Auch bei Wassersucht und Gelenkschmerzen hat er sich bewährt.

Ginstertee wird auch als Stärkungsmittel nach einer überstandenen Krankheit, die den Körper sehr geschwächt hat, empfohlen.

Zubereitung und Dosierung

1 bis 2 Eßlöffel zerkleinertes Kraut mit 1/2 l kochendem Wasser übergießen und 5 bis 10 Minuten ziehen lassen, abseihen und über den Tag verteilt 2 bis 3 Tassen langsam trinken.

Der Tee kann auch mit 1/2 l kaltem Wasser angesetzt und 5 Minuten gekocht werden.

Bei Nierensteinleiden empfiehlt es sich, die gleiche Menge Ginsterkraut mit einem Gemisch aus 1/4 l Wasser und 1/4 l Wein kalt anzusetzen und 5 bis 10 Minuten kochen zu lassen. Den Tee abseihen und mit einem Eßlöffel Honig süßen. Der Honig unterstützt die Reinigungskraft und fördert die Ausscheidung.

Nebenwirkungen

Bei der angegebenen Dosierung sind Nebenwirkungen nicht zu befürchten. Vor einer Überdosierung wird jedoch gewarnt.

Achtung! Der deutsche oder Färberginster darf nicht mit dem giftigen Besenginster verwechselt werden. Der Besenginster ist meistens größer, bis zu 2 m.

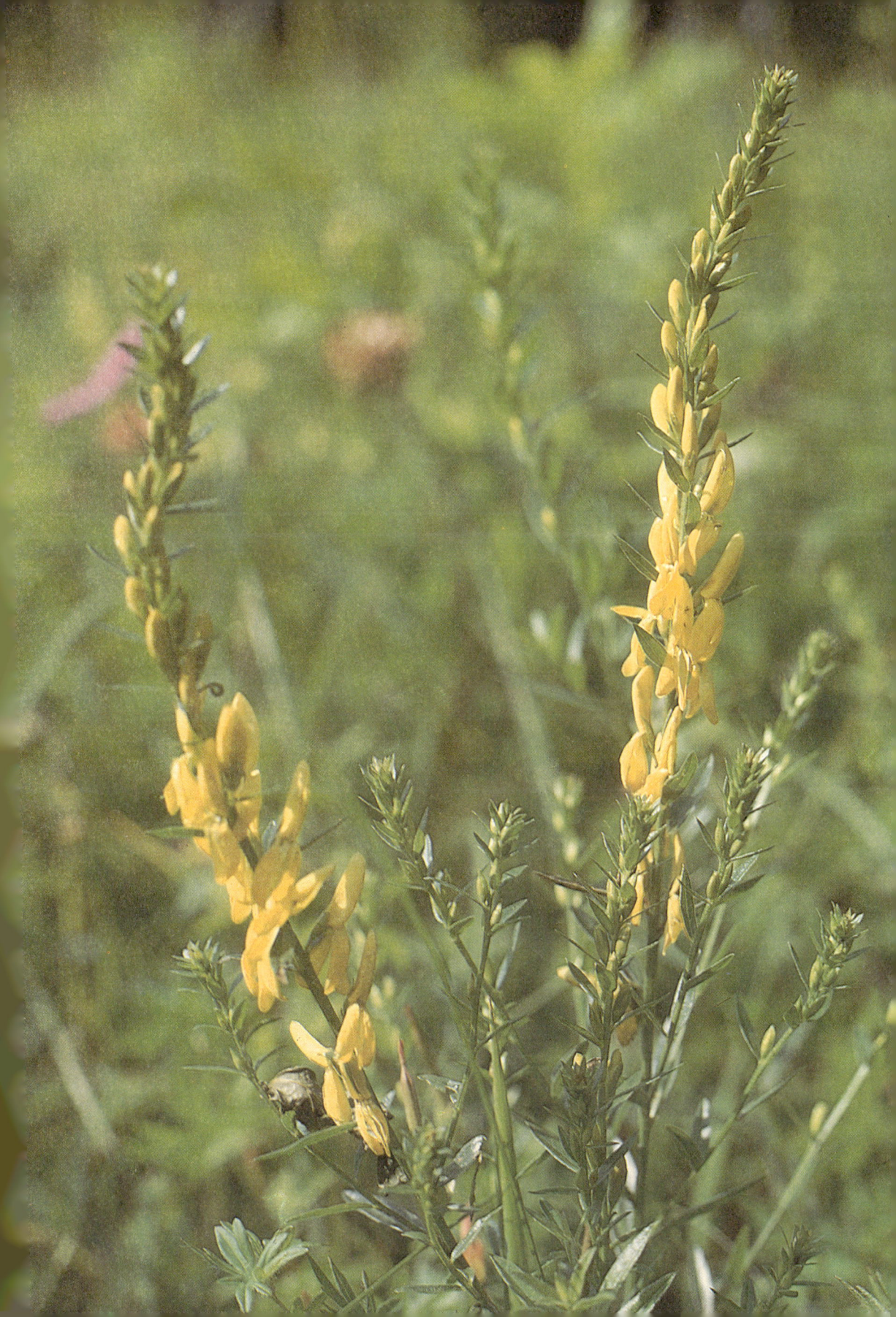

Goldrute
(Solidago virgaurea L.)

Die Goldrute ist in ganz Europa heimisch und wächst bevorzugt in trockenen, lichten Wäldern, in Gebüschen, an Wegrändern und Dämmen sowie auf Wiesen bis hoch ins Gebirge.

Die ausdauernde, bis zu 1 m hohe Pflanze hat einen knolligen Wurzelstock. Der aufrechte, runde Stengel ist gestreift und im oberen nichtholzigen Teil leicht behaart und verzweigt. Die Blätter sind länglich, glattrandig bis grob gezähnt, wechselständig angeordnet und wie der Stengel leicht behaart. Die unteren Blätter sind gestielt, während die oberen ungestielt sind. Die goldgelben Zungen- und Röhrenblüten stehen an den Zweigspitzen und bilden endständige Rispen. Blütezeit ist von Juli bis Oktober.

Gesammelt werden die Blüten, die oberen jungen Triebe und die Blätter, die entweder frisch oder getrocknet verwendet werden.

Die wichtigsten Inhaltsstoffe sind ätherisches Öl, Bitterstoffe, Flavonoide und Saponine.

Anwendung

Die Goldrute ist ein bewährtes Heilmittel gegen Entzündungen der Nieren, Blase und Harnwege. Auch bei Drüsenschwellungen, bei Gicht, rheumatischen Gelenkentzündungen und Leberleiden wird sie in der Volksmedizin verwendet.

Äußerlich wird das Kraut zur Heilung von Wunden sowie bei Hautkrankheiten angewandt. Dazu wird das frische Blütenkraut zerkleinert, auf die Wunden oder die befallene Haut gelegt und mit einer Binde befestigt. In diesen Fällen sind auch Goldrutenbäder angebracht.

Zubereitung und Dosierung

2 bis 3 Eßlöffel zerkleinertes Kraut mit 1/2 l kaltem Wasser übergießen und 5 bis 10 Minuten kochen. Danach abseihen und auf den Tag verteilt 3 bis 4 Tassen davon trinken.

Von der Tinktur kann man 3mal täglich 10 bis 20 Tropfen mit etwas Wasser oder Tee nehmen.

Nebenwirkungen

Nebenwirkungen sind nicht zu befürchten.

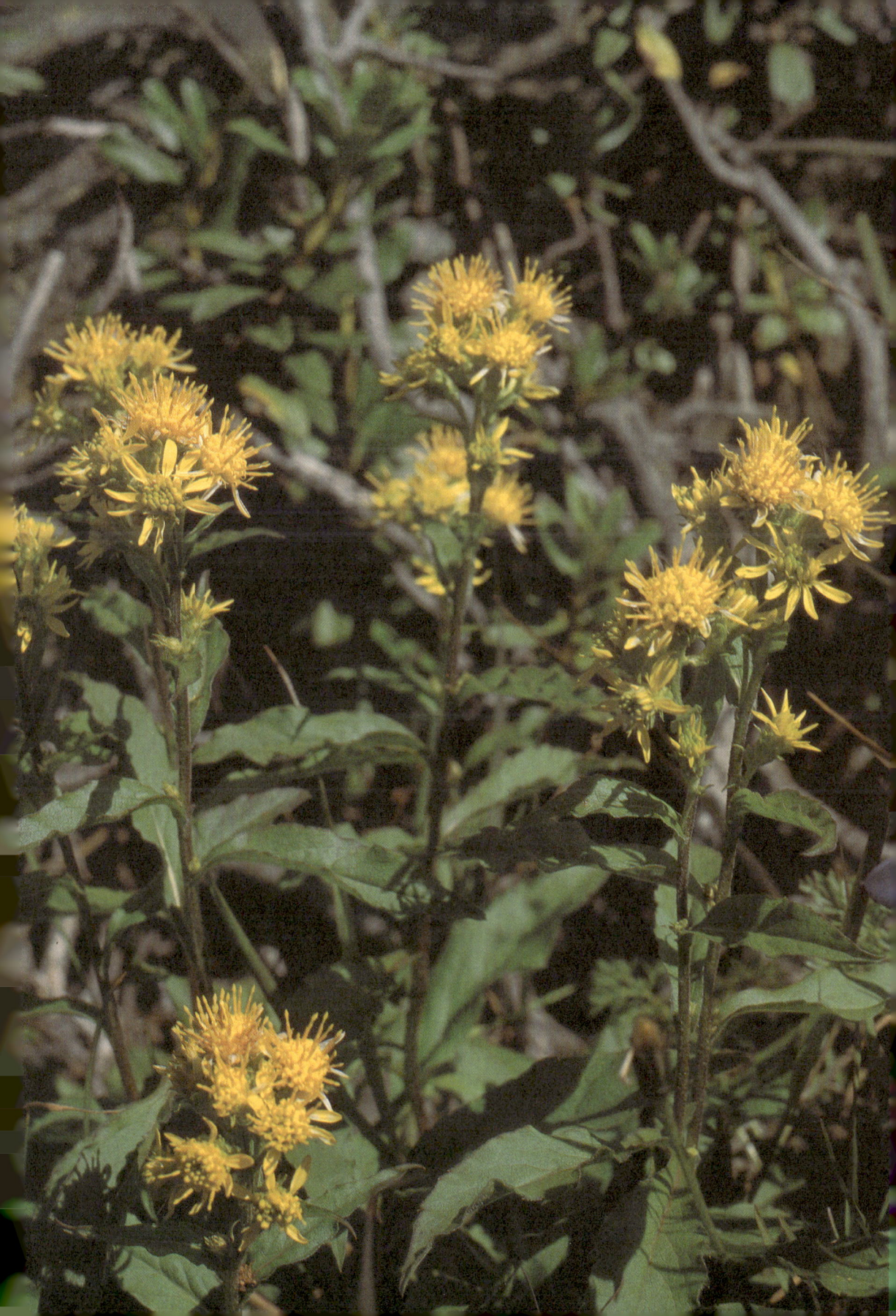

Hagebutte (Rosa canina L.)

Die Hagebutte, auch Heckenrose genannt, ist in ganz Europa, Asien und in Nordafrika heimisch. Sie wächst an Weg- und Waldrändern, Zäunen, Hecken, in Gebüschen und in Gärten.

Der kräftige Strauch wird bis zu 3 m hoch. Die Zweige sind mit sichelartigen Stacheln versehen. Die gestielten Blätter sind wechselständig, unpaarig gefiedert aus fünf bis sieben gezähnten Teilblättchen. Die Blüten sind einzelstehend, rosa bis weiß und schwach duftend. Blütezeit ist von Juni bis Mitte Juli. Die Frucht (Hagebutte) ist rot und fleischig und umschließt mehrere Kerne.

Gesammelt werden im Herbst die reifen Früchte, die man zum Trocknen (nicht über 40 °C) aufschneidet und entkernt. Die Kerne kann man getrennt verwenden.

Die wichtigsten Inhaltsstoffe sind Vitamin C und andere Vitamine, Gerbstoffe, Mineralsalze, Fruchtsäure und Kohlehydrate.

Anwendung

Wegen des hohen Vitamin-C-Gehalts ist die Hagebutte besonders geeignet bei Fiebererkrankungen, schlecht heilenden Wunden und für eine Blutreinigungskur.

Daher wird der Tee, zubereitet aus Früchten, bei allen Arten von Fiebererkrankungen und als Stärkungsmittel bei Frühjahrsmüdigkeit, während der Schwangerschaft und für stillende Mütter verwendet.

Der Tee, zubereitet aus Hagebuttenkernen, mit etwas Honig gesüßt, hat eine starke harntreibende, reinigende und schmerzstillende Wirkung und ist ein ausgezeichnetes Mittel gegen Wassersucht, Blasen- und Nierensteinleiden. Wegen ihrer reinigenden und stärkenden Eigenschaft sollten Hagebutten in keiner Kurteemischung fehlen.

Zubereitung und Dosierung

2 bis 3 Eßlöffel kernfreie, zerkleinerte Früchte mit 1/2 l Wasser übergießen und 5 Minuten lang kochen. Den Tee abseihen und über den Tag verteilt warm trinken.

Als schmerzstillendes und harntreibendes Mittel werden 1 bis 2 Eßlöffel zerstoßene Hagebuttenkerne mit 1/4 l Wasser übergossen und 20 bis 30 Minuten gekocht. Den Tee abseihen und warm oder kalt trinken.

Nebenwirkungen

Nebenwirkungen sind nicht zu befürchten.

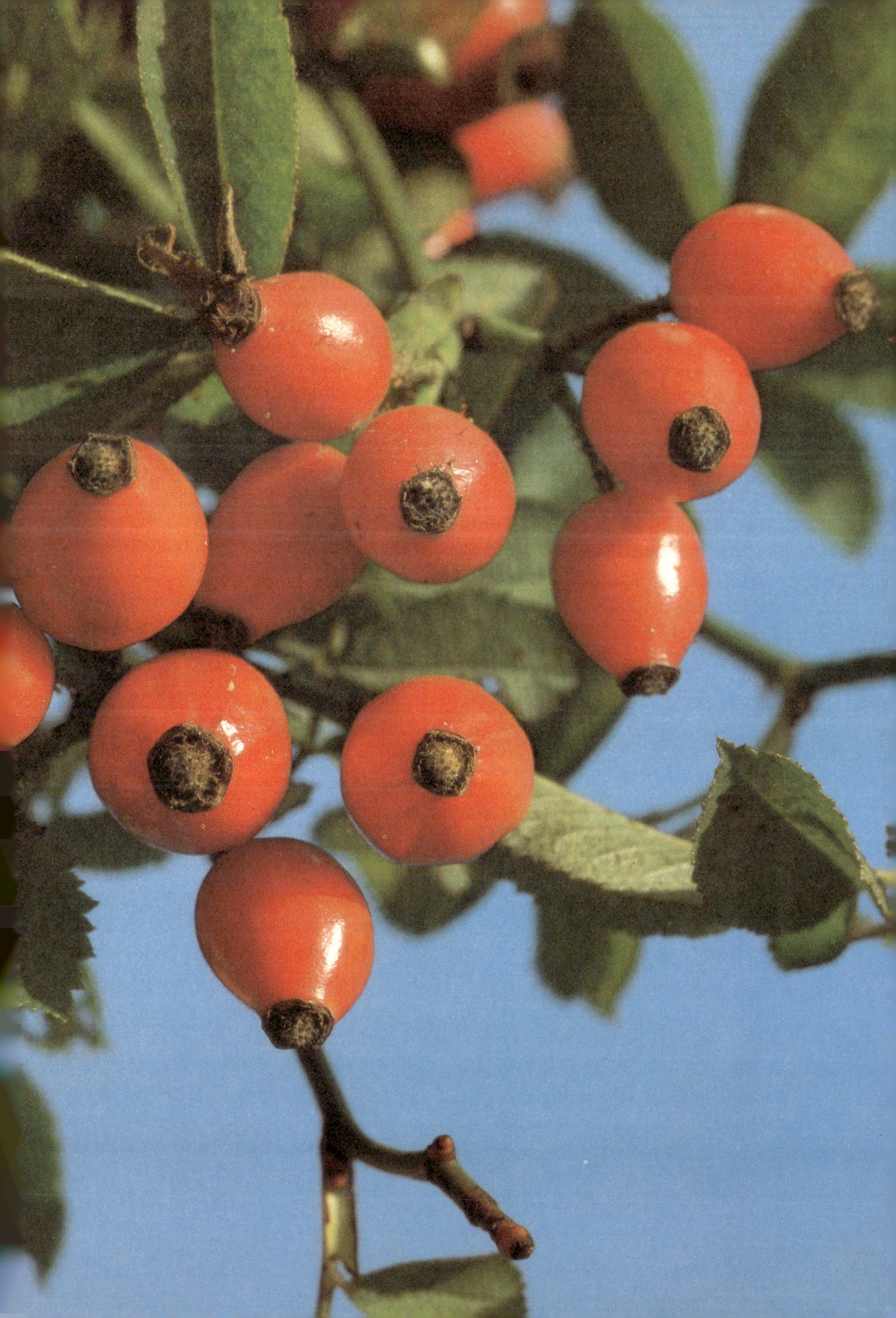

Hamamelis
(Hamamelis virginiana L.)

Der Hamamelisstrauch wächst wild vorwiegend in Nordamerika und Ostasien. In Europa, obwohl in der Medizin und Kosmetik wohlbekannt, kommt er nur selten in Gärten und Parkanlagen vor.

Der baumartige Strauch wird bis zu 6 m hoch und ähnelt unserem Haselnußstrauch. Seine ovalen Blätter sind stark genervt und am Rand leicht gezähnt. Die duftenden, gelben Blütenstände sitzen meistens in den Blattachseln. Die schmalen, gelben Blütenblätter sind nur 2 bis 3 mm breit und 2 bis 3 cm lang. Sie hängen ungeordnet kreuz und quer am Blütenstand.

Blütezeit ist von Ende August bis Oktober. Die eiförmigen Früchte reifen wegen der späten Blütezeit erst im Frühjahr bzw. Sommer des darauffolgenden Jahres.

Gesammelt werden im Frühjahr die Rinde von jungen Zweigen, die man mit dem Messer abschält, und im Herbst die Blätter. Beide werden in der Sonne rasch getrocknet.

Die wichtigsten Inhaltsstoffe sind Gerbstoffe und ätherische Öle.

Anwendung

Hamamelis wird sowohl innerlich als auch äußerlich verwendet, und zwar im Gegensatz zu anderen Pflanzen nicht als Tee, sondern überwiegend als Tinktur, Tropfen und Salbe.

Zur Behandlung von Entzündungen im Mund und Rachen, von Schürf- und Rißwunden, Verbrennungen sowie von Krampfadern, Hämorrhoiden, Blutergüssen und Quetschungen gibt es eine Fülle von Hamamelispräparaten.

Bei Schmerzen während der Periode und zu starken Blutungen hat sich Hamamelis ebenfalls sehr bewährt.

In der Kosmetik ist Hamamelis häufig in Salben, Gesichtswässern und Seifen enthalten.

Dosierung

Die Dosierung von Hamamelispräparaten und Anwendungshinweise entnehmen Sie bitte der Gebrauchsanweisung.

Nebenwirkungen

Nebenwirkungen sind nicht zu befürchten.

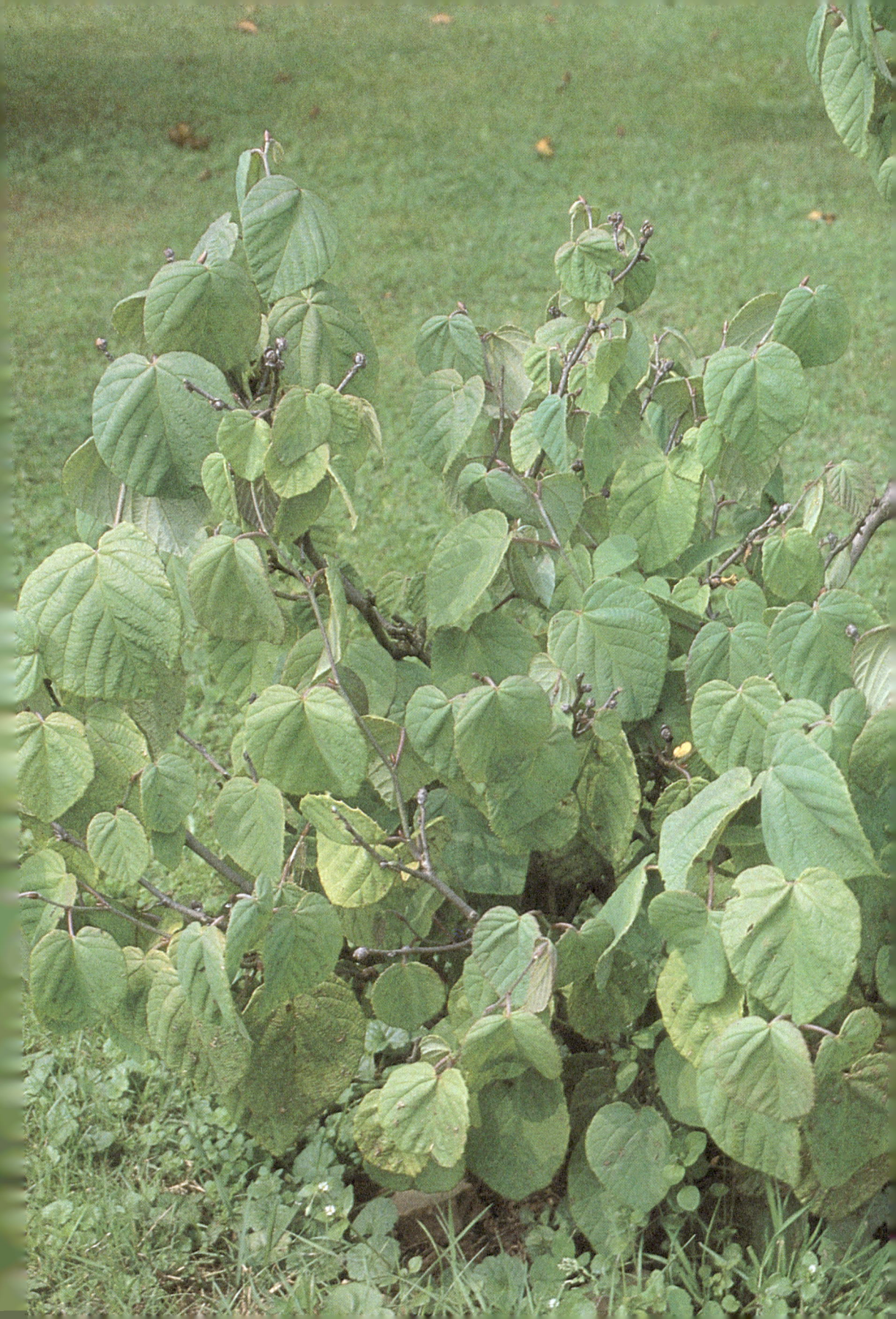

Heidelbeere
(Vaccinium myrtillus L.)

Die Heidelbeere kommt in ganz Mittel- und Nordeuropa vor, überwiegend in schattigen Nadelwäldern.

Der kleine, buschige, bis zu 40 cm hohe Halbstrauch hat wechselständige, runde bis eiförmige Blätter, die vorne zugespitzt und kurzgestielt sind. Sie sind auf beiden Seiten unbehaart. Die rosa gefärbten kleinen Glockenblüten sind kurzgestielt; sie blühen im Mai und Juni. Die reifen Früchte sind dunkelblau und wohlschmeckend. Reifezeit ist im August/September.

Gesammelt werden die Blätter vor und während der Blütezeit, die man schonend im Schatten trocknet, und die Beeren, die frisch oder getrocknet verwendet werden.

Die wichtigsten Inhaltsstoffe der Blätter sind Gerbstoffe und Glukokinin, Inhaltsstoffe der Früchte sind Gerbstoffe, das Glykosid Arbutin, Pektin und Zitronensäure.

Anwendung

Getrocknete Heidelbeeren sind ein hervorragendes Mittel gegen Durchfall.

Frische Heidelbeeren haben dagegen eine leicht abführende Wirkung.

Der aus Heidelbeerblättern zubereitete Tee wirkt gegen Wassersucht, Zuckerkrankheit sowie Magen- und Blasenbeschwerden. Wegen seiner entzündungshemmenden Wirkung kann er auch zum Gurgeln sowie zur Behandlung von Wunden, Brandwunden und Geschwüren verwendet werden.

Im übrigen sind frische Heidelbeeren oder Heidelbeermus wegen der vielen Mineralstoffe, Vitamine, Gerbstoffe und Fruchtsäure äußerst empfehlenswert.

Zubereitung und Dosierung

1 bis 2 Eßlöffel zerkleinerte Blätter mit 1/2 l Wasser überbrühen und abseihen. Davon 2 bis 3 Tassen am Tag trinken.

Der Tee kann auch zur Mundspülung genommen werden. Besser ist es jedoch, wenn man 1 Teelöffel konzentrierte Tinktur in 1 Glas warmes Wasser gibt und damit gurgelt.

Bei starken Durchfällen mit krampfartigen Schmerzen werden 1 bis 2 Eßlöffel getrocknete Beeren gegeben. Bei empfindlichem Ma-

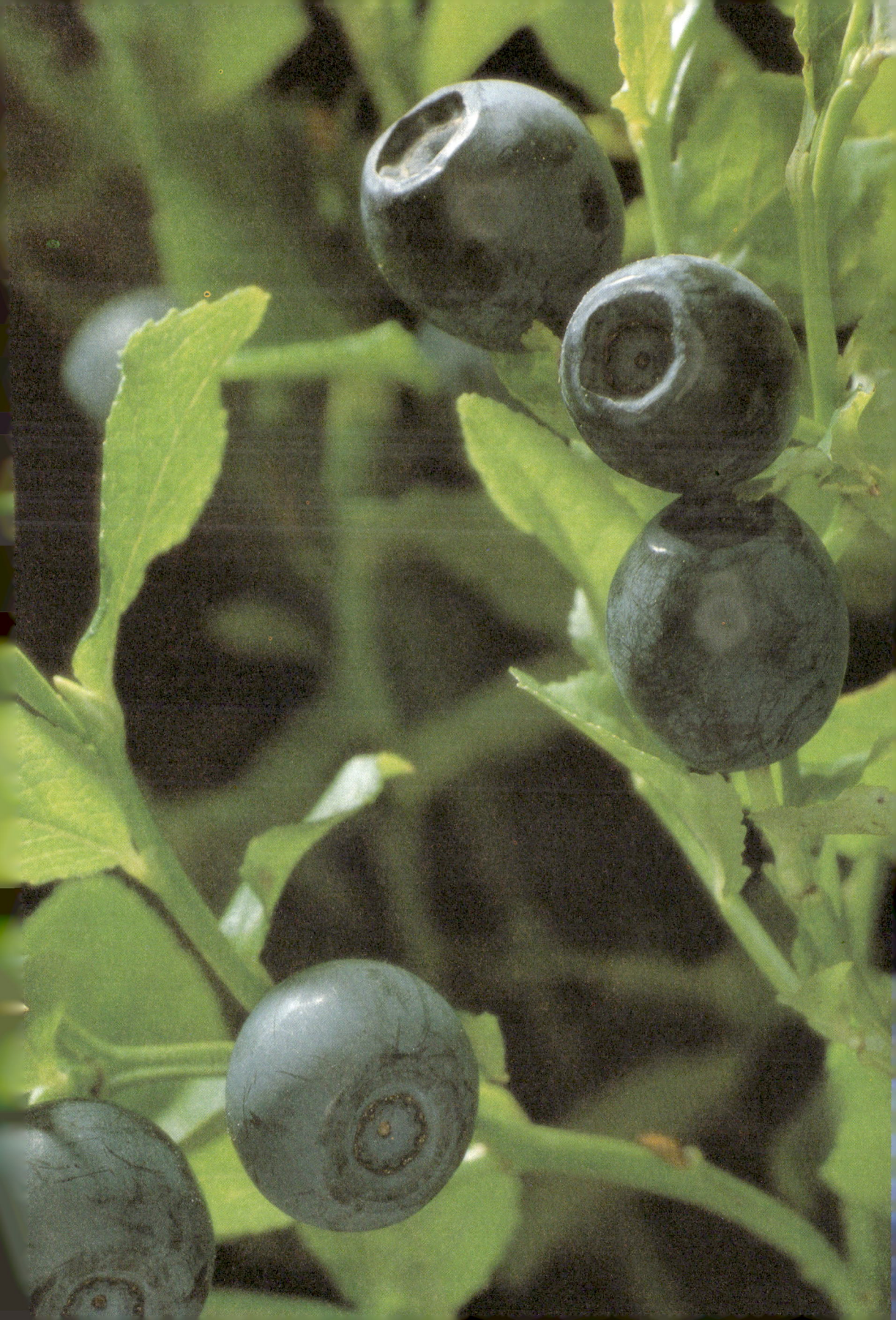

gen sollten die Beeren in 1 Tasse Wasser 3 bis 5 Minuten gekocht und zusammen mit dem Sud warm gegessen werden.

Bei starken Durchfällen mit Blutabgang empfiehlt es sich, 1 bis 2 Teelöffel konzentrierte Heidelbeerentinktur mit einer Tasse Tee oder warmem Wasser zu trinken.

Nebenwirkungen

Nebenwirkungen sind nicht zu befürchten.

Heublumen

Heublumen sind in jeder Drogerie, Apotheke und auf jedem Bauernhof recht billig erhältlich. Verwendet werden die Blüten, der Blütenstaub, die Blätter, die Stengel und die Samen.

Anwendung

Heublumen werden sowohl äußerlich als auch innerlich angewandt bei allen Krankheiten, bei denen intensive Wärme erforderlich und hilfreich ist.

Bei Erkältungskrankheiten und chronischem Husten sind Dampfbäder angebracht (Anleitung siehe Teil IV).

Bei Hautausschlägen, Geschwüren, Verstauchungen, Blutergüssen, Rheuma, Gicht, schmerzhaften Gelenkentzündungen und Hexenschuß sind Auflagen, Wickel und Bäder sehr empfehlenswert.

Auch bei Leiden der inneren Organe wie Magen, Leber, Galle und Nieren haben sich Heublumensäkke als Auflage und Heublumenbäder bestens bewährt (Anleitung siehe Teil IV). Diese Behandlung kann durch das Trinken von Heublumentee unterstützt werden.

Bei Wassersucht an Füßen und Händen sowie bei Frostschäden an den Gliedern hilft ein warmes bis heißes Heublumenbad rasch und wohltuend.

Zubereitung und Dosierung

2 bis 3 Eßlöffel Heublumen mit 1/2 l kochendem Wasser überbrühen. Danach 10 bis 15 Minuten ziehen lassen und abseihen. Bei Erkältungskrankheiten oder Leiden der inneren Organe den Tee so warm wie möglich trinken.

Für Vollbäder gibt man 2 bis 3 kg Heublumen in 6 bis 8 l kochendes Wasser und läßt 15 bis 20 Minuten bedeckt ziehen. Den Sud abseihen und dem Badewasser zugießen.

Nebenwirkungen

Nebenwirkungen sind nicht zu befürchten.

Himbeere (Rubus idaeus L.)

Die Himbeere ist in ganz Europa weit verbreitet. Sie wächst an Waldrändern, Böschungen, in Gebüschen und auf Kahlschlägen von der Ebene bis ins Gebirge.

Der etwas stachelige Strauch wird bis zu 3 m hoch. Die handgroßen, drei- bis fünffach gefiederten Blätter sind an der oberen Seite glatt und an der unteren weißfilzig behaart. An den Rändern sind sie grob gezähnt. Die weißen Blüten bilden endständige lockere Trauben. Blütezeit ist von Mai bis Juni.

Gesammelt werden im Spätsommer die wohlschmeckenden, dunkelroten reifen Beeren und im Frühjahr die jungen Blätter. Während man die Beeren frisch oder gekocht verwendet, werden die Blätter an der Sonne rasch getrocknet.

Die wichtigsten Inhaltsstoffe der Früchte sind Vitamin C und B, Provitamin A, organische Fruchtsäure und Mineralstoffe. Die wichtigsten Inhaltsstoffe der Blätter sind Gerbstoffe, Pflanzenschleim und das Glykosid Arbutin.

Anwendung

Die Beeren werden im Haushalt nicht nur wegen ihres guten Geschmacks, sondern auch wegen des hohen Gehalts an Vitaminen und Mineralstoffen verwendet. Sie sind ein bewährtes Stärkungsmittel bei Fiebererkrankungen. Ferner haben sie eine beruhigende Wirkung auf Magen und Darm und helfen gegen Durchfall und Ruhr.

Himbeerblättertee ist ein geeignetes Mittel zur Behandlung von Schleimhautentzündungen in Mund, Rachen, Magen und Darm. Die Blätter haben außerdem eine blutreinigende Wirkung und einen guten Geschmack, weshalb sie gerne als Bestandteil von Blutreinigungstees verwendet werden.

In der Volksmedizin werden sie auch bei Hautausschlägen und bei zu starker Periodenblutung empfohlen.

Zubereitung und Dosierung

3 bis 4 Teelöffel getrocknete und zerkleinerte Blätter werden mit 1/2 l kochendem Wasser überbrüht, 5 bis 10 Minuten ziehen gelassen und abgeseiht. Von dem Tee können mehrere Tassen am Tag getrunken werden.

Mit Honig gesüßt, wirkt der Tee bei Erkrankungen der Atemwege schleimlösend und erleichtert dadurch das Abhusten.

Nebenwirkungen

Nebenwirkungen sind nicht zu befürchten.

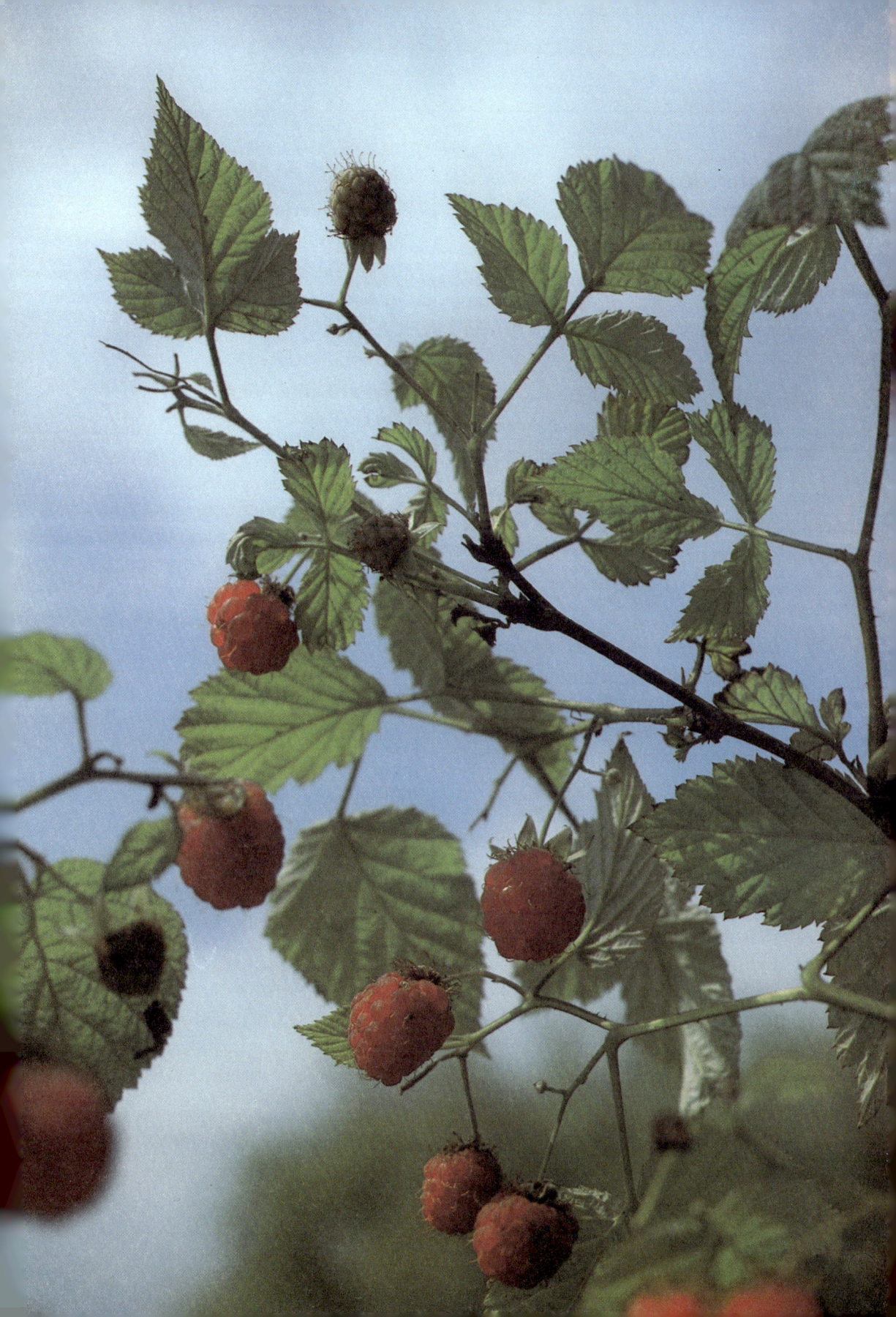

Holunder
(Sambucus nigra L.)

Der Holunder ist in ganz Europa beheimatet und wächst in Gärten, Hecken und Gebüschen, in Auwäldern, an Wegrändern und vor allem auf Bauernhöfen.

Der baumartige Strauch kann bis zu 6 m hoch werden und hat eine graubraune, rissige Rinde. Die jungen grünen Zweige sind sehr markreich. Die dunkelgrünen, lanzettlichen, vorne zugespitzten Blätter sind am Rand gesägt. Sie sind unpaarig gefiedert, gegenständig angeordnet und leicht behaart. Die stark duftenden, kleinen, gelblichweißen Blüten stehen in großen trugdoldigen Blütenständen. Blütezeit ist von Mai bis Juli. Die kugeligen, etwa erbsengroßen Früchte sind anfangs grün und in der Reifezeit von September bis Oktober schwarzviolett. Ihr Saft ist dunkelrot.

Gesammelt werden die Blüten, die Blätter und die reifen Früchte sowie im Frühjahr und Herbst die Rinde und die Wurzel. Außer den Früchten werden alle Teile rasch getrocknet.

Wichtigste Inhaltsstoffe
Blüten: ätherisches Öl, Rutin, Weinsäure, Gerbstoffe, Pflanzenschleim, Cholin und Zucker;

Blätter: Invertin, Sambucin und wenig Blausäure;

Rinde: Gerbstoffe, Harze und wenig Blausäure;

Wurzel: Gerbstoffe, ätherisches Öl und Fruchtsäure;

reife Früchte: Vitamin C und B_1, ätherisches Öl, organische Säure, Zucker und Bitterstoffe.

Anwendung

In der Volksmedizin kommen die Blüten, die Blätter, die Beeren, die Rinde und die Wurzel zur Anwendung.

Holundertee aus getrockneten Blüten wird am häufigsten zur Bekämpfung von Erkältungskrankheiten, Schnupfen, Rheuma, Gicht und zur Vorbeugung gegen Erkältungen verwendet.

Der Tee wirkt stark schweißtreibend und unterstützt gleichzeitig die Abwehrkräfte des Körpers.

Holundertee aus getrockneten Blättern wirkt vor allem blut- und hautreinigend, hilft gegen Wassersucht und Rheumatismus und hat eine leicht abführende Wirkung.

Gegen Hautunreinheiten kann auch der aus frischen Blättern gepreßte Saft aufgetragen werden.

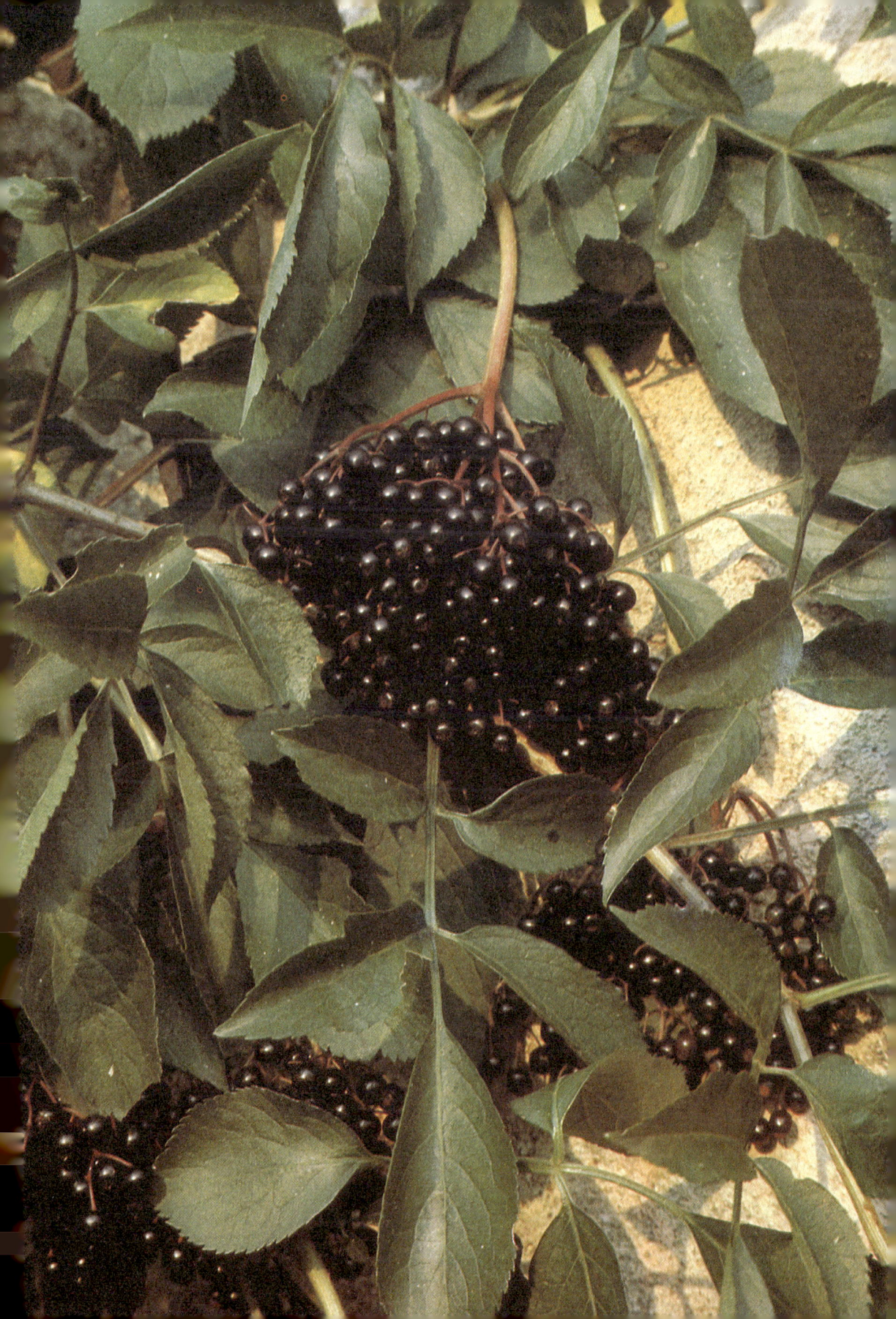

Die Wurzel und die Rinde werden vor allem als Abführmittel verwendet.

Die Beeren werden zu Mus oder Brei gekocht oder mit Wasser zu einem schmackhaften Getränk zubereitet (1 bis 2 Eßlöffel gekochte Beeren auf 1 Glas Wasser nehmen). Sie wirken leicht abführend, magenreinigend und harntreibend.

Getrocknete Beeren wirken dagegen stopfend.

Zubereitung und Dosierung

2 Eßlöffel getrocknete Blüten mit 1/2 l Wasser überbrühen, 5 bis 10 Minuten ziehen lassen und abseihen. Zur Schwitzkur im Bett gut zudecken und den gesamten Tee möglichst heiß trinken.

Bei Erkältungen, Gicht, Rheuma oder Schnupfen 3 bis 4 Tassen Holunderblütentee über den Tag verteilt trinken.

Vom Holunderblättertee sollte man nicht mehr als 2 bis 3 Tassen am Tag trinken. Dazu werden 2 Eßlöffel getrocknete, zerkleinerte Blätter mit 1/2 l kaltem Wasser angesetzt, bis zum Sieden erhitzt und sofort abgeseiht.

Von der getrockneten und zerklei-nerten Rinde oder Wurzel werden 2 Eßlöffel mit 1/2 l kaltem Wasser angesetzt und 5 bis 10 Minuten gekocht. Man seiht sofort ab und trinkt schluckweise 1 bis 2 Tassen über den Tag verteilt.

Nebenwirkungen

Bei den angegebenen Dosierungen sind keine Nebenwirkungen zu befürchten. Die unreifen grünen Beeren sind schwach giftig und dürfen auf keinen Fall verwendet werden. Reife Beeren rufen roh manchmal Übelkeit hervor. Gekocht sind sie dagegen sehr zu empfehlen.

Blätter, Rinde und Wurzel sind vorsichtig zu verwenden. Gelegentlich sind Magenreizungen beobachtet worden.

Achtung! Der schwarze Holunder darf nicht mit dem giftigen Zwergholunder, dessen reife Beeren ebenfalls giftig sind, verwechselt werden. Der Zwergholunder wird höchstens 1,50 m hoch im Gegensatz zum Holunder, der bis zu 6 m hoch werden kann. Die Blüten des Holunders sind gelblichweiß mit gelben Staubgefäßen, während die Blüten des Zwergholunders rötlichweiß sind mit purpurroten Staubgefäßen.

Hopfen
(Humulus lupulus L.)

Der Hopfen wird hauptsächlich in Mitteleuropa und Nordamerika zur Bierherstellung angebaut. In diesen Regionen kommt er auch häufig wild in Gebüschen, Hecken, Auwäldern, an Waldrändern und Flußufern vor.

Der Hopfen ist eine 4 bis 6 m hohe krautartige Schlingpflanze. Der Stengel ist rechtswindend und hat kleine, rauhe Klimmhaare. Die gegenständigen Blätter sind langgestielt, drei- bis fünflappig, grob gezähnt und an der Oberseite rauh. Die Blüten sind getrenntgeschlechtig und sitzen jeweils auf verschiedenen Pflanzen. Die männlichen, hellgrünen, unscheinbaren Blüten bilden hängende, achselständige Rispen; die weiblichen, gelbgrünen Blüten bilden kleine Kätzchen, aus denen sich später die Hopfenzapfen entwickeln.

In der Medizin wird ausschließlich die weibliche Pflanze verwendet. Gesammelt werden kurz vor der Reife im September die Hopfenzapfen, die meistens frisch verwendet werden, da sie durch längere Lagerung ihre Wirkstoffe verlieren.

Die wichtigsten Inhaltsstoffe sind der Bitterstoff Lupulin, ätherische Öle, Gerbstoffe und Harze.

Anwendung

Hopfentee oder -tinktur ist ein ausgezeichnetes Mittel gegen Nervosität, Schlaflosigkeit, nervöse Magenbeschwerden und Depressionen. Auch bei Darmkrämpfen, begleitet von Durchfall, und bei Nieren- und Blasenleiden sowie bei Periodenbeschwerden wirkt Hopfen krampf- und schmerzlindernd.

Eine Mischung mit Baldrianwurzel, Kümmel, Kamille, Fenchel oder Mistel (jeweils zu gleichen Teilen) verstärkt die Wirkung.

Zubereitung und Dosierung

2 Eßlöffel zerkleinerte Hopfenblüten (Hopfenzapfen) mit 1/2 l kochendem Wasser übergießen, 10 bis 15 Minuten ziehen lassen und abseihen. Davon je nach Bedarf 1 bis 3 Tassen pro Tag trinken.

Bei Magenleiden mit Kümmeltee, sonst mit Fenchel-, Kamille- oder Misteltee mischen.

Bei Schlaflosigkeit vor dem Schlafengehen 1 Tasse Hopfentee mit 1 Teelöffel Baldrian vermischt trinken.

Nebenwirkungen

Bei der angegebenen Dosierung
sind keine Nebenwirkungen zu befürchten.

Hopfen

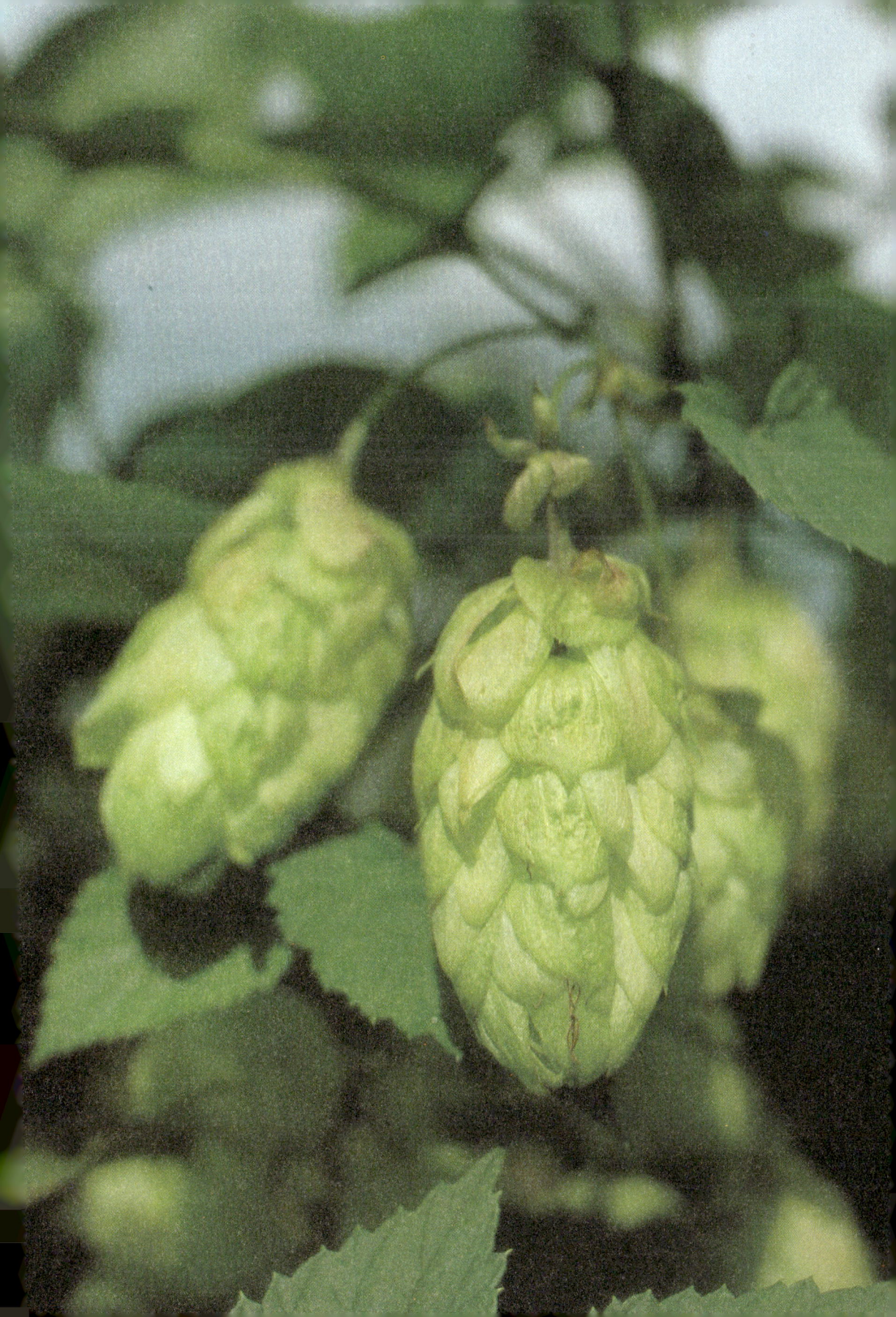

Huflattich
(Tussilago farfara L.)

Der Huflattich kommt fast in ganz Europa von der Ebene bis ins Gebirge vor. Er wächst bevorzugt auf sandigen und lehmigen Böden an Wegrändern, Fluß- und Bachufern, Böschungen, Bahndämmen und auf Äckern.

Die ausdauernde Pflanze treibt aus bis zu 2 m langen Wurzelausläufern zunächst die 15 bis 20 cm langen, schuppigen, behaarten Blütenstengel. Die goldgelben Blüten haben einen Durchmesser von 1,5 bis 2 cm. Blütezeit ist von März bis April. Gelegentlich findet man Huflattichblüten auch schon Ende Januar. Die bodenständigen, langgestielten Blätter sind meist herzförmig und anfangs beidseitig, später jedoch nur an der Unterseite filzig behaart. Sie erreichen einen Durchmesser von 20 cm, sind stark nervig und am Rand grob gezähnt bis lappig.

Gesammelt werden die Blüten sowie die jungen, sauberen Blätter, die man in den Monaten Mai und Juni erntet und rasch trocknet.

Die Blüten enthalten Pflanzenschleime und Gerbstoffe, die Blätter zusätzlich Bitterstoffe, was sie noch wertvoller macht.

Anwendung

Huflattich wirkt bei Reizhusten, chronischer Bronchitis, Raucherkatarrh, Asthma und bei Erkältungen der Atemwege schleimlösend und reizlindernd. Er verflüssigt den Schleim, der sich in den Atemwegen festgesetzt hat, und erleichtert dadurch das Abhusten. Auch bei Lungenblähungen und einer Staublunge ist Huflattich ein bewährtes Mittel.

Außerdem eignet sich der Huflattich zur Behandlung von Wunden, Venenentzündungen, Unterschenkelgeschwüren, Hautausschlägen und Hautverbrennungen.

Neben Waschungen und Umschlägen hat sich das Auflegen der frischen, zerstoßenen Blüten auf die Wunde hervorragend bewährt.

Frische, junge Huflattichblätter können wegen ihres Vitamin-C-Gehalts als Salatbeimischung verwendet werden.

Zubereitung und Dosierung

2 Eßlöffel geschnittene Blätter oder Blüten mit 1/2 l kochendem Wasser überbrühen, 5 bis 10 Minuten ziehen lassen und abseihen.

Von dem Tee 3 bis 4 Tassen über

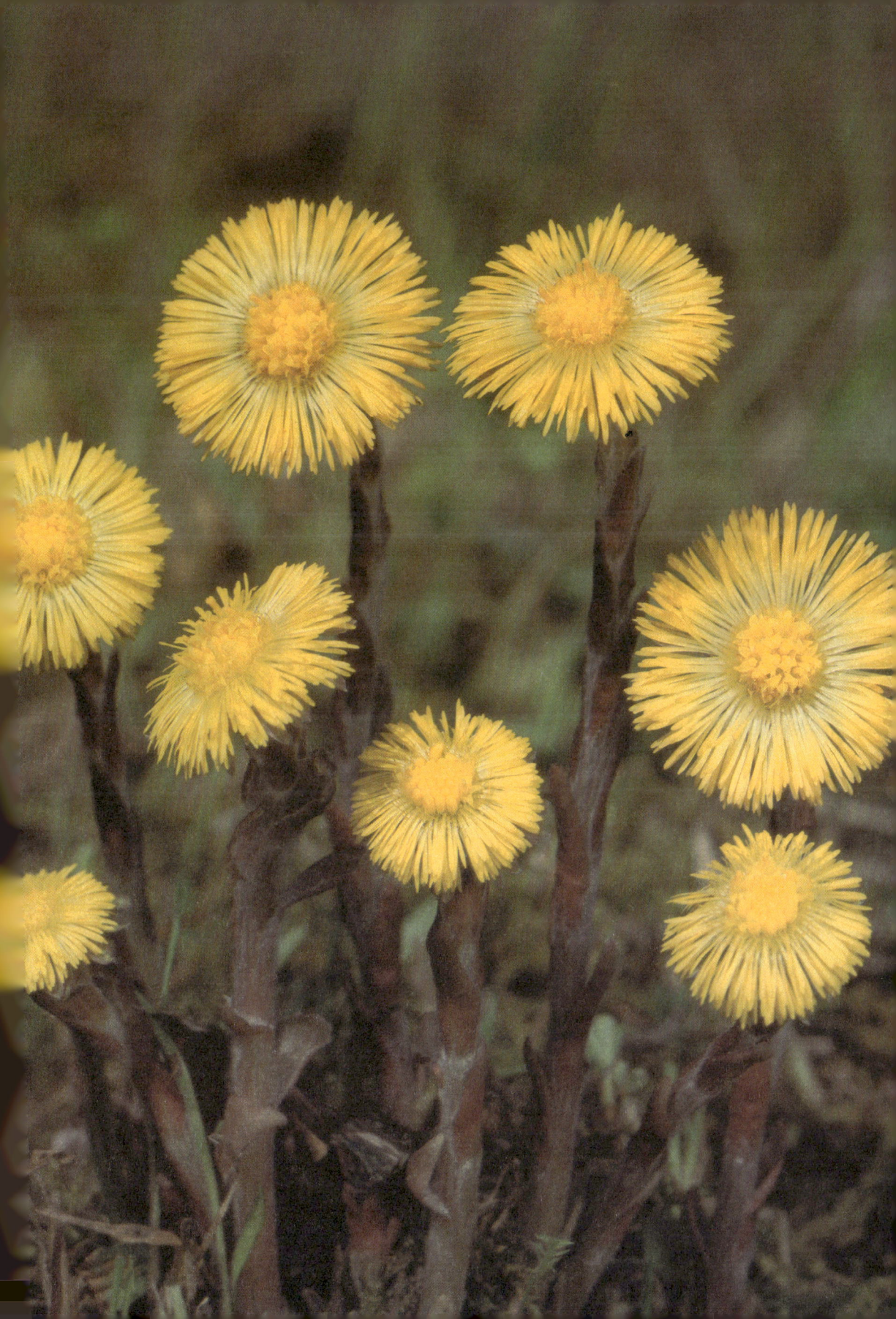

den Tag verteilt trinken, wobei er bei Husten oder Lungenleiden mit etwas Honig gesüßt werden kann. Man kann auch 1/2 Teelöffel frischen Zitronensaft hinzugeben.

Bei Entzündungen der Magenschleimhaut wird der Tee ungesüßt getrunken.

Nebenwirkungen

Kuren mit Huflattichtee sollten nicht länger als 3 Wochen durchgeführt werden, da sonst Leberschäden entstehen können.

Isländisch Moos
(Cetraria islandica (L.) Ach.)

Die Pflanze ist trotz ihres Namens kein Moos, sondern eine Bodenflechte.

Sie wird bis zu 15 cm hoch, hat eine olivgrüne Farbe mit weißgrauen und braunen Flecken und eine geweihartige Form. Sie wächst bevorzugt im Gebirge, in Tälern, Mooren und auf der Heide.

Geerntet wird die ganze Pflanze im Herbst. Beim Trocknen sollte sie nicht zu lange dem Licht ausgesetzt werden.

Wichtigste Inhaltsstoffe sind etwa 50 % Pflanzenschleim, Bitterstoffe, Flechtensäuren mit antibiotischer Wirkung und die Vitamine A und B_{12}.

Anwendung

In der Volksmedizin ist Isländisch Moos eine wichtige Pflanze. Sie ist in vielen Hustenmitteln enthalten und wirkt entzündungshemmend, schleimlösend und reizlindernd bei Erkältungen der Atemwege, aber auch bei Magen- und Darmentzündungen. Aufgrund der Bitterstoffe ist Isländisch Moos ein wirksames Mittel gegen Schwächezustände und Appetitlosigkeit. Wegen seiner antibiotischen Wirkung kann es auch bei Lungenentzündung verwendet werden.

Bei Zahnfleisch- und Mandelentzündungen kann man mit Isländisch-Moos-Tee gurgeln.

Zubereitung und Dosierung

2 bis 3 Eßlöffel zerkleinerte Droge mit 1/2 l kaltem Wasser übergießen und bis zum Sieden erhitzen. Den Tee abseihen und je nach Bedarf 2 bis 3 Tassen pro Tag davon trinken.

Bei starken Hustenanfällen kann der Tee mit etwas Honig gesüßt werden. Eine Teemischung aus Isländisch Moos und Huflattich im Verhältnis 1:1 ist zu empfehlen.

Nebenwirkungen

Nebenwirkungen sind nicht zu befürchten.

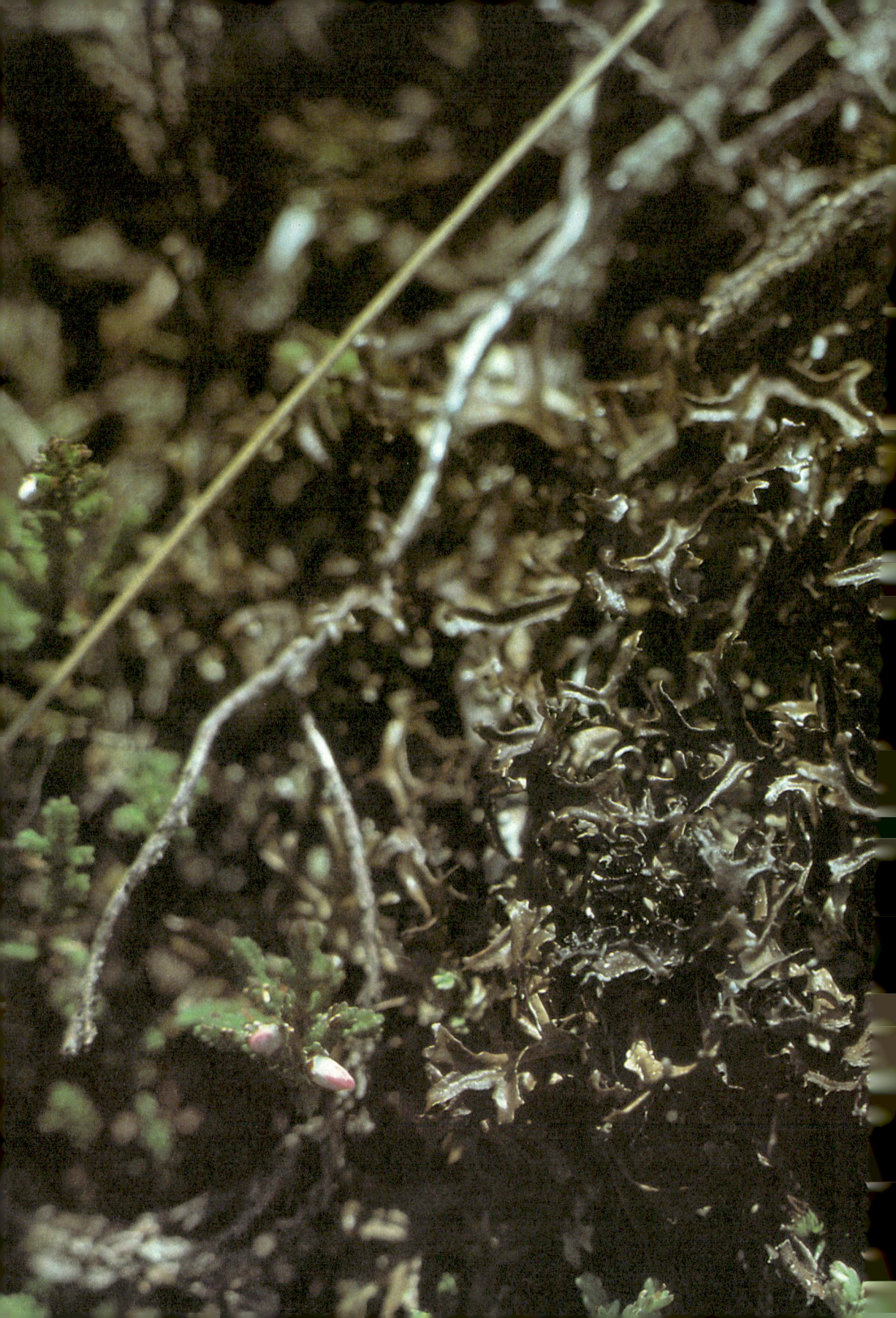

Johannisbeere, schwarze (**Ribes nigrum L.**)

Der bis zu 2 m hohe schwarze Johannisbeerstrauch kommt in ganz Europa vor, wo er überwiegend in Gärten angebaut wird. Verwildert findet man ihn nur selten in feuchten Wäldern und Kahlschlägen.

Die großen wechselständigen Blätter sind drei- bis fünflappig, stark genervt und grob gezähnt. Die gelbgrünen Blüten, aus denen sich später saftige, schwarze Beeren entwickeln, bilden endständige, hängende Trauben. Blütezeit ist von April bis Mai.

Gesammelt werden neben den reifen Beeren auch junge Blätter, die man Ende Mai und im Juni erntet. Dabei muß beachtet werden, daß die Blätter nicht von Kronrost (Pilz) befallen sind. Die geernteten Blätter werden an einem schattigen und luftigen Ort gut getrocknet, wobei sich ihr eigenartiger Geruch verflüchtigt.

Die wichtigsten Inhaltsstoffe der Blätter sind Gerbstoffe, ätherische Öle, Vitamin C und Mineralstoffe. Die Beeren enthalten neben Gerbsäure vor allem Vitamin C und andere Vitamine, wertvolle Mineralstoffe und Farbstoff.

Anwendung

Im Haushalt werden die Beeren verwendet für Marmelade, Mus, Gelee, mit Joghurt und als erfrischendes Getränk, besonders bei Fieberkranken.

In der Volksmedizin wird schwarzer Johannisbeersaft zur Appetitanregung, zur Anregung der Darmtätigkeit, aber auch bei starken Durchfällen gegeben.

Der Tee aus den Blättern wirkt stark wassertreibend und ist ein bewährtes Mittel gegen Rheuma und Gicht, bei Entzündungen im Mund und Rachen sowie bei Keuchhusten.

Zubereitung und Dosierung

2 Eßlöffel zerkleinerte, trockene Blätter mit 1/2 l heißem Wasser übergießen und 3 bis 5 Minuten ziehen lassen, abseihen und davon 3 bis 4 Tassen am Tag trinken. Dieser Tee kann auch zum Gurgeln verwendet werden.

Die Früchte (abgekocht verlieren sie den strengen Geruch) sowie der Johannisbeersaft können bedenkenlos längere Zeit als Kur genommen werden.

Nebenwirkungen

Nebenwirkungen sind nicht zu befürchten.

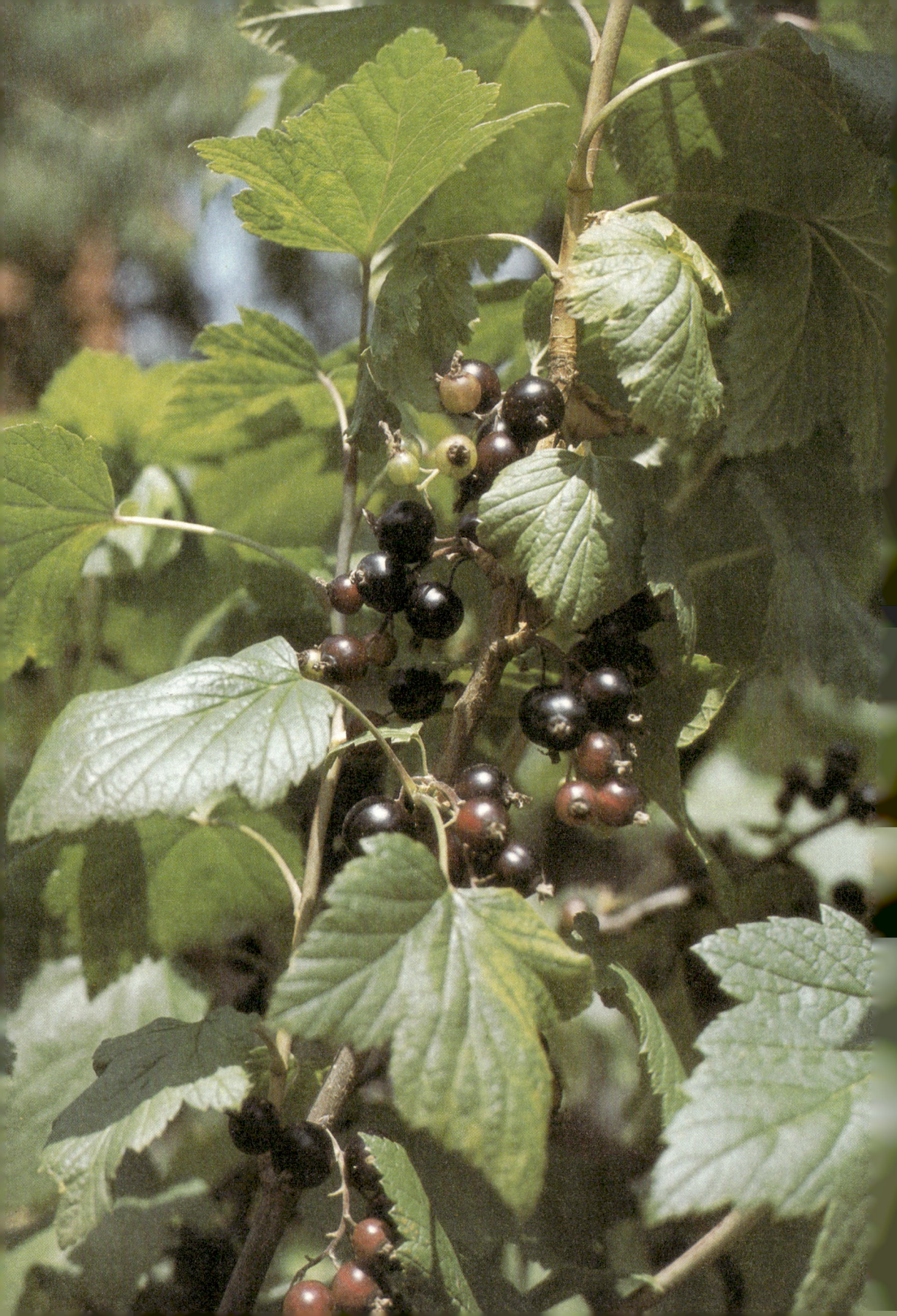

Johanniskraut (Hypericum perforatum L.)

Das Johanniskraut ist ähnlich wie der Ginster in ganz Europa verbreitet und wächst hauptsächlich auf trockenen Wiesen, an Weg- und Waldrändern, an Dämmen und sonnigen, felsigen Hängen.

Das Johanniskraut ist eine bis zu 80 cm hohe, aufrechte Pflanze, deren oberer Teil stark verästelt ist. Die Blütezeit ist von Juli bis September. Ihre Merkmale sind die goldgelben, fünfzähligen Blüten, die sich rot färben, wenn man sie zerreibt, und die Blätter mit ihren vielen kleinen Punkten. Wenn ein Blatt gegen das Licht gehalten wird, sieht es aus, als habe es viele kleine Löcher. In Wirklichkeit sind das ölhaltige Drüsen.

Die Blüten und die Blätter werden im Juli und August gesammelt und an der Luft (nicht in der Sonne) getrocknet.

Die wichtigsten Inhaltsstoffe sind ätherische Öle, Gerbstoffe, Harze, Flavonglykoside und der rote Farbstoff Hypericin.

Anwendung

Das Johanniskraut ist ein ausgezeichnetes Nerven- und Wundmittel und regt die Verdauungsorgane und die Gallenfunktion an. Es wirkt krampflösend und beruhigend und wird bei depressiven und nervösen Erschöpfungszuständen, bei Beschwerden während der Wechseljahre, bei Schlaflosigkeit, bei Magen- und Darmbeschwerden, krampfartigen Periodenbeschwerden, Gebärmutterentzündungen und Kopfschmerzen angewandt.

Eine 4- bis 6wöchige Teekur hat sich auch bei Bettnässen bewährt.

Äußerlich wird Johanniskrautöl wegen seiner zusammenziehenden, entzündungshemmenden und schmerzstillenden Wirkung bei frischen und schwer heilenden Wunden verwendet. Bei Rheuma, Gelenkentzündung, Gicht, Hexenschuß, Sportverletzungen, Verstauchungen, Quetschungen, Blutergüssen, aber auch bei Verbrennungen wird das Öl auf die erkrankte Stelle aufgetragen und eingerieben. Es ist in jeder Drogerie und Apotheke erhältlich; man kann es jedoch auch selbst herstellen.

Zubereitung und Dosierung

Für die Zubereitung von Johanniskrautöl nimmt man 8 bis 10 Eßlöffel frische Blüten und zerstößt sie in einem Mörser. Dann gibt man 1/2 bis 1 l Olivenöl hinzu und gießt das Gemisch in ein helles Einmachglas, das zunächst unverschlossen bleibt. Es muß 6 bis 8 Wochen in der Sonne oder an einem warmen Ort stehen. Dann ist der Gärungs- und Reifeprozeß abgeschlossen. Das inzwischen hellrot verfärbte Öl wird von den Krautresten abgeseiht und in eine verschließbare Flasche gefüllt.

Dieses Öl kann sowohl innerlich als auch äußerlich angewandt werden. Bei Magenkrämpfen oder Darmkatarrh nimmt man 30 bis 40 Tropfen. Zur Kur kann man 2mal 1 Teelöffel am Tag einnehmen.

Für Johanniskrauttee übergießt man 2 Eßlöffel frisches oder getrocknetes Blütenkraut mit 1/2 l kochendem Wasser und läßt 5 bis 8 Minuten ziehen. Den Tee abseihen und täglich 3mal 1 Tasse warm trinken.

Nebenwirkungen

Während einer Kur — sei es mit Öl oder Tee — sollte man nicht in die pralle Sonne gehen, da Johanniskraut lichtempfindlich macht, was zu einer Reizung der Haut führen könnte. Ansonsten sind keine Nebenwirkungen zu befürchten.

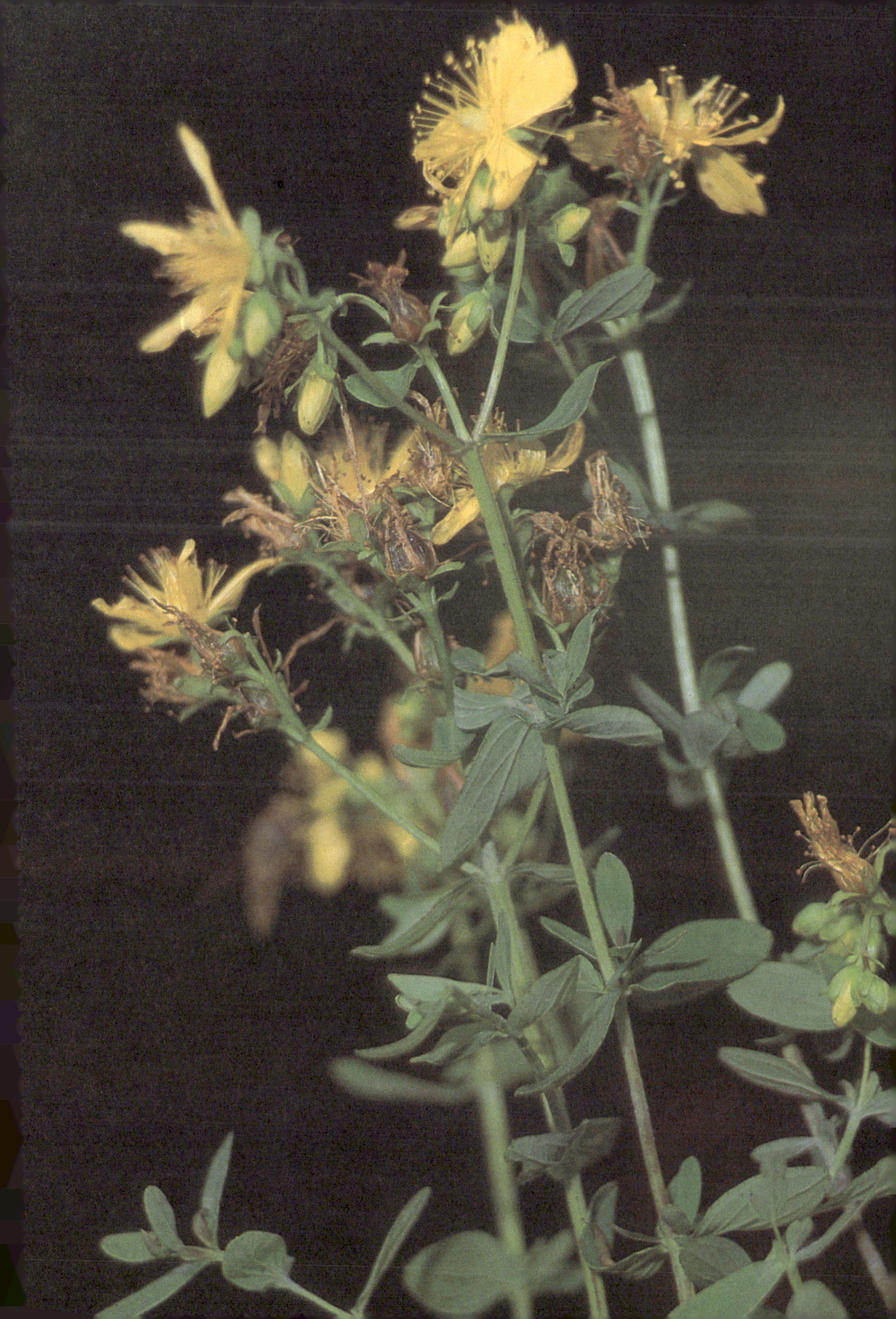

Kalmus
(Acorus calamus L.)

Der Kalmus ist in Asien und Nordamerika beheimatet, wo er überwiegend in Sumpfgebieten vorkommt. In Mitteleuropa findet man ihn gelegentlich auch in der Nähe von Gewässern, aber meist wird er in Kulturen angebaut.

Kalmus ist eine ausdauernde, bis zu 1,5 m hohe Pflanze, die aus einem bis zu 3 cm dicken und 20 bis 50 cm langen kriechenden Wurzelstock wächst. Die schwertähnlichen Blätter, die über 1 m lang werden können, sind in Bodennähe rötlich bis braun und weiter oben grün. Sie sind stark gefaltet und nach oben lineal spitz. Der Blütenstengel trägt einen 5 bis 10 cm langen, maiskolbenähnlichen Blütenstand mit unscheinbaren, grünlichen Blüten. Blütezeit ist von Juni bis Juli.

Gesammelt wird im Frühjahr oder im Herbst der Wurzelstock, den man schonend an einem schattigen Ort trocknet.

Die wichtigsten Inhaltsstoffe sind ätherische Öle, Bitterstoffe, Gerbstoffe, Eiweiß, Mineralstoffe und verschiedene Vitamine.

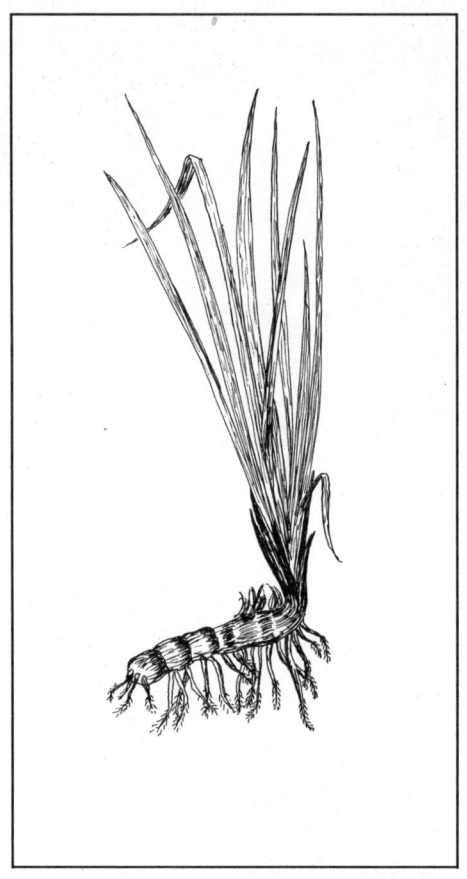

Anwendung

Die Kalmuswurzel hat einen angenehm aromatischen Geruch und Geschmack. In der Volksmedizin wird der Wurzelstock der Kalmuspflanze sehr häufig in Form von Tee, Wurzelextrakt und Kalmusöl verwendet bei Magen-, Darm- und Gallebeschwerden sowie bei starken Hustenanfällen. Bei Magenschwäche, begleitet von Blähungen, Übelkeit und Sodbrennen, und bei Appetitlosigkeit, bedingt durch

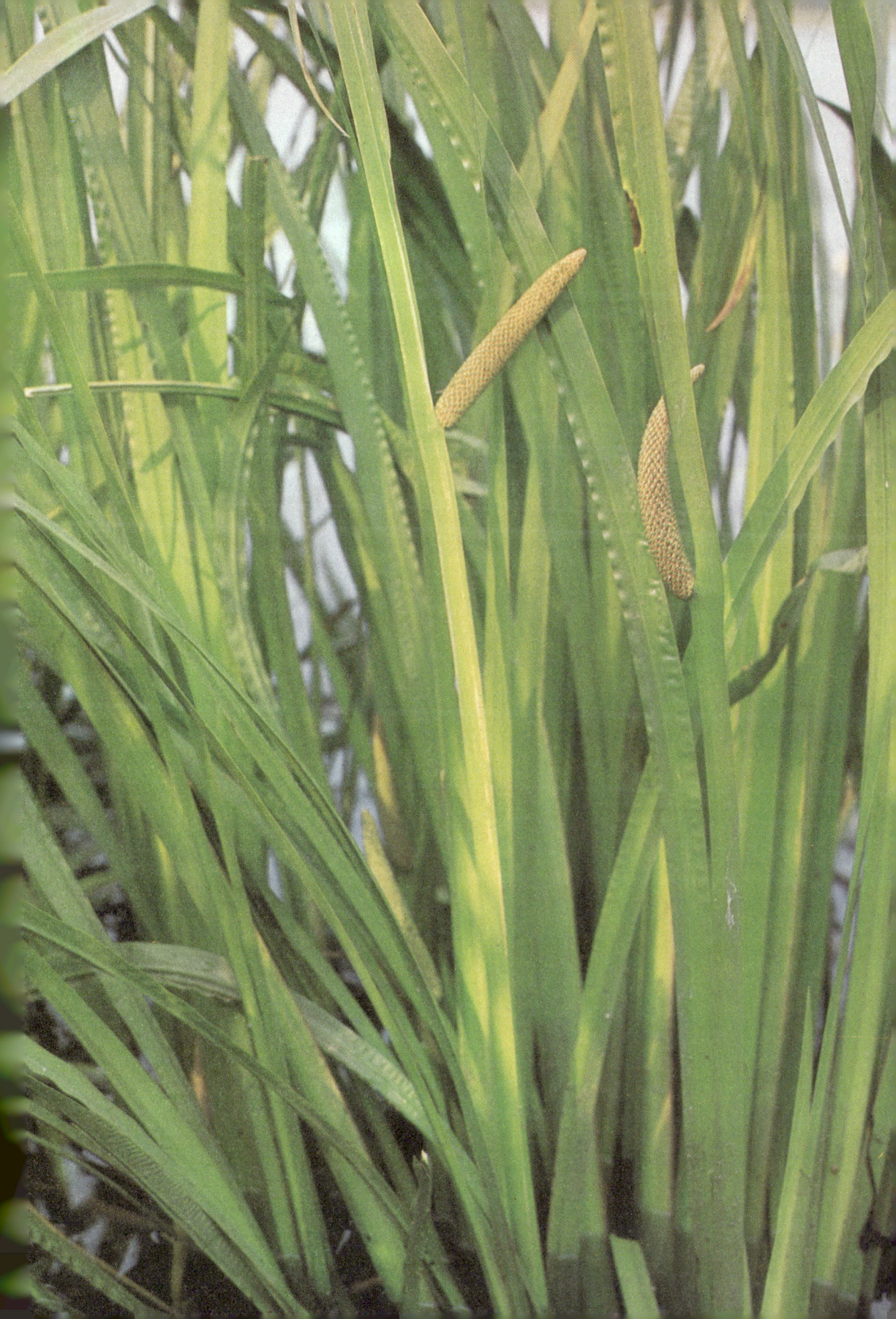

Überanstrengung, Streß und Nervosität, hilft eine Kalmuswurzelkur.

Bei schwachem und lockerem Zahnfleisch sowie bei Zahnschmerzen wird mit Kalmuswurzeltee gegurgelt.

Als Badezusatz wirkt Kalmus günstig auf das vegetative Nervensystem und gegen Schlaflosigkeit und unterstützt die Behandlung der erwähnten Krankheiten.

Zubereitung und Dosierung

1 bis 2 Eßlöffel zerkleinerte, geschälte Kalmuswurzel mit 1/2 l heißem Wasser übergießen und 10 bis 15 Minuten ziehen lassen. Den Tee abseihen und warm 2 bis 3 Tassen am Tag trinken.

Man kann auch 1 bis 2 Eßlöffel zerkleinerte und geschälte Kalmuswurzel mit 1/2 l kaltem Wasser ansetzen und etwa 10 Stunden ziehen lassen. Danach abseihen und ebenfalls 2 bis 3 Tassen am Tag trinken.

Der Tee und der Sud können auch als Gurgelwasser verwendet werden.

Für ein Kalmuswurzelbad läßt man 150 bis 200 g ungeschälte Kalmuswurzeln in 1 bis 2 l Wasser 15 Minuten kochen, seiht ab und gießt den Extrakt ins Badewasser.

In der Apotheke ist auch Badetinktur erhältlich, die nach der beiliegenden Gebrauchsanweisung zu verwenden ist.

Kalmuswurzelpulver ist ebenfalls in der Apotheke zu erhalten. Es wird in einer Dosierung von etwa 4 g pro Tag den Speisen zugegeben.

Nebenwirkungen

Kalmus darf nicht bei Durchfall gegeben werden. Ansonsten sind keine Nebenwirkungen bekannt.

Kamille
(Matricaria chamomilla L.)

Die Kamille ist in ganz Europa, in Asien und in Afrika beheimatet. Sie wächst auf Wiesen, Äckern, an Wegrändern und auf Brachland.

Sie ist eine einjährige, stark ästige und bis zu 70 cm hohe Pflanze. Ihre Laubblätter sind doppelt fiederteilig mit dünnen Abschnitten und meist wie der Stengel kahl. Die Blüten sitzen endständig an den Zweigspitzen. Der goldgelbe Blütenkopf, bestehend aus vielen kleinen Röhrenblüten, ist von 10 bis 15 weißen Blütenblättern umgeben. Der Blütenboden ist gewölbt und hohl. Blütezeit ist von Mai bis September. Kamille hat einen aromatischen Duft, der wohl jedem bekannt ist.

Gesammelt werden die jungen Blütenköpfe, die man rasch in der Sonne trocknet.

Ihre wichtigsten Inhaltsstoffe sind ätherisches Öl mit Bisabolol, Pro- und Chamazulen, von dem der angenehme Duft stammt, sowie Bitterstoffe und das Kumarin.

Anwendung

Die Kamille ist die in der Volksmedizin am meisten verwendete wildwachsende Pflanze. Sie wirkt entzündungshemmend, schmerzstillend und krampflösend bei Magen-, Darm- und Galleleiden, bei Erkältungen und Menstruationsbeschwerden, außerdem schweiß- und blähungstreibend und hilft bei Hautkrankheiten sowie bei entzündeten Schleimhäuten. Bei Erschöpfungszuständen und Schlaflosigkeit ist ein Kamillenbad sehr empfehlenswert.

Kamillentee ist auch ein bewährtes Mittel für Einläufe bei Erkältungskrankheiten und für Sitzbäder bei Geschwüren am Oberbein und Hämorrhoiden sowie für Spülungen bei Scheidenkatarrhen. Auch bei Nieren- und Blasenentzündungen wird sie mit bestem Erfolg verwendet.

Bei Zahnkrankheiten und Zahnungsschmerzen bei Kleinkindern wirken Kamillentropfen schmerzstillend, wenn sie auf die betroffene Stelle aufgetragen werden. Bei Rheuma, Prellungen und Blutergüssen helfen Umschläge und Auflagen mit Kamillensäckchen rasch und wohltuend.

Zubereitung und Dosierung

2 Eßlöffel getrocknete Kamillenblüten mit 1/2 l kochendem Wasser überbrühen, 10 Minuten ziehen

lassen und abseihen. Davon 3 bis 4 Tassen am Tag trinken.

Dieser Tee kann auch für Spülungen, Einläufe und Umschläge genommen werden.

Als Badezusatz übergießt man 500 g getrocknete Kamillenblüten, eventuell mit Kraut, mit 3 bis 4 l Wasser und erhitzt bis zum Sieden. 10 bis 15 Minuten ziehen lassen, abseihen und dem Badewasser zugießen. Für Sitzbäder nimmt man die Hälfte.

Für Kamillensäckchen füllt man einen Leinenbeutel mit 200 bis 300 g getrockneten Kamillenblüten und gibt ihn in kochendes Wasser, wobei der Topf zugedeckt werden muß. Nach 5 Minuten das Säckchen herausnehmen, leicht ausdrücken und so heiß wie möglich auf die zu behandelnde Stelle legen. Anschließend gut abdecken, damit die Wärme erhalten bleibt. Das übrige Wasser kann zu Sitzbädern verwendet werden.

Bei Erkältungskrankheiten haben sich Kamillendampfbäder sehr bewährt. Man gibt eine Handvoll Kamillenblüten in 1/2 l Wasser und erhitzt zum Sieden. Die entstehenden Dämpfe werden 5 bis 10 Minuten lang eingeatmet, wobei man den Kopf mit einem großen Badetuch überdeckt.

Nebenwirkungen

In der angegebenen Dosierung sind keine Nebenwirkungen zu befürchten. Bei Dauergebrauch in hoher Dosierung kann es gelegentlich zu Schwindel, nervöser Unruhe und Bindehautentzündung kommen.

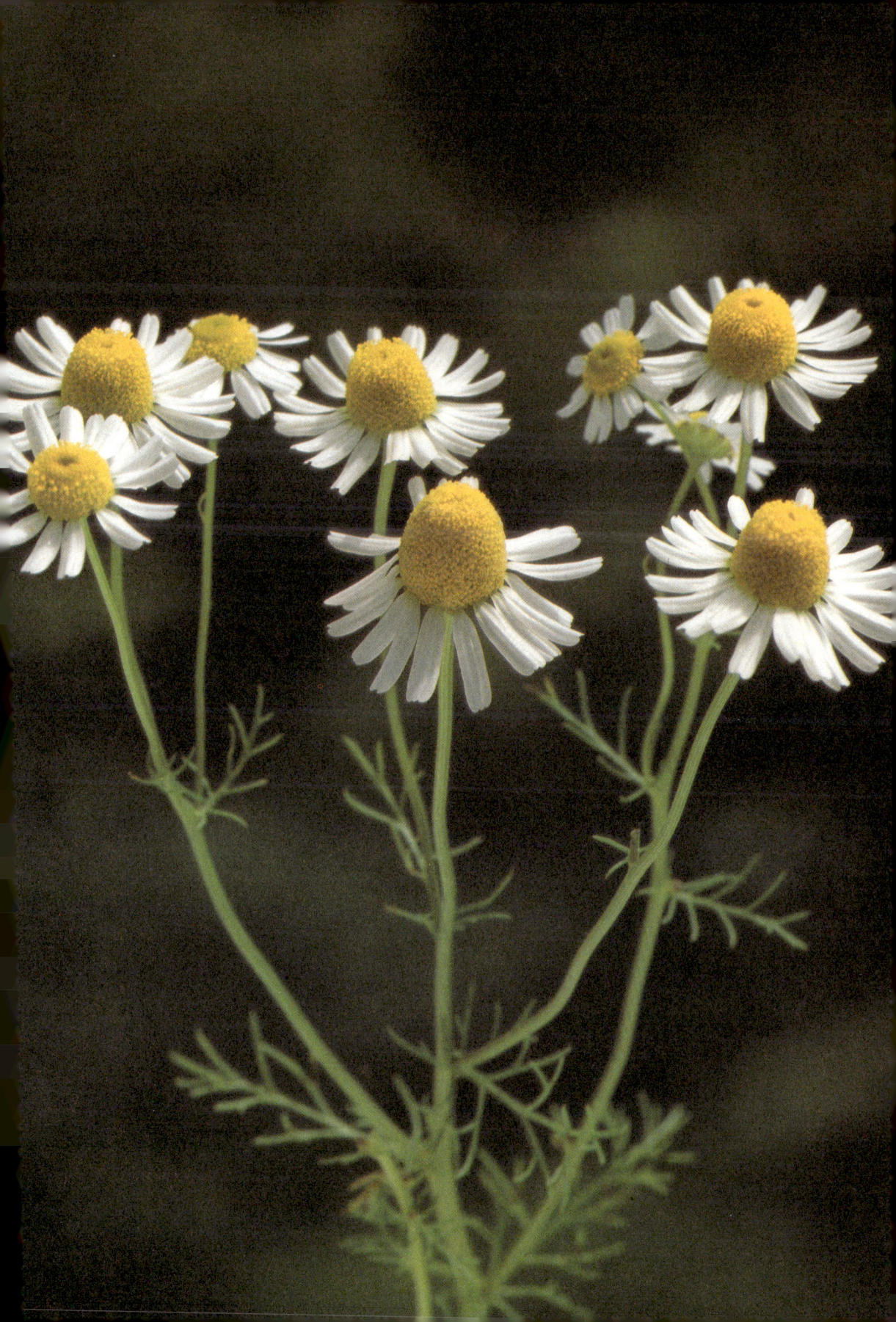

Katzenpfötchen (Antennaria dioica (L.) Gaertner)

Das Katzenpfötchen ist eine ausdauernde, bis zu 20 cm hohe Pflanze, die in Nord- und Mitteleuropa vorkommt. Es wächst auf Weiden, in lichten Wäldern, an sonnigen, trockenen Abhängen sowie auf sandigen Böden.

Aus einer Blattrosette treibt ein seidig behaarter, beblätterter Stengel, an dessen Spitze die Blütenköpfchen stehen. Die Blätter sind auf der Unterseite weißfilzig behaart. Die weißen, weißgelben oder rosa bis roten Blüten blühen von Juni bis Oktober.

Gesammelt werden die Blüten oder das gesamte blühende Kraut, das an einem schattigen und luftigen Ort gut getrocknet wird.

Die wichtigsten Inhaltsstoffe sind Bitterstoffe, Gerbstoffe, Harze und in geringen Mengen ätherisches Öl.

Anwendung

Das Katzenpfötchen wirkt hustenreizlindernd und schleimlösend. Es wird deshalb bei Keuchhusten, Bronchitis und Asthma verwendet. Auch bei Galle- und Leberleiden, Gelbsucht, Verdauungsstörungen und besonders bei Durchfällen hat sich der Tee bewährt.

Äußerlich wird der Katzenpfötchensud zur Behandlung von Sportverletzungen, Geschwüren und schwer heilenden Wunden angewandt.

Zubereitung und Dosierung

2 bis 3 Eßlöffel getrocknetes Blütenkraut mit 1/2 l kochendem Wasser übergießen, 10 Minuten ziehen lassen und abseihen. Den Tee warm — bis zu 4 Tassen am Tag — trinken.

Dieser Tee kann auch zur Waschung von Wunden oder für Umschläge verwendet werden.

Nebenwirkungen

Nebenwirkungen sind nicht zu befürchten.

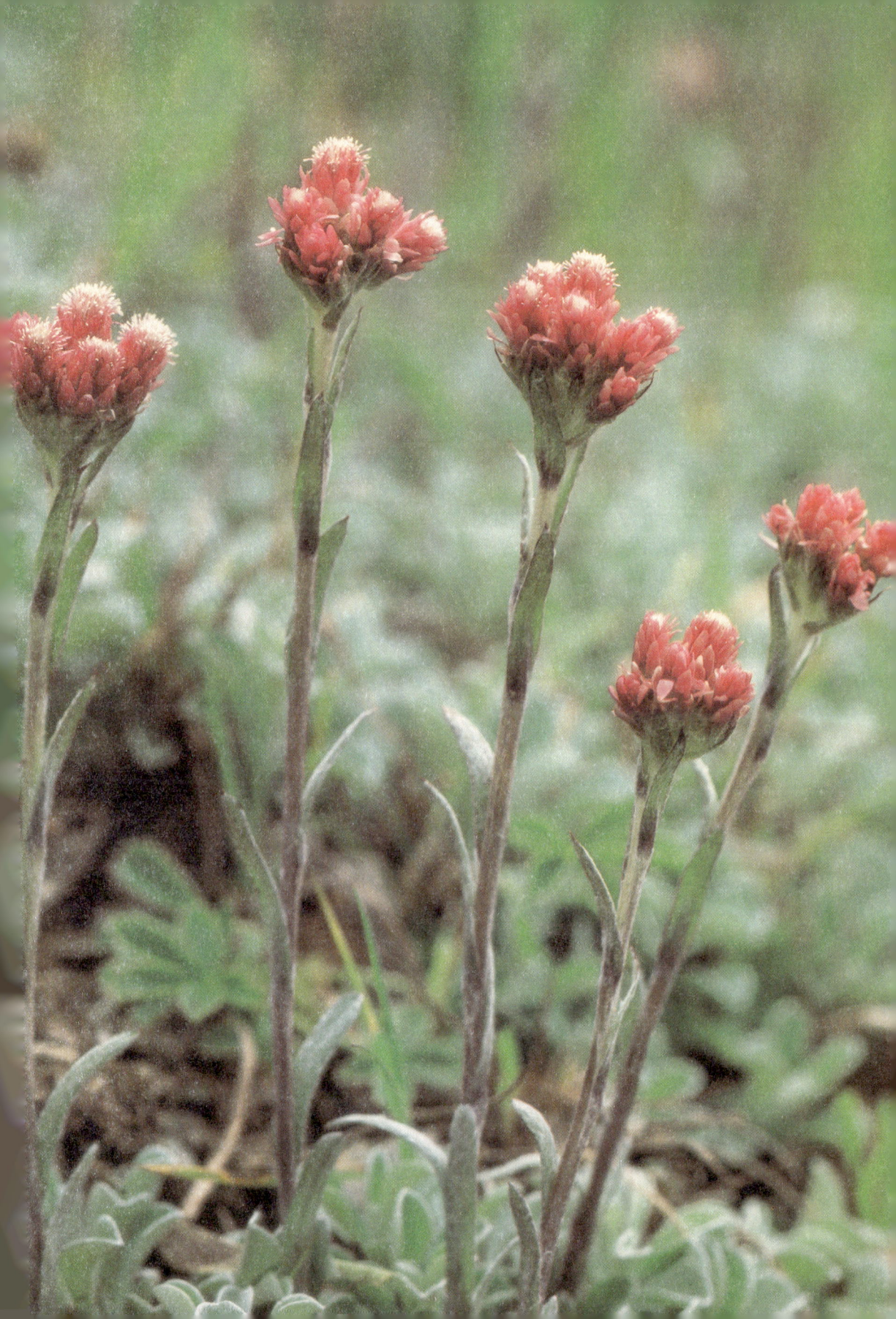

Klette
(Arctium lappa L.)

Die Klette wächst in ganz Europa auf Schuttplätzen, an Wegrändern, Dämmen, auf Brachland und Wiesen.

Sie ist eine zweijährige, bis zu 1,5 m hohe Staude mit einem ästigen, wollig behaarten Stengel und herzeiförmigen, großen Blättern. Ihre Blüten sind violett bis rot und stehen traubenartig am oberen Teil der Äste.

Gesammelt werden im Frühjahr die frischen Blätter und im Herbst die fleischige, bis zu 50 cm lange Wurzel. Die Wurzeln werden mehrmals gespalten und an einem luftigen Ort getrocknet.

Die wichtigsten Inhaltsstoffe sind ätherisches Öl, Gerbstoffe, Inulin und Glukose sowie antibiotische, gegen Pilze und Bakterien wirkende Stoffe.

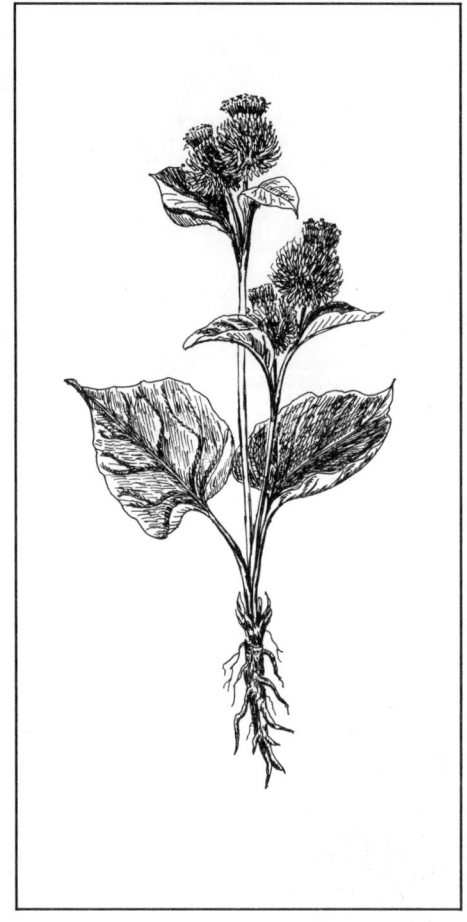

Anwendung

Klettentee, zubereitet aus frischen Blättern, regt die Verdauung an und wirkt entzündungshemmend bei Gastritis und Magengeschwüren. Er wird auch zum Gurgeln bei Mundbläschen oder zum Betupfen von Lippenausschlägen genommen. Außerdem kann er wie der aus der Wurzel zubereitete Tee oder Sud zur äußerlichen Behandlung von Ausschlägen, Flechten und Wunden verwendet werden.

Der Klettenwurzeltee wirkt günstig bei Leberleiden, mangelnder Gallensekretion, bei Rheuma und Gicht, gegen Zuckerkrankheit und als Blutreinigungsmittel. Er wirkt außerdem harn- und schweißtrei-

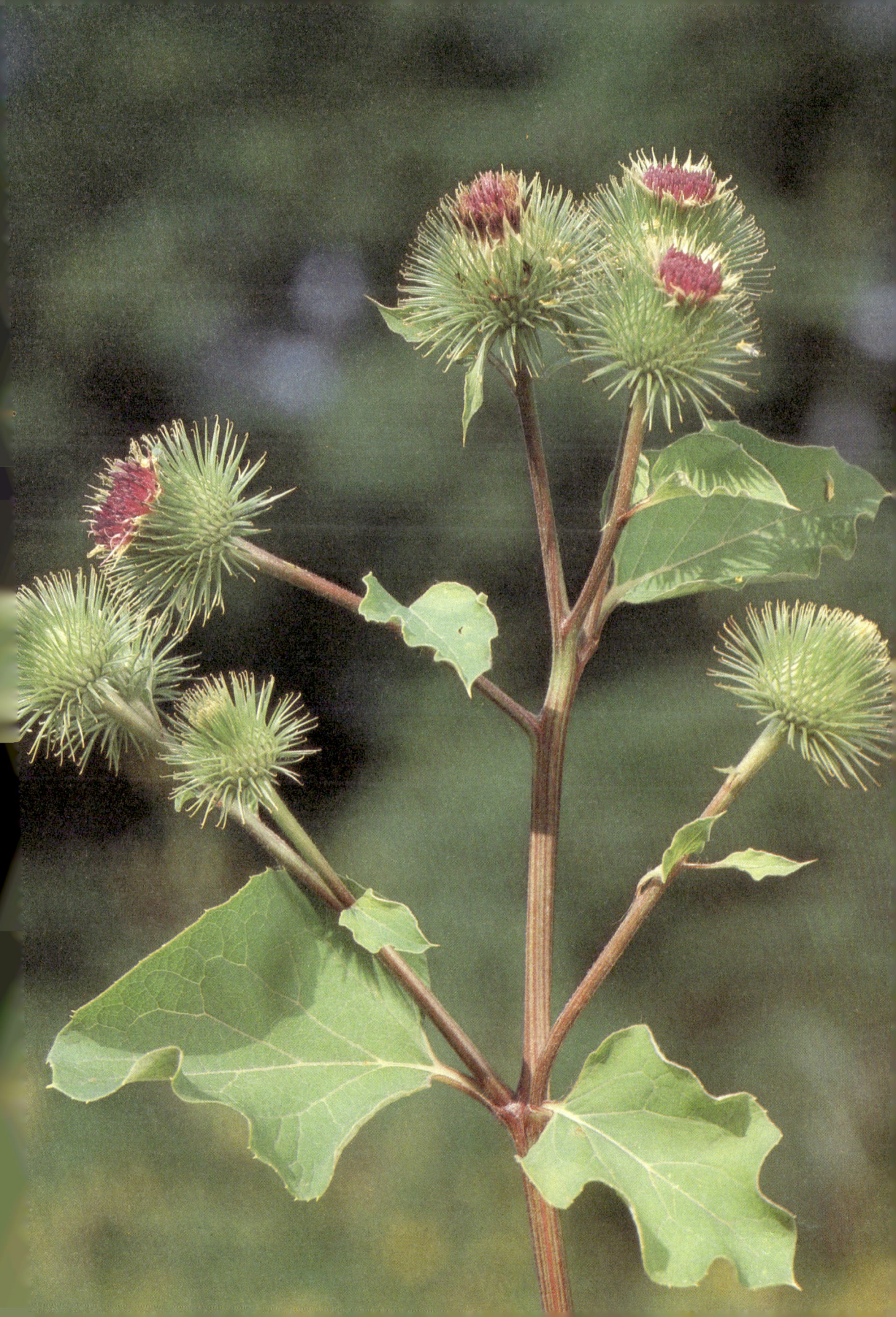

bend. Äußerlich wird der Tee oder der Sud zu Auflagen oder zu Spülungen bei Akne, nässenden Ekzemen, Flechten, Brandwunden und Geschwüren mit großem Erfolg verwendet.

Das Auftragen von Klettenwurzelöl oder frischem -saft ist ein vorzügliches Mittel gegen Kopfgrind, frische Wunden und Geschwüre.

Zubereitung und Dosierung

2 Eßlöffel zerkleinerte, frische Blätter mit 1/2 l kochendem Wasser übergießen, 5 bis 10 Minuten ziehen lassen und abseihen. Davon 2 bis 3 Tassen am Tag trinken.

Besonders wirksam ist der Tee aus Klettenwurzeln. 1 1/2 bis 2 Eßlöffel getrocknete und geschnittene Klettenwurzeln mit 1/2 l Wasser kalt ansetzen und 6 bis 8 Stunden ziehen lassen. Danach kurz aufkochen und abseihen. Dieser Tee kann getrunken (2 bis 3 Tassen am Tag) oder für Spülungen und Umschläge verwendet werden.

Für die Saftherstellung zerstößt man die gut gereinigte und zerkleinerte, frische Wurzel mit dem Mörser und übergießt mit kaltem Wasser, bis alle Wurzelstücke bedeckt sind. Diesen Aufguß läßt man 8 bis 10 Stunden ziehen und preßt danach den Saft mit einem Sieb oder einem Leinentuch aus.

Nebenwirkungen

Nebenwirkungen sind nicht zu befürchten.

Knoblauch
(Allium sativum L.)

Der Knoblauch ist eine bekannte Gewürz- und Heilpflanze, die in vielen Haushalten verwendet wird. Sein Ursprungsgebiet ist Vorder- und Südasien, von wo aus er schon im Altertum nach Europa und Afrika und später durch Aussiedler auch nach Amerika gebracht wurde. Er wird bevorzugt in sonnigen Ländern in Gärten und auf Feldern angebaut.

Äußerlich ähnelt die Knoblauchzwiebel der Gartenzwiebel. Sie besteht jedoch aus mehreren gekrümmten Nebenzwiebeln, die man Zehen nennt. Geerntet wird der Knoblauch wie die Zwiebel, wenn die Blätter dürr werden. Mit Hilfe einer Schnur wird er an den Blättern zu dem bekannten Knoblauchzopf geflochten und an der Luft getrocknet.

Die wichtigsten Inhaltsstoffe sind schwefelhaltiges, ätherisches Öl, Allicin, das eine antibakterielle Wirkung hat, verschiedene Vitamine (A, B und C) sowie Hormone, die eine ähnliche Wirkung wie die männlichen und weiblichen Sexualhormone haben.

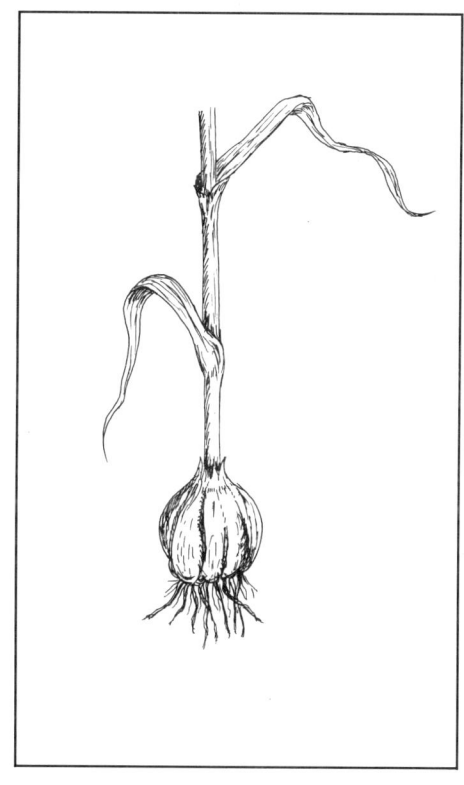

Anwendung

Den Speisen in kleinen Mengen zugefügt, ist Knoblauch ein Gaumenvergnügen; nimmt man jedoch etwas mehr davon, wird er wegen des üblen Geruchs zum Problem. Der Grund dafür ist, daß das streng riechende Knoblauchöl über die Lunge ausgeschieden wird.

In der Volksmedizin ist Knoblauch eine wichtige und vielseitige Droge, obwohl er nicht spezifisch gegen eine bestimmte Krankheit gegeben wird.

Knoblauch wirkt günstig auf die Verdauung, bei Magenbeschwerden, krampfartigen Schmerzen des Magen-Darmtraktes und bei Blähungen. Bei infektiösen Magen- und Darmkatarrhen sowie bei Gärungsprozessen im Darm wirkt Knoblauch antibakteriell. Er regt die Gallenfunktion an und hilft auch bei rheumatischen Gliederschmerzen und chronischem Husten.

Darüber hinaus wirkt er gefäßerweiternd bei Arteriosklerose und wird sowohl bei zu hohem als auch bei zu niedrigem Blutdruck gegeben. Außerdem hat er sich zur Vorbeugung vorzeitiger Alterserscheinungen bewährt. Es wird daher empfohlen, mehrmals eine Knoblauchkur zur besseren Durchblutung und damit verbundenen Leistungssteigerung durchzuführen. Wenn der strenge Geruch bei einer längeren Kuranwendung lästig wird, können auch die im Handel angebotenen Kapseln, Dragees oder Säfte verwendet werden.

Zubereitung und Dosierung

Der Genuß von 1 bis 2 Zehen frischem Knoblauch am Tag ist sehr zu empfehlen. Man muß herausfinden, bei welcher Menge der Geruch so gering ist, daß er nicht wesentlich stört.

Bei Keuchhusten oder Bronchitis zerdrückt man 3 bis 4 Zehen Knoblauch und gibt den Saft mit etwas Honig in 1 Tasse warme Milch. Diese Mischung trinkt man schluckweise.

Frisch gepreßter Knoblauchsaft ist außerdem ein bewährtes Mittel gegen Fußpilz.

Knoblauch sollte nach Möglichkeit nicht erhitzt werden, weil er dadurch an Wirkung verliert.

Nebenwirkungen

Nebenwirkungen sind nicht zu befürchten.

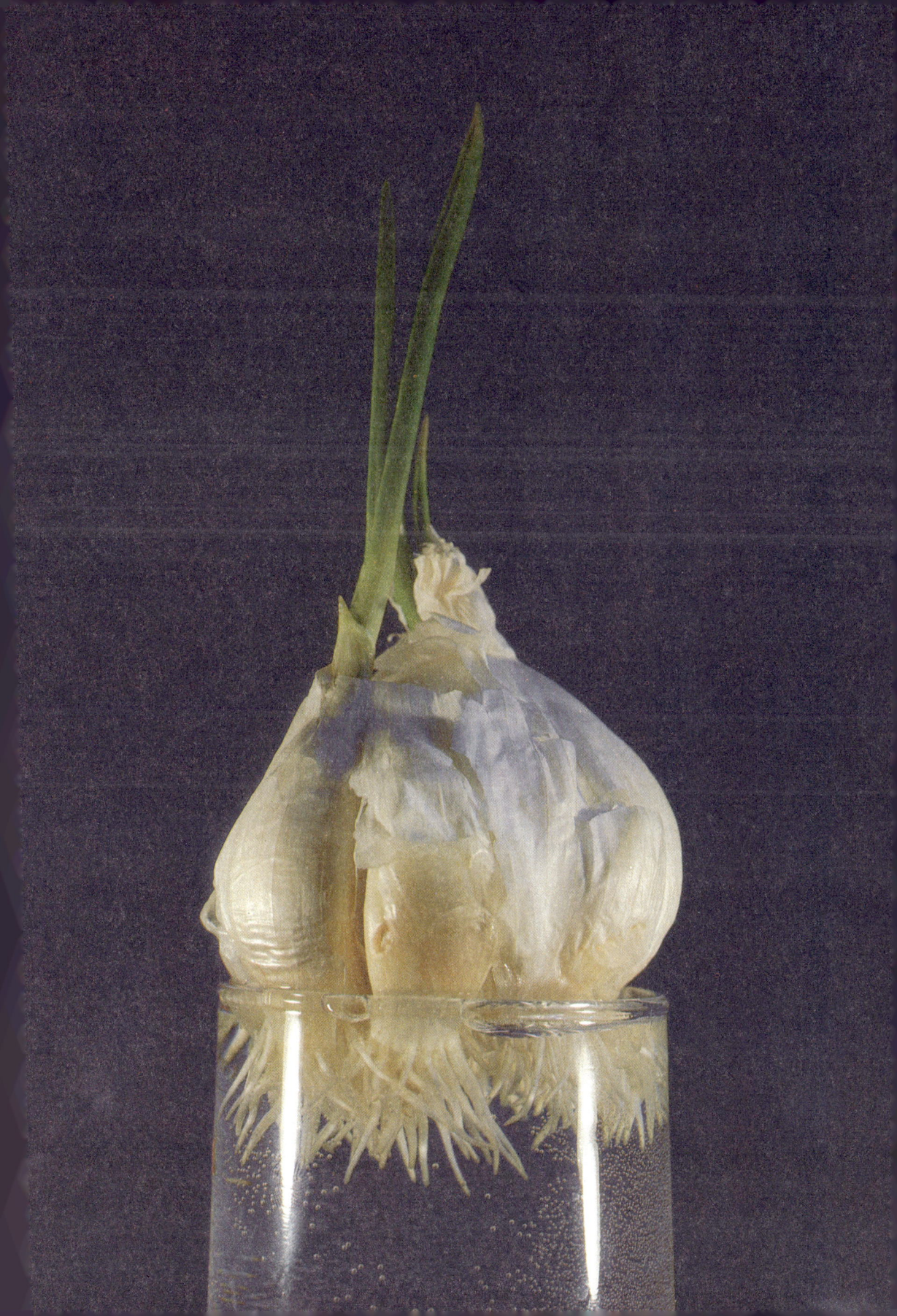

Königskerze
(Verbascum thapsiforme
Schrader) (Verbascum
phlomoides L.)

Die Königskerze — auch Wollblume genannt — kommt in ganz Europa vor. Sie wächst bevorzugt auf steinigen und sandigen Hügeln, in Holzschlägen und an Wegrändern.

Die Königskerze ist eine zweijährige Pflanze, die im ersten Jahr eine große Blattrosette mit graufilzig behaarten Blättern treibt. Im zweiten Jahr wächst daraus ein aufrechter, wolligfilziger, bis zu 2,5 m hoher Stengel mit sitzenden, graufilzigen Blättern und einem langen Blütenstand an der Spitze. Blütezeit ist von Juli bis September. Die leuchtend gelben Blüten unterscheiden sich bei den einzelnen Arten vor allem durch ihre Größe: 1,5 bis 2 cm im Durchmesser bei der kleinblütigen Königskerze und 3 bis 4 cm bei der großblütigen Form.

Gesammelt werden die Blüten ohne den Kelch. Sie werden an einem luftigen Ort rasch getrocknet. Nach dem Trocknen werden sie in einem gut verschließbaren dunklen Glas aufbewahrt, um sie vor Licht und Feuchtigkeit zu schützen.

Die wichtigsten Inhaltsstoffe sind Pflanzenschleim, Saponin, ätherisches Öl und Bitterstoffe.

Anwendung

Wegen des Pflanzenschleim- und Saponingehalts ist die Königskerze ein zuverlässiges Mittel bei Entzündungen der Atemwege. Sie hilft besonders bei Husten und Verschleimung, die von Bronchitis oder Keuchhusten herrühren. Bei akuten Katarrhen wird die Königskerze mit anderen Kräutern gemischt, um die Wirkung zu erhöhen.

Aufgrund ihrer entzündungshemmenden und beruhigenden Wirkung kann sie auch bei Magenschleimhautentzündungen und bei Krämpfen gegeben werden.

Der Sud aus frischen Blättern wird äußerlich zur Auflage bei schwer heilenden Wunden, Brandwunden, Geschwüren und Hämorrhoiden verwendet.

Die Tinktur ist ein bewährtes Mittel bei Gelenkschmerzen, Rheuma, Gicht oder Überanstrengung.

Zubereitung und Dosierung

2 Eßlöffel getrocknete und zerkleinerte Blüten mit 1/2 l heißem Wasser überbrühen und 10 Minuten

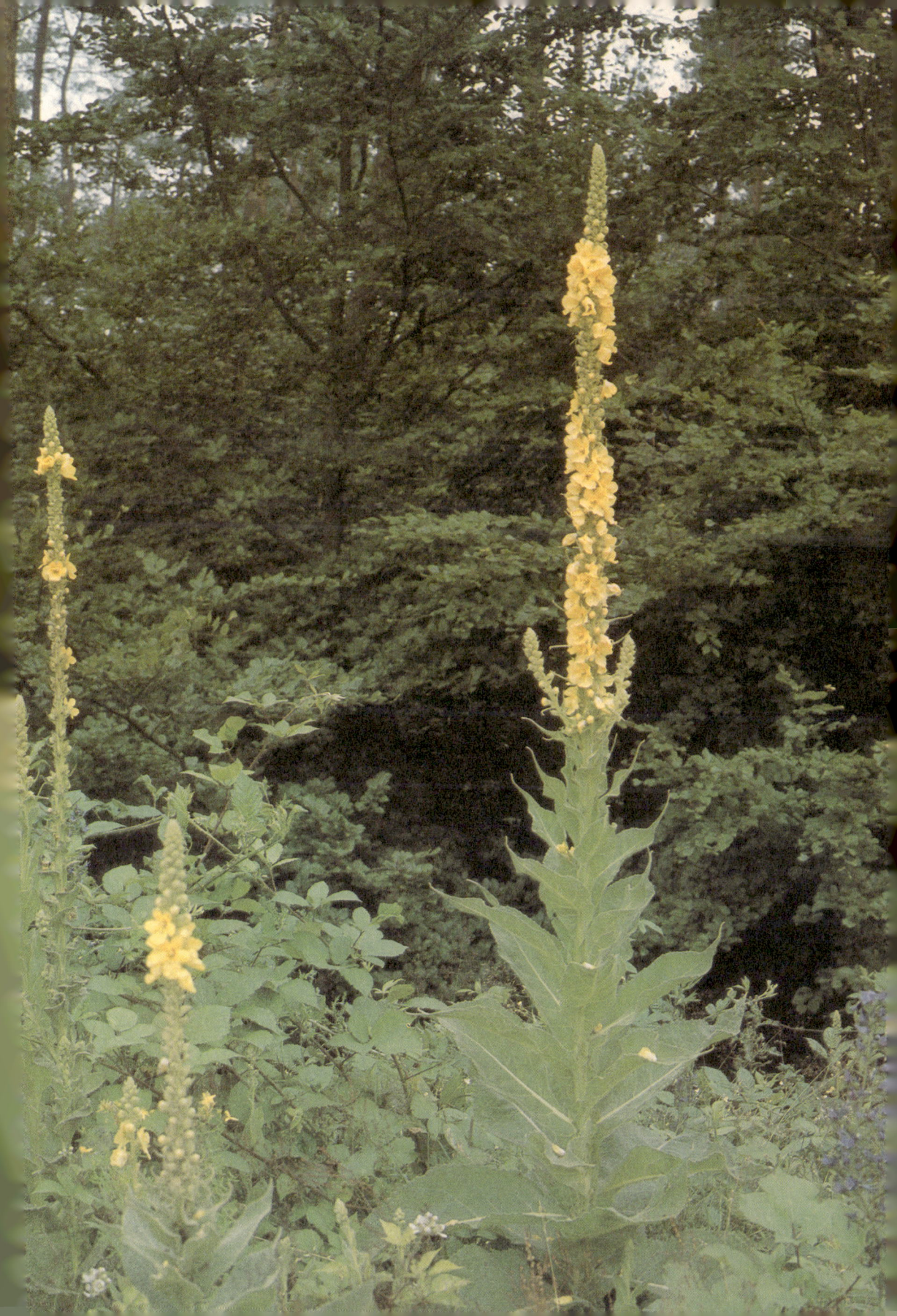

ziehen lassen. Danach den Tee abseihen und warm bis zu 3 Tassen
am Tag trinken.

Bei Husten und Verschleimung den
Tee mit Honig süßen, um die Wirkung zu erhöhen; bei Magenleiden
den Tee ungesüßt trinken.

Der Tee kann auch zur Spülung bei
Augenentzündungen oder zur
Auflage bei Brandwunden und Ek-
zemen verwendet werden.

Zur äußerlichen Anwendung bei
vereiterten Geschwüren, alten
Wunden, nässenden Ekzemen und
Hämorrhoiden werden 3 bis 4 Eßlöffel zerkleinerte, frische Blätter in
1/2 l Wasser oder Milch gekocht.

Nebenwirkungen

Bei der angegebenen Dosierung
sind keine Nebenwirkungen zu er-
warten.

Kohl (Weißkohl)
(Brassica oleracea
varietas capitata L.)

Weißkohl ist als Gemüse wohl jedem bekannt; daß aber seine Blätter ein hervorragendes Heilmittel sind, wissen nur wenige.

Die wichtigsten Inhaltsstoffe sind Vitamine, organische Säure, Stärke, Mineralstoffe und der sogenannte Anti-Ulkus-Faktor.

Anwendung

Nicht zuletzt wegen dieses Anti-Ulkus-Faktors wird der Kohl in der Volksmedizin innerlich und äußerlich sehr erfolgreich angewandt. Seine Heilwirkung wurde inzwischen auch wissenschaftlich bewiesen.

Zur Behandlung von Gastritis und Magen-Darmgeschwüren wird empfohlen, täglich 1/2 bis 1 l frisch gepreßten Kohlsaft (auch in Reformhäusern und Apotheken erhältlich) während oder nach den Mahlzeiten zu trinken. In der Regel tritt schon nach einer Woche eine spürbare Besserung ein. Die Magenschmerzen und Krämpfe sowie das saure Aufstoßen lassen nach. Der Appetit stellt sich wieder ein, und man wird allgemein wider-

stands- und leistungsfähiger. Nach einer Kur von 4 bis 6 Wochen wird in den meisten Fällen ein Erfolg erreicht. Sollten während der Kur Blähungen auftreten, kann man den Speisen etwas Kümmel beimischen oder Kümmeltee trinken.

Aber nicht nur der Kohlsaft, sondern auch das Gemüse, der Salat und besonders das Sauerkraut haben eine positive Wirkung. Das regelmäßige Essen von Kohlsalat oder rohem Sauerkraut wirkt reinigend gegen Hautausschläge, fördert die Darmentleerung und heilt Venenentzündungen und Bronchitis.

Die Behandlung von Gelenkschmerzen, Rheuma oder Ischias kann durch eine Kohlkur wesentlich unterstützt werden.

Bei schwer heilenden Wunden, Geschwüren und nässenden Ekzemen wird das Auflegen von Kohlblättern empfohlen. Dazu werden frische Kohlblätter in warmem Wasser gewaschen, mit einer Flasche oder einem Nudelholz weichgewalzt, auf die betroffene Stelle gelegt und mit einer Binde befestigt. Die stärkeren Rippen können aus dem Kohlblatt herausgeschnitten werden.

Die Wunden bzw. das Geschwür sollten vorher mit entzündungs-

hemmenden Tees, z. B. Kamillen-
oder Königskerzentee, gut gereinigt werden. Die Kohlblattauflage
kann alle 6 bis 8 Stunden erneuert
werden.

Diese Behandlung hat sich auch bei
Verbrennungen, offenen Beinen
und sogar bei Gürtelrose erfolgreich bewährt.

Nebenwirkungen

Nebenwirkungen sind nicht zu befürchten.

Kohl (Weißkohl)

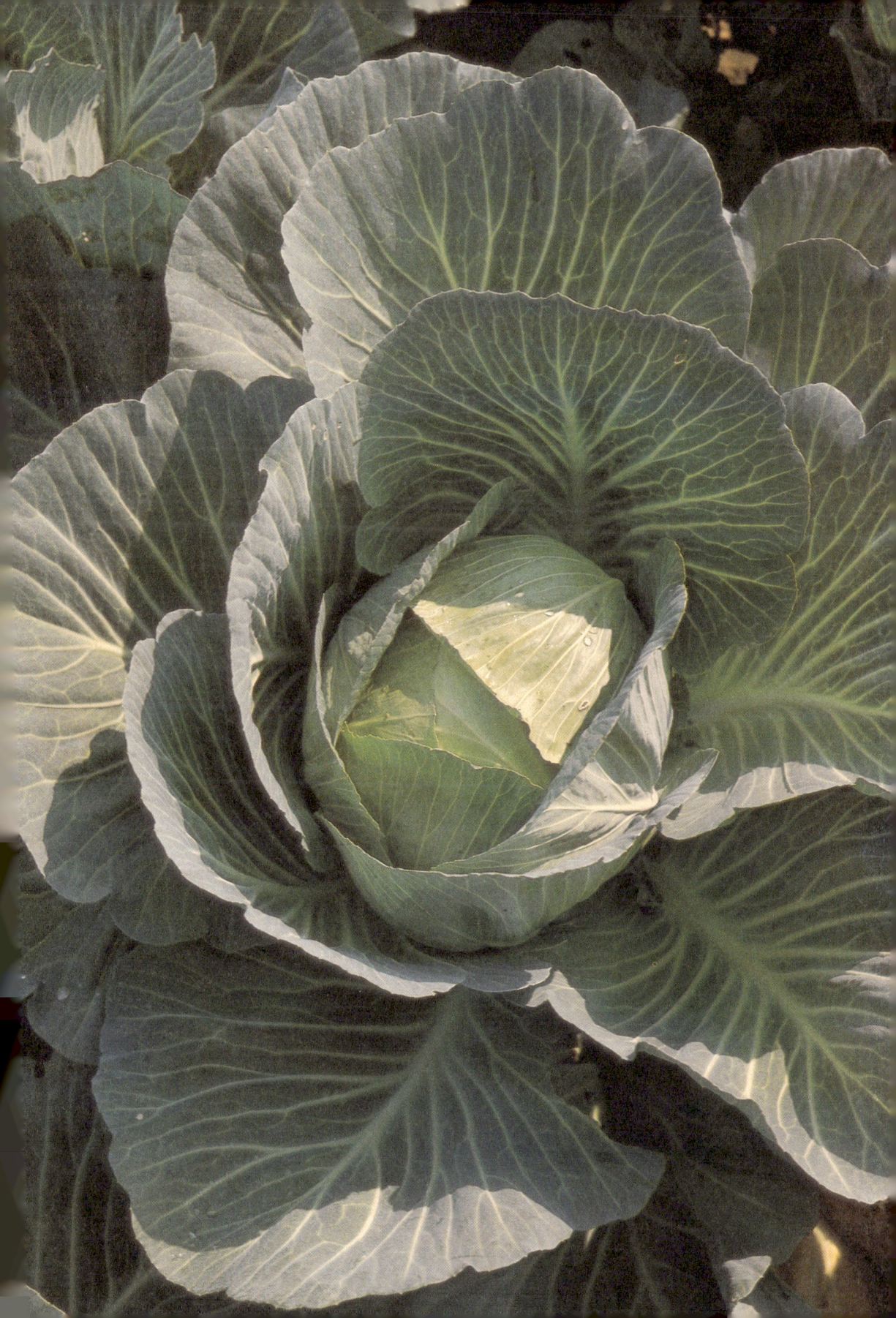

Kreuzdorn
(Rhamnus catharticus L.)

Der Kreuzdorn ist in Europa, Asien und Afrika weit verbreitet. Er wächst bevorzugt an feuchten Stellen, an Flußufern, in Mooren, Gebüschen und an Waldrändern.

Der Kreuzdorn ist ein 2 bis 3 m hoher Strauch, dessen Zweige am Ende einen spitzen Dorn bilden. Die ovalen Blätter sind langgestielt, glänzend und am Rand kerbig gesägt. Die Blüten sind unscheinbar, klein und gelbgrün; die erbsengroßen reifen Beeren sind glänzend schwarz.

Die reifen Beeren werden Ende August bis Oktober geerntet und auf verschiedene Weise zubereitet. Sie werden entweder frisch gegessen, zu Mus gekocht, zu einem vorzüglichen Saft gepreßt oder an der Sonne getrocknet.

Anwendung

Die Inhaltsstoffe der Kreuzdornbeeren sind denen der Faulbaumrinde und des medizinischen Rhabarbers sehr ähnlich und in erster Linie abführend und harntreibend. Sie haben eine milde, auf den Dickdarm ausgerichtete Wirkung und sind daher ein vorzügliches Mittel gegen chronische Verstopfung. Es wird ihnen außerdem eine heilende Wirkung bei Gicht, Rheumatismus, Wassersucht, Akne und Appetitlosigkeit nachgesagt.

Zubereitung und Dosierung

Die frischen Beeren können zu Mus oder zu Saft verarbeitet werden. Eine Kurdauer von 4 bis 6 Wochen ist empfehlenswert, wobei man täglich 1 Glas Saft, verdünnt mit Wasser, oder etwas Mus morgens zum Frühstück oder abends zu sich nimmt.

Zur Zubereitung eines Tees werden 2 Eßlöffel getrocknete Beeren mit 1/2 l kaltem Wasser übergossen und kurz aufgekocht. Man läßt den Tee 5 Minuten ziehen und seiht ihn dann ab. Davon sollten 2 bis 3 Tassen am Tag warm getrunken werden. Der Tee ist besonders für Kinder gegen Verstopfung und allgemeine Hautleiden geeignet.

Nebenwirkungen

Bei der oben angegebenen Dosierung sind keine Nebenwirkungen zu befürchten. Man sollte jedoch darauf achten, daß keine unreifen (grünen) Beeren verwendet werden, was zu Magenkrämpfen und Durchfällen führen könnte.

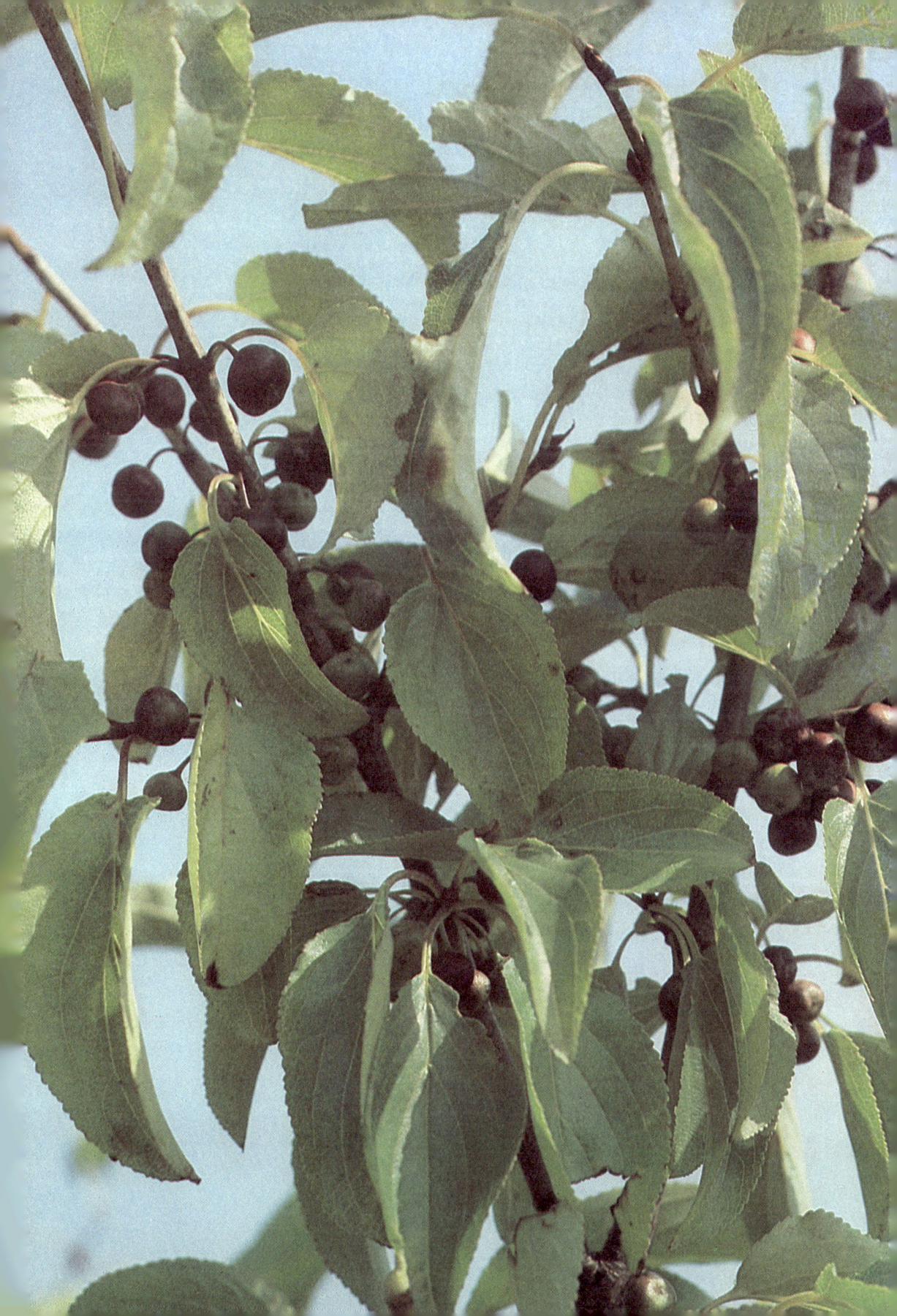

Kümmel
(Carum carvi L.)

Der Kümmel wächst wild auf feuchten Wiesen, an Wald- und Wegrändern. Er kommt in ganz Europa und in Asien vor. In einigen europäischen Ländern wie Italien, Holland und Spanien wird er auch kultiviert und angebaut.

Die zweijährige Pflanze wird bis zu 1 m hoch. Der aufrechte, gefurchte Stengel ist stark verästelt und trägt doppelfiederteilige Blätter. Die weißen Blüten stehen in Doppeldolden. Die braunen, kleinen, gekrümmten Früchte haben beim Zerreiben zwischen den Fingern einen typischen Geruch.

Der Kümmel blüht in den Monaten Mai bis Juli und wird danach bis Oktober geerntet, wobei die Fruchtdolden abgebrochen und in der Sonne getrocknet werden. Nach dem Trocknen werden die Früchte aus den Dolden gerieben und luftdicht verschlossen aufbewahrt.

Die wichtigsten Inhaltsstoffe der Früchte sind ätherisches Öl mit dem Hauptbestandteil Carvon (etwa 60 %) sowie Eiweiß und Gerbstoff.

Anwendung

Der Kümmel ist mit Abstand das beste pflanzliche Mittel gegen Blähungen und Magen-Darmkrämpfe. Er unterstützt zusätzlich die Leber- und Gallenfunktion. Bei akuten Koliken empfiehlt es sich, mehrmals täglich 1/2 Teelöffel Kümmelpulver einzunehmen.

Als Gewürz sollte Kümmel allen schweren, fetten und blähenden Speisen beigefügt werden. Wer die ganzen Kümmelfrüchte nicht mag, kann Kümmelpulver verwenden oder den Kümmel in ein kleines Leinensäckchen füllen, das den Speisen vor dem Kochen beigelegt wird.

Zubereitung und Dosierung

2 bis 3 Teelöffel zerstoßene Kümmelfrüchte oder Kümmelpulver mit 1/2 l kochendem Wasser übergießen. Den Tee etwa 10 Minuten ziehen lassen und danach abseihen. Davon sollten 2 bis 3 Tassen am Tag nach den Mahlzeiten getrunken werden.

Bei Kopfschmerzen und Migräne sind warme Kopfwickel zu empfehlen. Dazu wird ein kleines Leinensäckchen zu 3/4 mit zerstoßenen Kümmelfrüchten gefüllt, zugebunden und in kochendes Wasser ge-

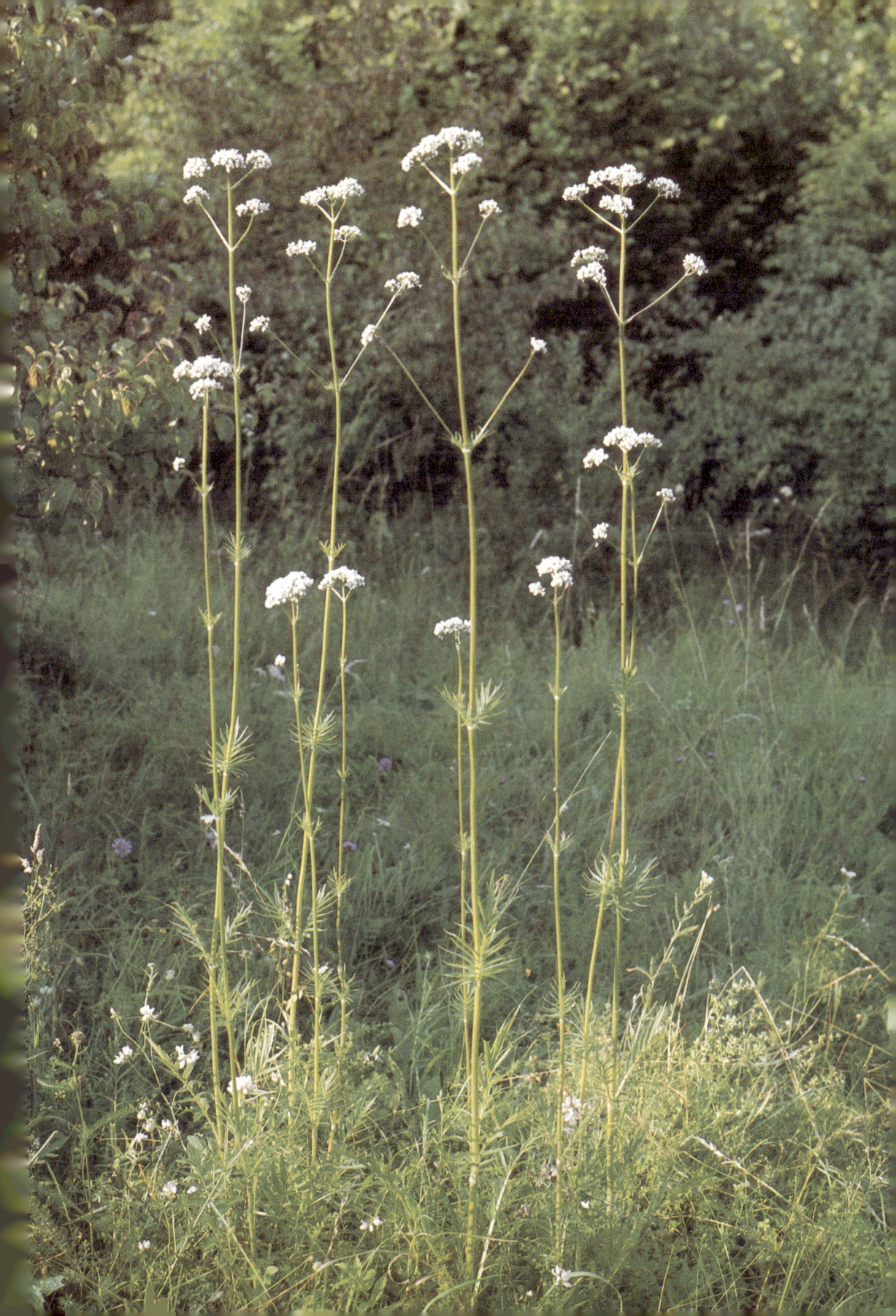

legt. Man kann den Kopfwickel mehrmals am Tag erneuern.

Nebenwirkungen

Bei der angegebenen Dosierung sind keine Nebenwirkungen zu befürchten.

Kürbis
(Cucurbita pepo L.)

Der Kürbis wurde wie die Kartoffel von den Spaniern aus Süd- und Nordamerika nach Europa gebracht. Heute ist er in ganz Europa verbreitet und wird für Gemüse, Marmelade, Kompott und als Kuchenauflage verwendet. Da er wie die Melone ein sonniges und warmes Klima benötigt, wird er vor allem in südlichen Ländern angebaut.

Die Volksmedizin verwendet in erster Linie die geschälten Kürbiskerne, deren wichtigste Inhaltsstoffe fettes Öl, etwas ätherisches Öl, Eiweiße und Vitamine sind.

Anwendung

Kürbiskerne werden bei Blasen- und Prostataleiden, bei Bettnässen von Kindern und bei Bandwurmbefall empfohlen.

Zubereitung und Dosierung

Während einer 4- bis 6wöchigen Kur werden morgens und abends 2 bis 3 Teelöffel Kürbiskerne (ganz oder gemahlen) mit Milch oder Quark gegessen.

Bei Bandwurmbefall ißt man 1 Woche lang täglich morgens nüchtern 30 bis 40 g gemahlene Kürbiskerne mit etwas Milch oder Quark. Am letzten Tag erhöht man die Dosis auf 100 bis 200 g und nimmt 2 bis 3 Stunden danach 1 Eßlöffel Rizinusöl ein. Diese Kur hilft in den meisten Fällen.

Nebenwirkungen

Nebenwirkungen sind nicht zu befürchten.

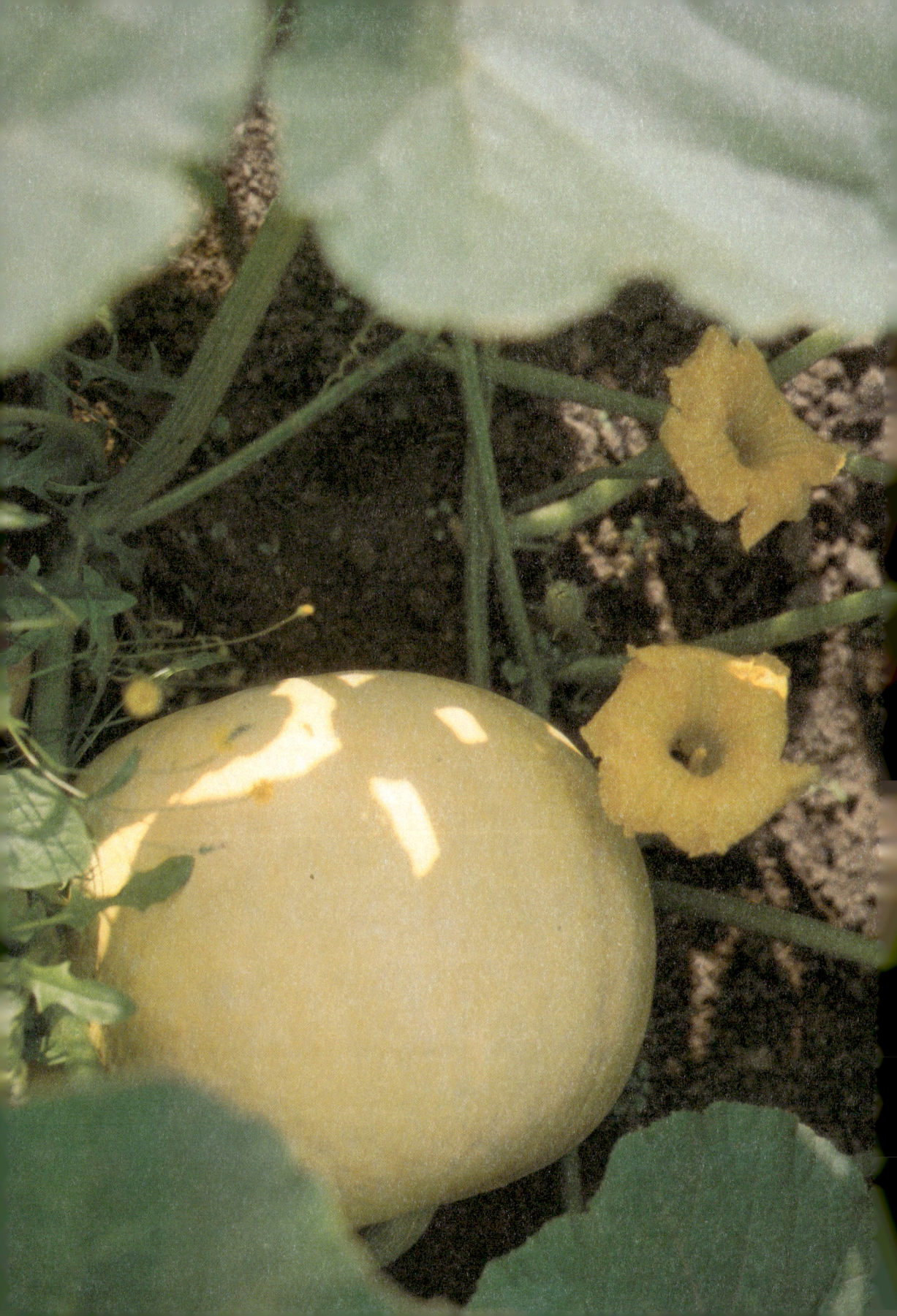

Lein
(Linum usitatissimum L.)

Der Lein ist eine der ältesten Kulturpflanzen und in ganz Europa verbreitet. Während er in Südeuropa noch überwiegend wild wächst, wird er in Mitteleuropa meistens auf Feldern angebaut.

Die Pflanze wird 40 bis 60 cm hoch und besteht aus einem zierlichen, runden Stengel mit schmalen, fast nadelförmigen Blättern. Die Blüten sind hellblau bis weiß.

Die schwarzbraunen, flachen, glänzenden Samen werden im September durch Dreschen geerntet und nachgetrocknet.

Die wichtigsten Inhaltsstoffe des Leinsamens sind fettes Öl, Rohfaser, Eiweiß und viel Pflanzenschleim.

Anwendung

In der Volksmedizin verwendet man ausschließlich den Leinsamen und das daraus gewonnene Öl.

Aufgrund seines Quellvermögens, der Ballast- und Gleitstoffe ist der Leinsamen ein vorzügliches Stuhlregulierungsmittel, das gleichzeitig die Schleimhäute schont. Im Gegensatz zum Gebrauch von Abführmitteln kann der Darm nach einer Leinsamenkur zur normalen Tätigkeit und Entleerung erzogen werden.

Wegen seiner entzündungshemmenden und krampflösenden Wirkung wird Leinsamen auch als Gurgelmittel bei Mund-, Zahnfleisch- und Rachenentzündungen sowie bei starkem Husten und bei Magenschleimhaut- und Blasenentzündungen verwendet, wobei der Pflanzenschleim die entzündeten Schleimhäute umhüllt und sie so vor weiteren Reizungen schont.

Bei chronischer Verstopfung ist eine Leinsamen- und Kamillenteemischung die ideale Lösung für einen Einlauf.

Äußerlich wird Leinsamen in Form von Breiauflagen bei Geschwüren, Furunkeln, Zahnschmerzen, Koliken, Blasen- und Nierenleiden, Ischias, Rheuma sowie bei krampfartigen Schmerzen im Magen und Unterleib verwendet.

Bei Hautausschlägen, Ekzemen, Schuppenflechten und sogar bei der Gürtelrose ist das Leinöl ein bewährtes Heilmittel.

Eine Mischung (1:1) aus Leinöl und Kalkwasser (Apotheke) ist ein hervorragendes Mittel gegen Brandwunden, das den Schmerz rasch lindert.

Zubereitung und Dosierung

Zur Teezubereitung werden 1 bis 2 Eßlöffel ganze Leinsamen mit 1/4 l kaltem Wasser übergossen und kurz aufgekocht. 5 bis 10 Minuten ziehen lassen, abseihen und den Tee warm trinken.

Zur Kur können 3 bis 4 Eßlöffel geschrotete Leinsamen mit Joghurt, Kompott oder Sauermilch gegessen werden. Den Leinsamen sollte man jedoch erst kurz vor dem Verzehr beimischen, damit er im Magen quillt und nicht bereits vorher.

Bei einer Leinölkur werden 2 Eßlöffel am Tag eingenommen. Äußerlich wird die befallene Stelle 2- bis 3mal täglich gut eingeölt.

Für einen Breiumschlag wird ein Leinenbeutel mit geschrotetem Leinsamen halb gefüllt und etwa 15 Minuten in kochendes Wasser gelegt. Danach trocknet man den Beutel kurz ab und legt ihn heiß auf die betroffene Stelle. Um die Wärme so lange wie möglich zu erhalten, sollten Frotteetücher darübergelegt werden.

Nebenwirkungen

Nebenwirkungen sind nicht zu befürchten.

Lein

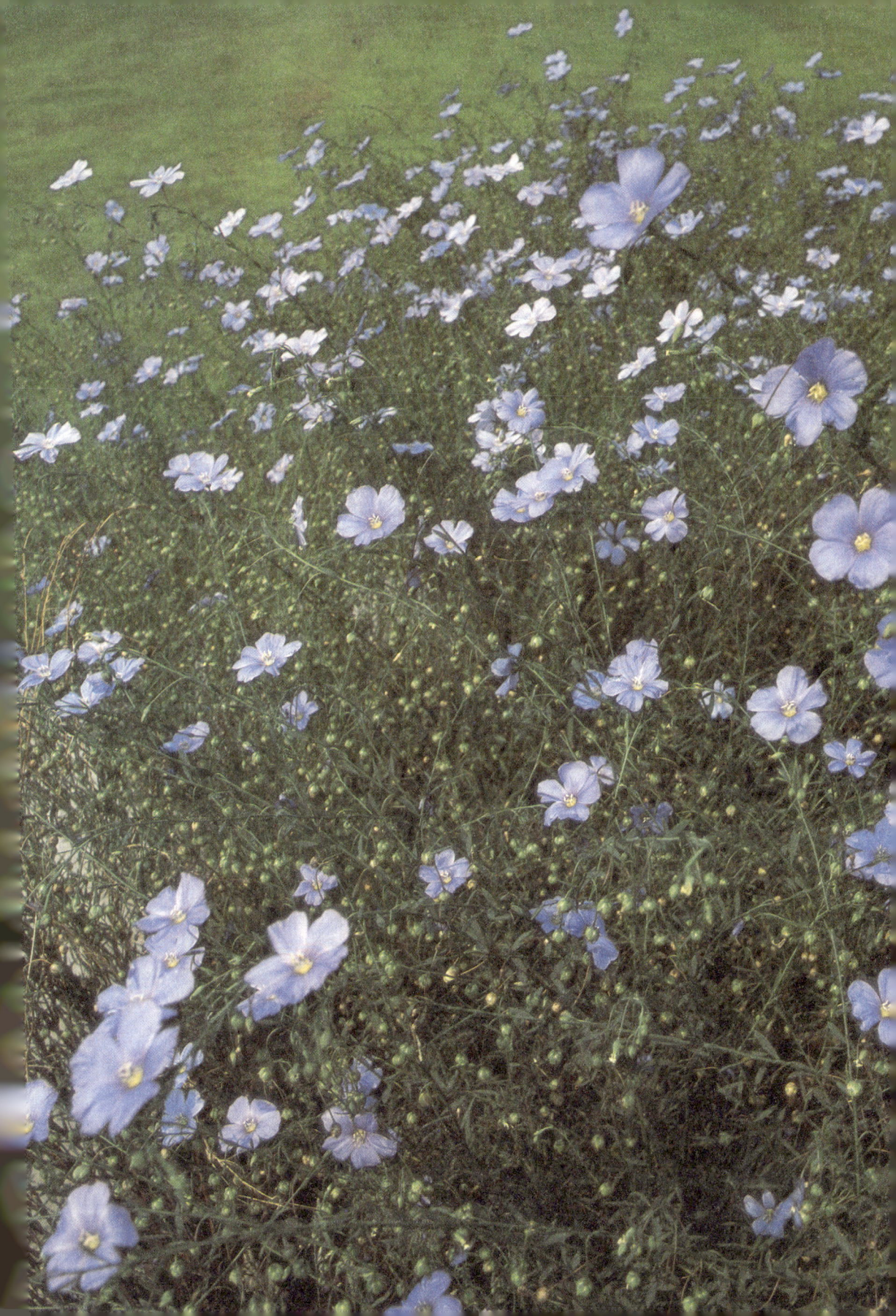

Linde
(Tilia platyphyllos Scopoli)
(Tilia cordata Miller)

Der Lindenbaum ist wohl jedem bekannt, so daß er hier nicht ausführlich beschrieben werden muß. Es gibt zwei Sorten, und zwar die Sommer- und die Winterlinde. Die Sommerlinde hat größere Blätter und blüht in der Regel 2 bis 4 Wochen früher als die Winterlinde.

Gesammelt und verwendet werden die Blüten, die man spätestens eine Woche nach dem Aufblühen ernten und sorgfältig und rasch trocknen soll. Nach dem Trocknen müssen sie in Gläsern luftdicht verschlossen werden, damit der aromatische Geruch und die Heilwirkung nicht verlorengehen.

Die wichtigsten Inhaltsstoffe sind ätherisches Öl, Flavonoide sowie etwas Pflanzenschleim, Saponin und Gerbstoff.

Anwendung

Lindenblütentee wird in erster Linie als schweißtreibendes Mittel bei Erkältungskrankheiten und Grippe gegeben. Er aktiviert zusätzlich die Abwehrkräfte gegen diese Krankheiten. Aus diesem Grund wird empfohlen, bei naßkaltem Wetter vorbeugend Lindenblütentee zu trinken. Gesüßt mit Honig, ist der Tee ein zuverlässiges Mittel gegen hartnäckigen Husten sowie zur Entschleimung der Lunge und der Atemwege geeignet.

Die aus Lindenholz hergestellte und gepulverte Kohle wird bei Gärungsprozessen im Magen verordnet.

Zubereitung und Dosierung

2 Eßlöffel zerkleinerte Lindenblüten mit 1/2 l kochendem Wasser übergießen, 5 bis 10 Minuten zugedeckt ziehen lassen, abseihen und den Tee, mit Honig gesüßt, so heiß wie möglich trinken.

Wenn sich eine Erkältung bemerkbar macht, 2 bis 3 Tassen Tee heiß trinken und im Bett schwitzen.

Bei akuter Bronchitis wird eine Mischung mit Huflattich (1:1) empfohlen.

Von der Lindenholzkohle werden 2 bis 3 Teelöffel mit warmem Tee eingenommen.

Nebenwirkungen

In der angegebenen Dosierung sind keine Nebenwirkungen zu befürchten. Bei Herzschwäche sollte auf Schwitzkuren mit Lindenblütentee verzichtet werden.

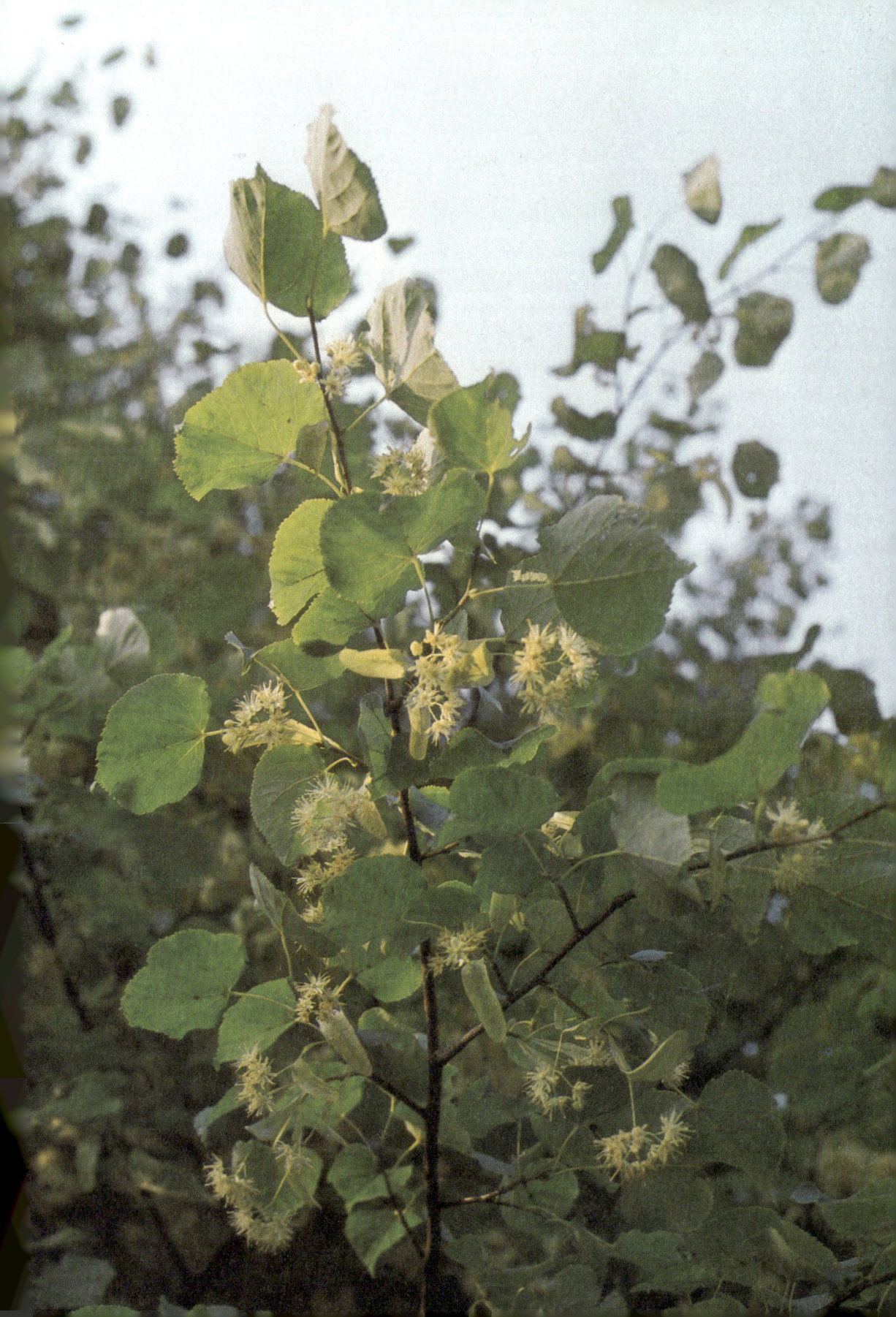

Löwenzahn
(Taraxacum officinale
Weber)

Der Löwenzahn ist bei uns sehr verbreitet; er wächst überall dort, wo der Wind ein Samenkorn hingetragen hat.

Die Pflanze ist ausdauernd und wird bis zu 50 cm hoch. Aus einer kräftigen Pfahlwurzel wächst eine Blattrosette mit tief gezähnten Blättern. Die auffallend goldgelben Blüten sitzen am oberen Ende eines hohlen Blütenschaftes, der einen milchartigen, leicht giftigen Saft enthält.

Die Blätter und der Wurzelstock werden im April und Mai geerntet und in der Sonne oder im Ofen bei etwa 40 °C getrocknet und dann zerkleinert. Die frischen Blätter werden im Frühjahr zu Salat verwendet.

Die wichtigsten Inhaltsstoffe sind Bitterstoffe, Mineralien, Vitamine, enzymatisch wirkende Substanzen, Gerbstoffe, Eiweiße, ätherisches Öl und Saponine.

Anwendung

Die Volksmedizin gebraucht die frischen und getrockneten Blätter und den Wurzelstock. Der Löwen-

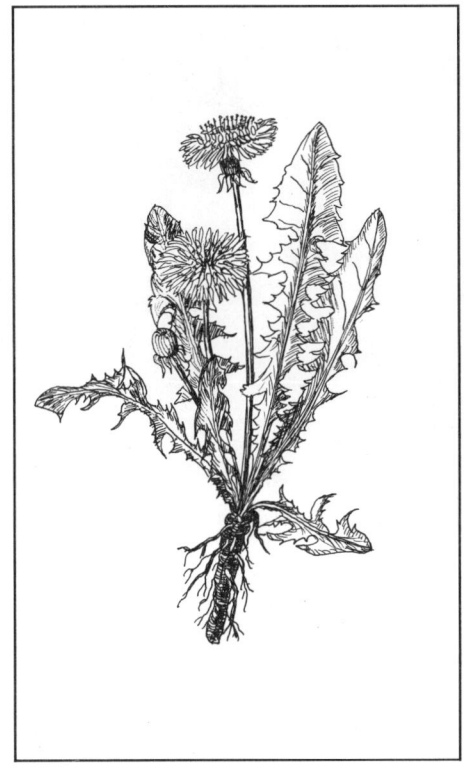

zahn ist eine der wichtigsten harntreibenden und entgiftenden Heilpflanzen. Durch seine blutreinigende und entgiftende Wirkung ist er ein geeignetes Mittel gegen Gelbsucht, Rheuma, Gicht, Akne und Zuckerkrankheit. Er hilft bei Blasen-, Nieren-, Leber- und Gallenleiden, indem er die Funktion dieser Organe anregt und fördert. Er wirkt aufbauend bei allgemeinen Schwächezuständen und wird deshalb zu Frühjahrs- oder Herbstkuren verwendet. Seine blutbildende Wirkung zur Behandlung der Blutarmut sei ebenfalls erwähnt.

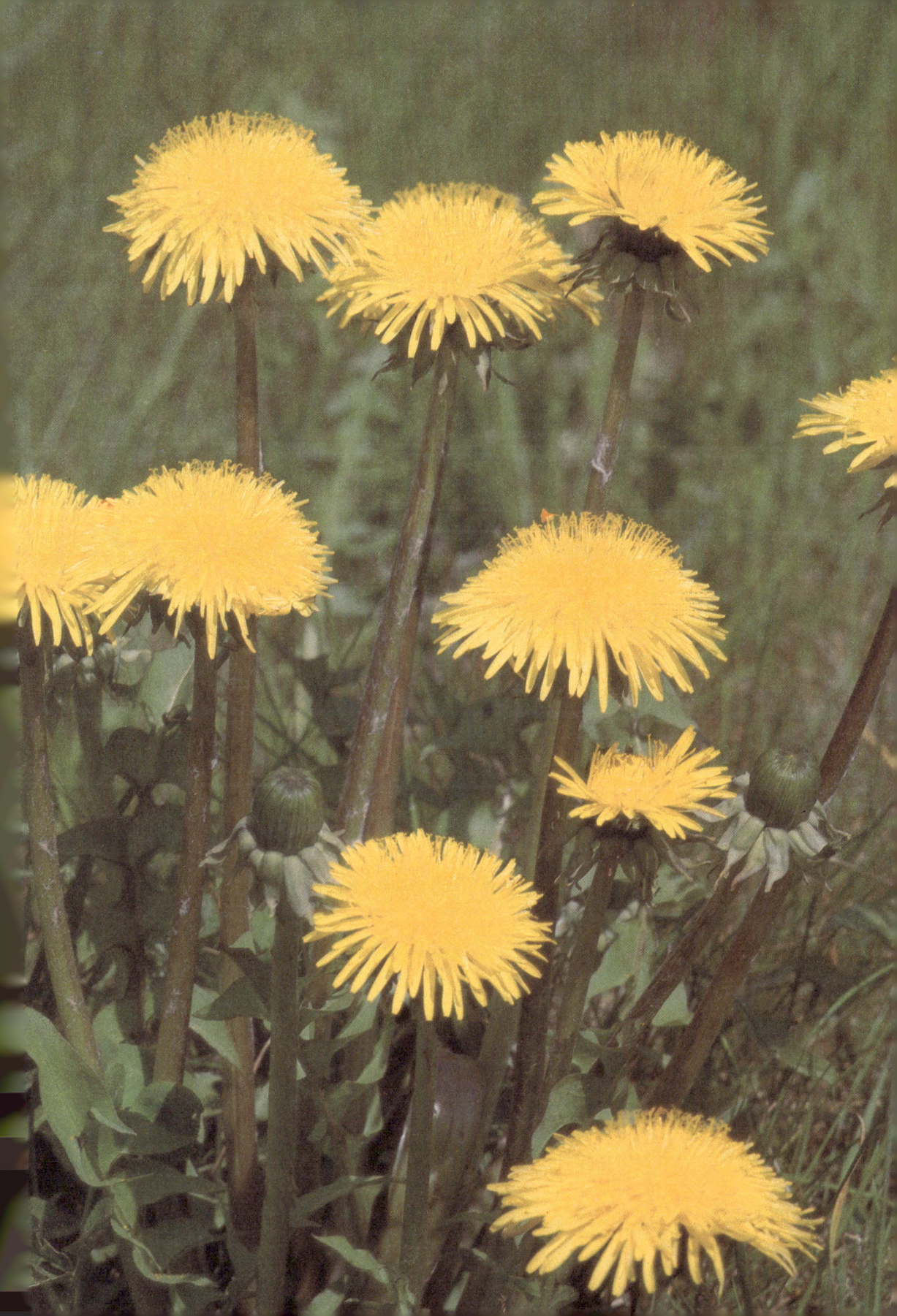

Zubereitung und Dosierung

1 bis 2 Eßlöffel geschnittene Blätter werden mit 1/2 l kaltem Wasser übergossen und kurz aufgekocht. Man läßt den Tee 10 Minuten ziehen und seiht ihn dann ab. Als Kur werden 2 bis 3 Tassen am Tag langsam getrunken. Eine Kur sollte mindestens 4 bis 5 Wochen dauern.

Zur Teezubereitung aus der Wurzel nimmt man 1 bis 2 Eßlöffel geschnittene und getrocknete Wurzeln, übergießt sie mit 1/2 l kaltem Wasser und kocht sie etwa 5 Minuten. Danach seiht man den Tee ab und trinkt 1 bis 2 Tassen am Tag schluckweise. Dieser Tee ist besonders bei Nieren-, Magen- und Leberleiden zu empfehlen.

Der in Apotheken und Reformhäusern erhältliche Löwenzahnsaft, von dem 2 bis 3 Eßlöffel am Tag genommen werden sollten, eignet sich vor allem zur Blutreinigung.

Zur Frühjahrskur sollte man täglich 4 bis 6 Wochen lang Salat aus frischen Löwenzahnblättern essen. Man kann sie auch mit Kopfsalat oder Spinat mischen.

Nebenwirkungen

In der angegebenen Dosierung sind keine Nebenwirkungen zu befürchten. Der in allen Pflanzenteilen vorhandene milchartige Saft ist schwach giftig.

190

Lungenkraut
(Pulmonaria officinalis L.)

Das Lungenkraut ist in ganz Europa verbreitet und wächst bevorzugt in feuchten und schattigen Laubwäldern, an Bachufern und in Gebüschen.

Die Pflanze wird bis zu 30 cm hoch. Sie hat anfangs rötliche, dann violette und nach der Befruchtung blaue Blüten. Die manchmal grau gefleckten Blätter sind wie der Stengel behaart.

Gesammelt wird das blühende Kraut in den Monaten März bis Mai. Es wird in der Sonne getrocknet.

Die wichtigsten Inhaltsstoffe sind Pflanzenschleim, Kieselsäure, Gerbstoffe und Saponine.

Anwendung

Das Lungenkraut ist ein altbewährtes Mittel bei Erkrankungen der Atemwege wie Halsentzündung, Heiserkeit, Bronchitis, grippalem Husten und Katarrhen der Luftröhre.

Auch bei Magenschleimhautentzündungen, Durchfällen und zur Stärkung des Bindegewebes wird es empfohlen.

Zubereitung und Dosierung

1 bis 2 Eßlöffel getrocknetes und zerkleinertes Lungenkraut mit 1/2 l kochendem Wasser übergießen. 10 Minuten bedeckt ziehen lassen und abseihen. Davon über den Tag verteilt 3 bis 4 Tassen warm trinken.

Lungenkraut kann auch mit kaltem Wasser angesetzt werden, in dem es 8 bis 10 Stunden ziehen soll. Danach wird der Sud bis zum Sieden erhitzt und sofort abgeseiht.

Bei Erkrankungen der Luftwege den Tee mit Honig süßen, als Magentee ungesüßt trinken.

Als Teemischung wird Lungenkraut, Huflattich und Fenchel — jeweils zu gleichen Teilen — empfohlen.

Von dem aus den Blättern gepreßten Saft (Apotheke) können täglich 2 bis 3 Teelöffel genommen werden. Bei Husten und Heiserkeit wird seine Wirkung durch die Zugabe von Honig erhöht.

Nebenwirkungen

In der oben angegebenen Dosierung und bei einer Kuranwendung von 4 bis 6 Wochen sind keine Nebenwirkungen zu befürchten.

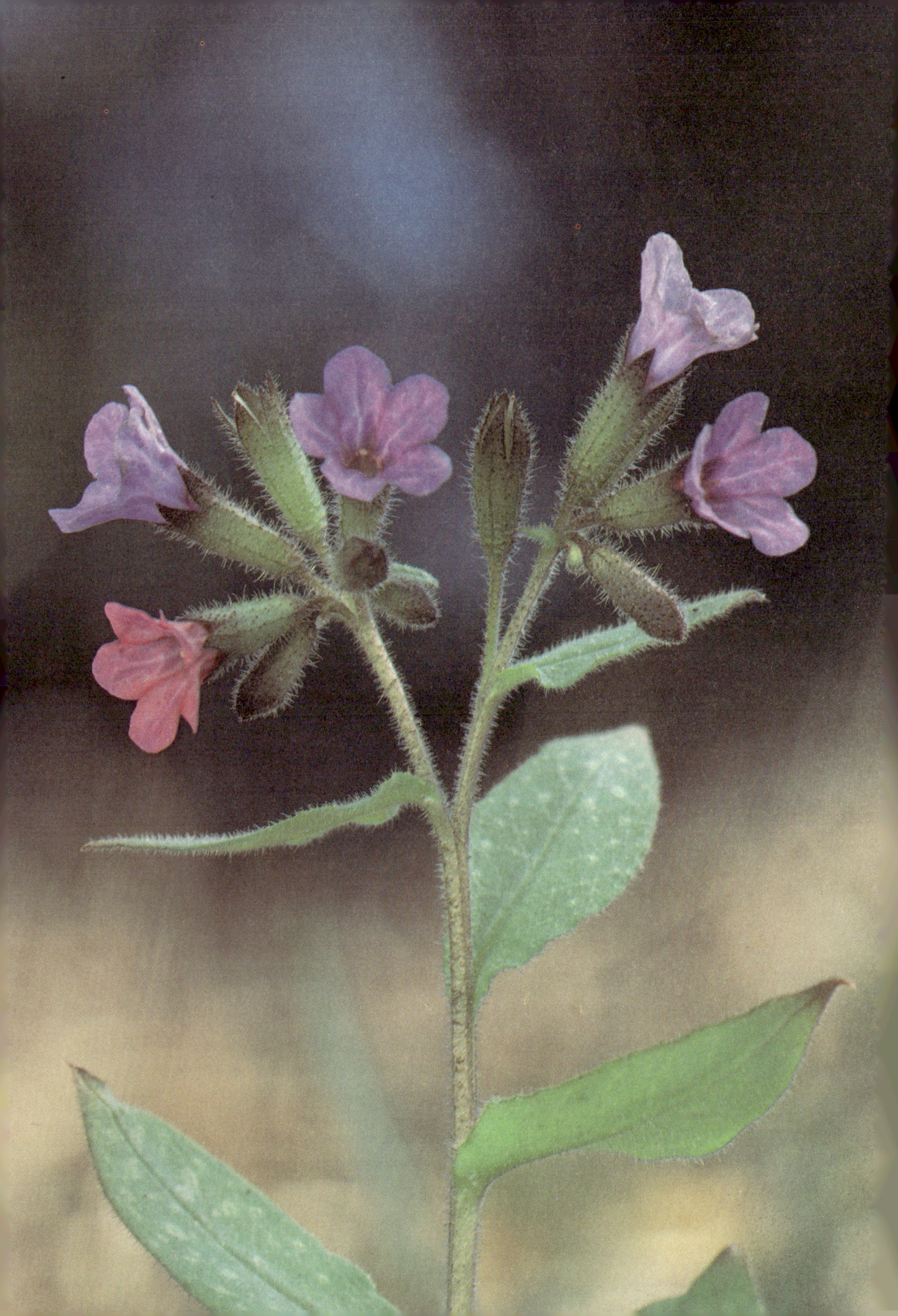

Malve
(Malva silvestris L.)

Die Malve ist in Europa weit verbreitet und kommt auch in Deutschland recht häufig vor. Sie wächst an Wald-, Feld- und Wegrändern, auf Schuttplätzen, Bahndämmen und auf sonnigen Hügeln.

Sie wird bis zu 60 cm groß, wobei ihr behaarter Stengel aufrecht stehend oder flach liegend wachsen kann. Die Blätter sind meistens fünffach, aber auch siebenfach gelappt, am Rand gekerbt und behaart. Die fünfzähligen Blüten sind violett gefärbt. Blütezeit ist in den Monaten Juni bis August.

Gesammelt werden die Blüten mit Kelch oder das gesamte blühende Kraut. Sie werden an einem luftigen Ort getrocknet.

Die wichtigsten Inhaltsstoffe der Malve sind sehr viel Pflanzenschleim, etwas ätherisches Öl und Gerbstoff.

Anwendung

Die Malve wird in der Volksmedizin häufig verwendet. Sie wirkt reizlindernd, zusammenziehend und schont die Schleimhäute, die durch den Pflanzenschleim eingehüllt und vor Reizungen geschützt werden.

Sie wirkt außerdem schleimlösend bei Entzündungen der Atemwege, weshalb sie in vielen Hustentees enthalten ist.

Bei Magen- und Darmkoliken sowie leichten Durchfällen wirkt die Malve lindernd und krampflösend.

Zubereitung und Dosierung

2 Eßlöffel zerkleinerte, getrocknete Blüten oder Kraut mit 1/2 l kochendem Wasser übergießen, 5 Minuten ziehen lassen und abseihen. Von diesem Tee können 3 bis 4 Tassen am Tag warm getrunken werden.

Der Tee ist auch bei Entzündungen im Mund und Rachen ein geeignetes Gurgelmittel.

Nebenwirkungen

Nebenwirkungen sind nicht zu befürchten.

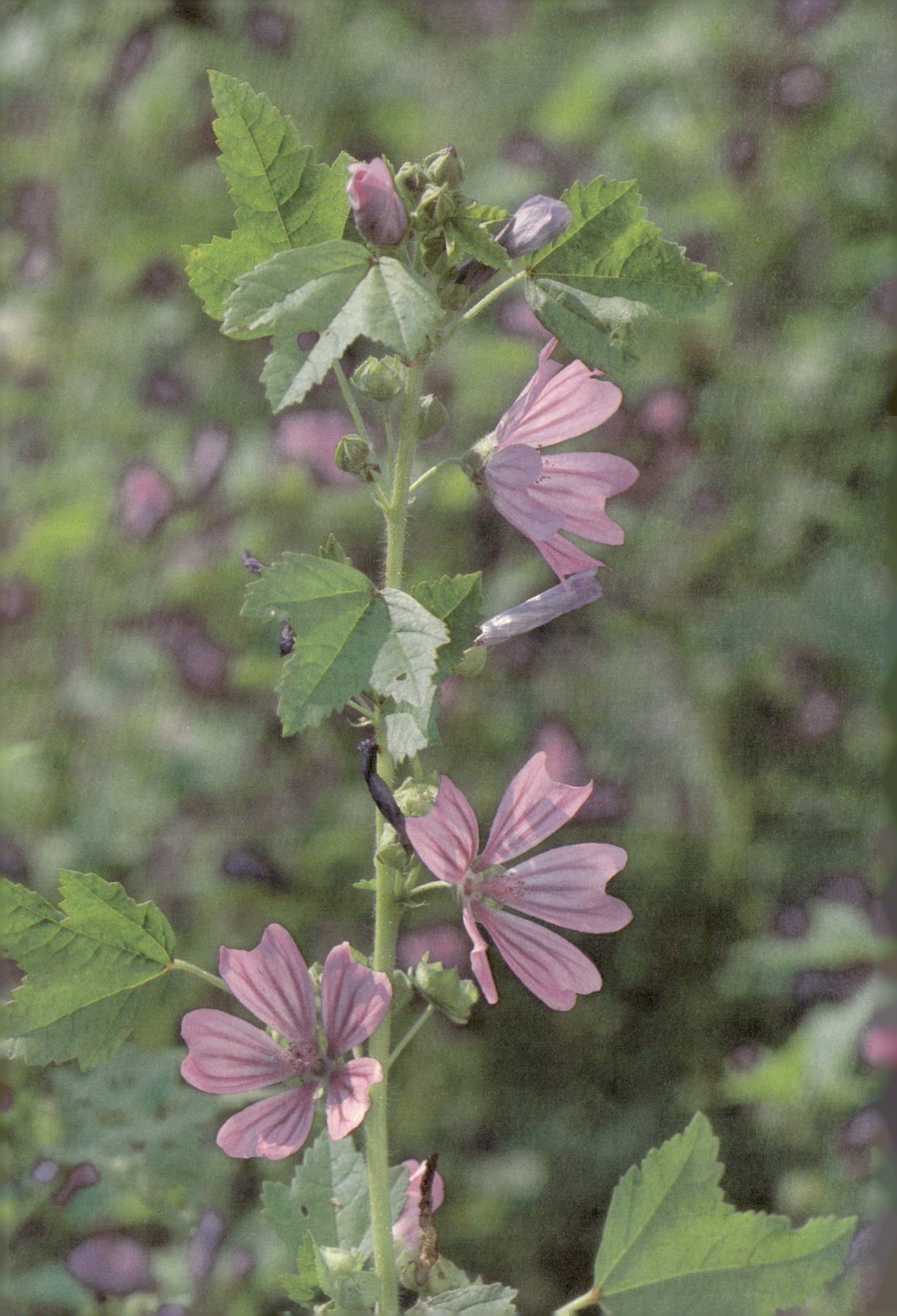

Mariendistel (Silybum marianum (L.) Gaertner)

Die Mariendistel kommt in den sonnigen Mittelmeerländern häufig wild vor. In Deutschland wird sie in Gärten und Kulturen angebaut.

Die Pflanze wird über 1 m hoch und hat auffallend große und stachelgezähnte, grün-weiß gefleckte Blätter. An den Stengeln und Zweigspitzen sitzen die dunkelroten bis violetten Korbblüten. Die Blütezeit beginnt Ende Juli und endet im September. Nach der Befruchtung entwickeln sich im Blütenkorb schwarzbraun gefärbte, fast geschmackfreie Samenkörner, auch Stechkörner genannt.

Die Samenkörner werden von September bis Oktober gesammelt und in der Sonne getrocknet.

Wichtigste Inhaltsstoffe der Samenkörner sind das Silymarin (eine Zusammensetzung mehrerer Stoffe), ätherisches Öl, Bitterstoffe und Harze.

Anwendung

Die Heilwirkung der Mariendistel ist in erster Linie auf Leber, Galle und Magen ausgerichtet. Der Silymarin-Wirkstoff eignet sich zur Behandlung bei akuten und chronischen Lebererkrankungen, bei Neigung zur Fettleber sowie bei akuter Hepatitis (ansteckender Leberentzündung) und bei Gelbsucht. Er entgiftet die Leber und unterstützt ihren Regenerierungsprozeß.

Eine Kur mit Mariendistel sollte mindestens 6 bis 8 Wochen lang durchgeführt werden. In dieser Zeit darf kein Alkohol getrunken werden.

Bei Unterschenkelgeschwüren (offenen Beinen) kann man die betroffenen Stellen mit Mariendistelpulver bestreuen oder feuchte Umschläge mit Mariendisteltee machen.

Auch bei Krampfadern hat sich der Tee bewährt.

Zubereitung und Dosierung

1 bis 2 Eßlöffel getrocknete und zerkleinerte Samenkörner mit 1/2 l kochendem Wasser übergießen. 10 Minuten ziehen lassen und abseihen. Den Tee warm und schluckweise — jeweils 1 Tasse vor den Mahlzeiten — trinken. Zur Verbesserung des Geschmacks kann der Tee mit Pfefferminztee gemischt werden.

Da die ölhaltigen Samenkörner nur schwer wasserlöslich sind, ist eine

Kur mit gepulverten Samenkörnern empfehlenswert. Man nimmt 3mal täglich vor dem Essen 1 Teelöffel Pulver mit Tee, Joghurt oder Müsli ein.

Mariendistel ist auch in Form von Fertigpräparaten (Legalon oder Carduus marianus) in der Apotheke erhältlich.

Nebenwirkungen

Nebenwirkungen sind nicht zu befürchten.

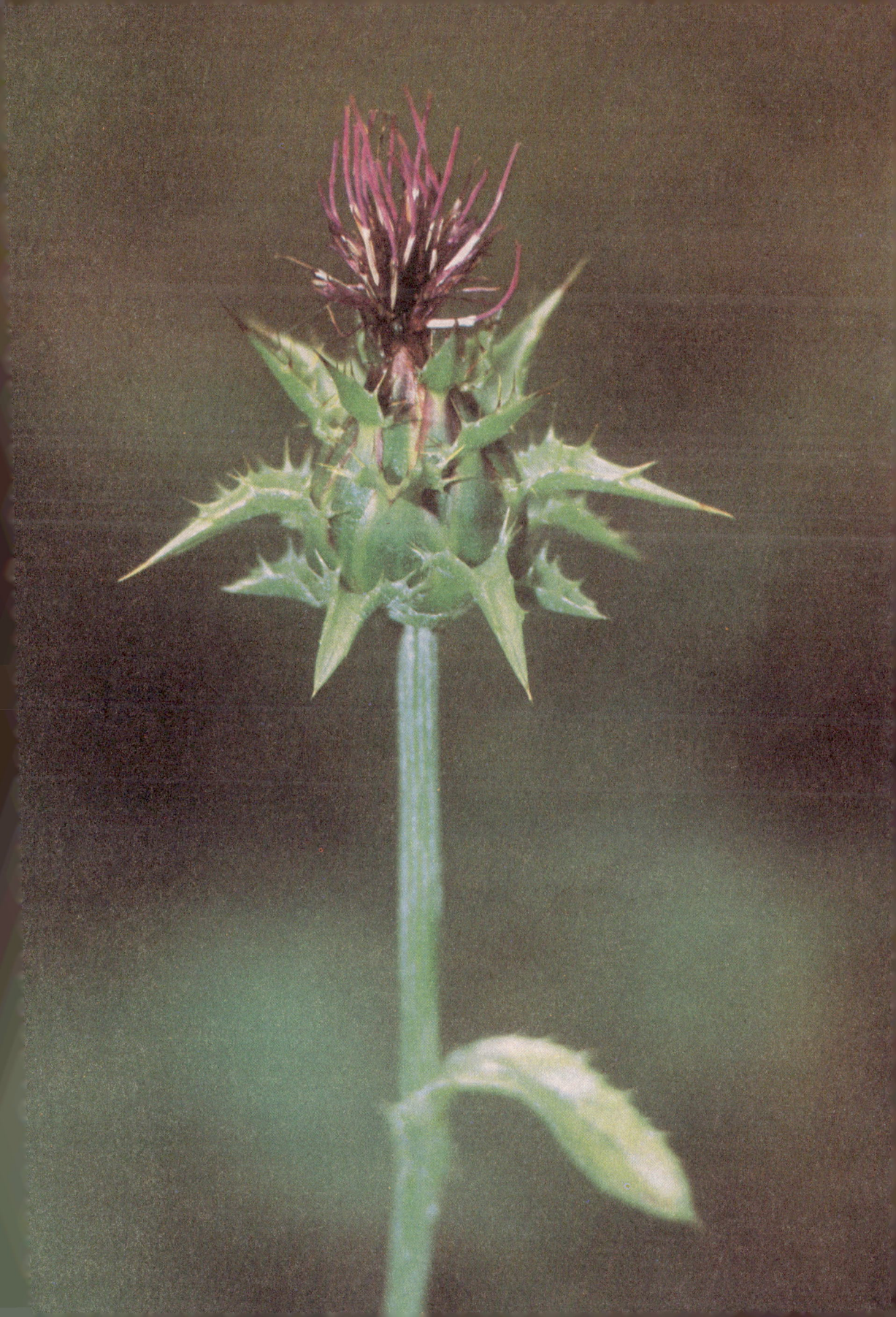

Melisse
(Melissa officinalis L.)

Die Melisse — auch Zitronenmelisse genannt — ist in Süd- und Mitteleuropa beheimatet. Bei uns wird sie für medizinische Zwecke angebaut. Sie wächst auch an einem sonnigen Platz im Garten oder auf dem Balkon.

Die Pflanze wird bis zu 70 cm hoch, hat einen fast vierkantigen, stark verästelten Stengel und gekerbte, eiförmige, kreuzgegenständige Blätter. Ihre weiß bis weißgelb gefärbten Blüten befinden sich jeweils oberhalb der Blattansätze. Blütezeit ist in den Monaten Juni bis August.

Gesammelt werden die jungen Blätter vor der Blütezeit. Sie werden schonend getrocknet, wobei zu beachten ist, daß sie nicht zu hohen Temperaturen (höchstens 40 °C) ausgesetzt werden, weil sonst das Melissenöl, das sich auf der Blattoberfläche befindet, verlorengeht.

Die Melisse hat eine Vielzahl an Inhaltsstoffen, wobei der wichtigste das ätherische Melissenöl ist.

Anwendung

Die Melisse wirkt beruhigend und aufbauend zugleich. Sie wird zur Nervenberuhigung, bei Schlafstörungen, nervösen Magen-, Darm- und Herzbeschwerden, Erschöpfungszuständen, Überarbeitung und Ohnmachtsanfällen verwendet.

Auch bei Übelkeit und nervösem Erbrechen während der Schwangerschaft bringt sie Erleichterung.

Frische, zerquetschte Blätter können auf Wunden oder Insektenstiche gelegt werden, wobei der Schmerz rasch nachläßt. Melissenvollbäder wirken beruhigend und aufbauend.

Die frischen Melissenblätter sind ein schmackhaftes Gewürz für Salate, Gemüse, Saucen, Suppen, Frischkäse, Quark usw.

Zubereitung und Dosierung

2 Eßlöffel getrocknete und geschnittene Blätter mit 1/2 l kochendem Wasser übergießen. 10 Minuten bedeckt ziehen lassen und abseihen.

Von diesem Tee können 3 bis 4 Tassen am Tag getrunken werden. Bei Schlaf- oder Einschlafstörungen werden abends 2 Tassen mit Honig gesüßt getrunken.

Erwachsene können auch 3mal täglich 20 bis 30 Tropfen des im

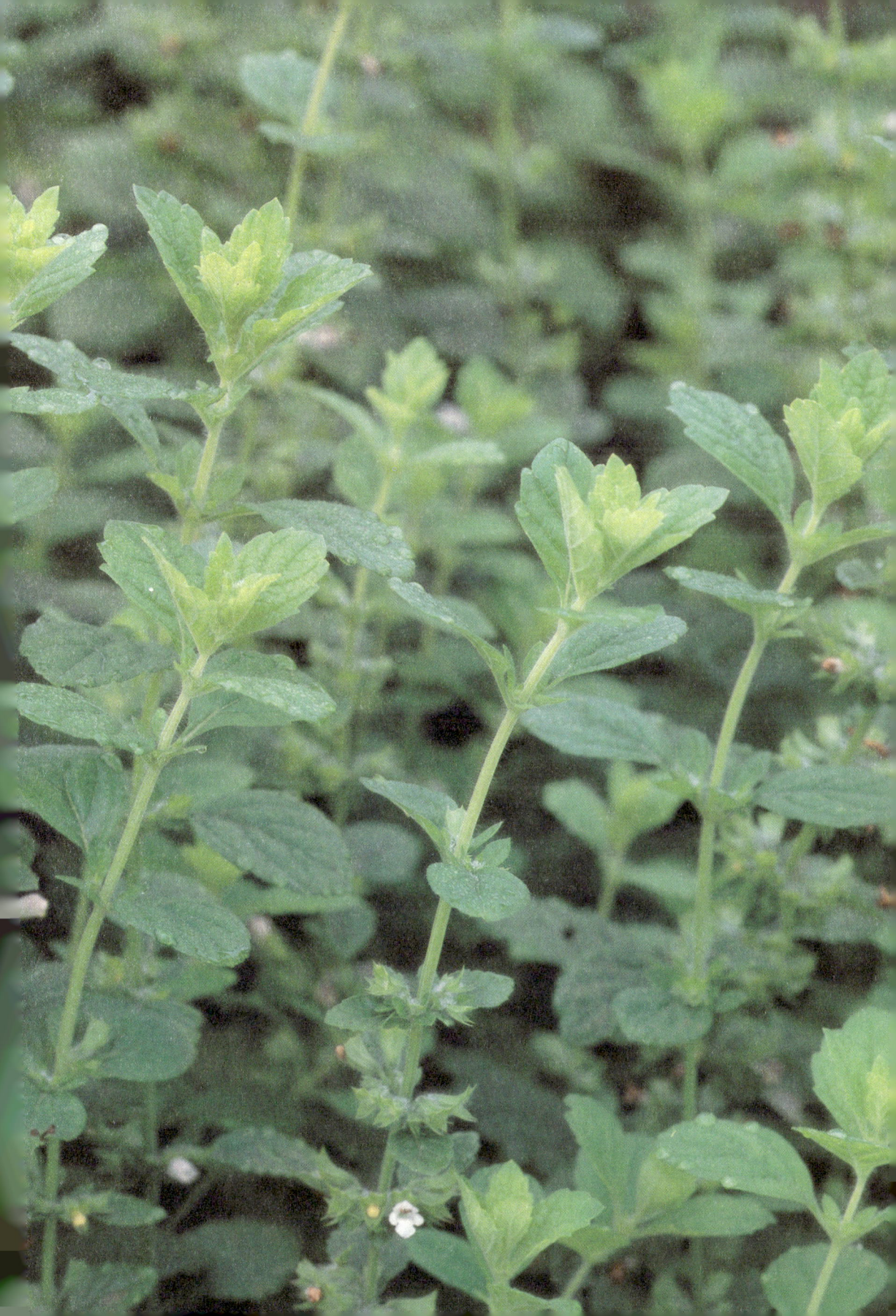

Handel erhältlichen Melissengeistes nehmen. Da Melissengeist ein alkoholisches Destillat ist, sollte es auf keinen Fall Kleinkindern gegeben werden.

Zur Bereitung eines Vollbades werden etwa 100 g frische oder getrocknete Melissenblätter mit 1 bis 2 l kaltem Wasser übergossen, zum Sieden erhitzt und nach 10 bis 15 Minuten abgeseiht. Dieser Sud wird dem Badewasser beigemischt.

Nebenwirkungen

Nebenwirkungen sind nicht zu befürchten.

Mistel
(Viscum album L.)

Die Mistel ist ein Halbschmarotzer, der bei uns weit verbreitet ist und auf Nadel-, Obst- und Laubbäumen wächst.

Sie ist ein stark verästelter, fast kugeliger, immergrüner Strauch mit gelbgrün gefärbten, lederartigen, löffelförmigen Blättern.

Während die Blütezeit der Mistel recht früh ist (März bis April), reifen die Beeren erst gegen Ende November und im Dezember. Die Blätter werden von März bis April und im Spätherbst gesammelt, jedoch nicht die Beeren. Nach der Ernte werden sie schonend getrocknet, zerschnitten und in einem Glas aufbewahrt.

Die wichtigsten Inhaltsstoffe der Mistel sind Viscotoxine, Histamine und Bitterstoffe.

Anwendung

Der Tee aus Mistelblättern ist ein Heilmittel gegen zu hohe und zu niedrige Blutdruckwerte, Kreislaufstörungen, Schwindelanfälle, leichte nervöse Herzstörungen und Epilepsie. Aufgrund des Viscotoxin-Stoffes wird die Mistel auch bei Arthrose und Ischias verwendet.

Mistel, mit Weißdorn kombiniert, ist ein bewährtes Herzmuskelstärkungsmittel, das besonders bei älteren Menschen mit Herzschwäche hilft.

Auch bei Lungenblutungen und bei zu starken Menstruationsblutungen ist die Mistel zu empfehlen.

Außerdem werden ihr krebshemmende Eigenschaften nachgesagt, so daß sie in der biologischen Krebsbehandlung eingesetzt wird.

Zubereitung und Dosierung

2 Eßlöffel getrocknete und zerschnittene Mistelblätter mit 1/2 l kaltem Wasser 8 bis 10 Stunden ansetzen und danach abseihen.

Von diesem Tee morgens und abends 1 Tasse trinken. Eine Kuranwendung über 4 bis 6 Wochen ist empfehlenswert.

Nebenwirkungen

In der oben genannten Dosierung sind keine Nebenwirkungen zu befürchten.

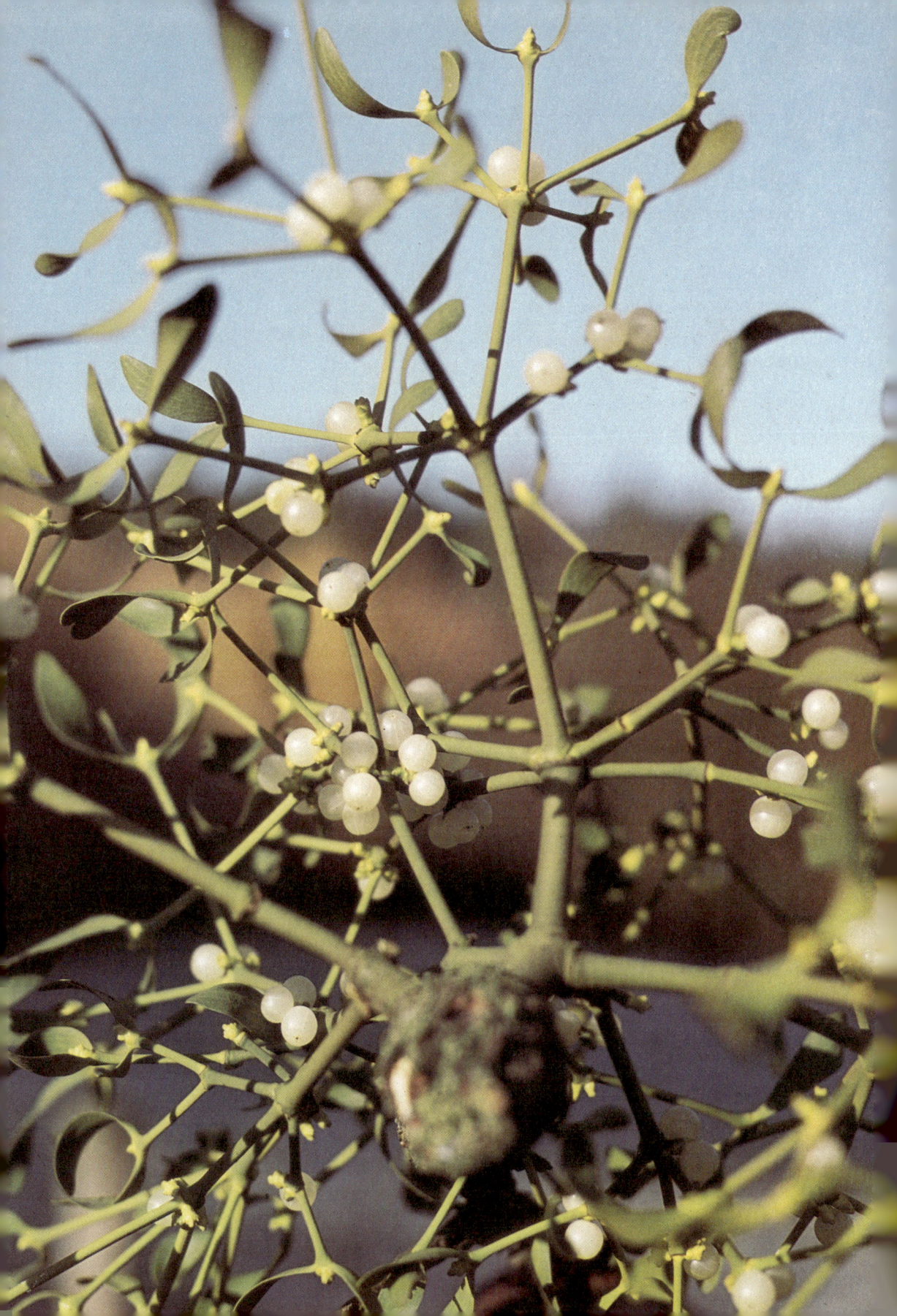

Nelkenwurz
(Geum urbanum L.)

Die Nelkenwurz ist bei uns in feuchten Wäldern, an Waldrändern, Hecken und Mauern anzutreffen.

Sie wird bis zu 1 m hoch und hat einen 7 bis 10 cm langen Wurzelstock. Daraus wächst eine gefiederte Blattrosette und der fein behaarte Pflanzenstengel mit dreizählig gefiederten, grob gesägten und behaarten Blättern. Der Stengel ist nach oben hin verzweigt; an seinem Ende befinden sich die Blütenstiele. Die Blüten sind klein (5 bis 6 mm im Durchmesser) und hellgelb gefärbt.

Gesammelt wird der Wurzelstock, der im April und Mai gestochen, gereinigt und an einem luftigen Ort getrocknet wird. Zur schnelleren Trocknung kann die Wurzel mit dem Messer mehrmals gespalten werden. Früher hat man auch das Kraut geerntet. Seine Wirkung ist jedoch weit schwächer als die des Wurzelstocks.

Die wichtigsten Inhaltsstoffe sind ätherisches Öl, Gerb- und Bitterstoffe.

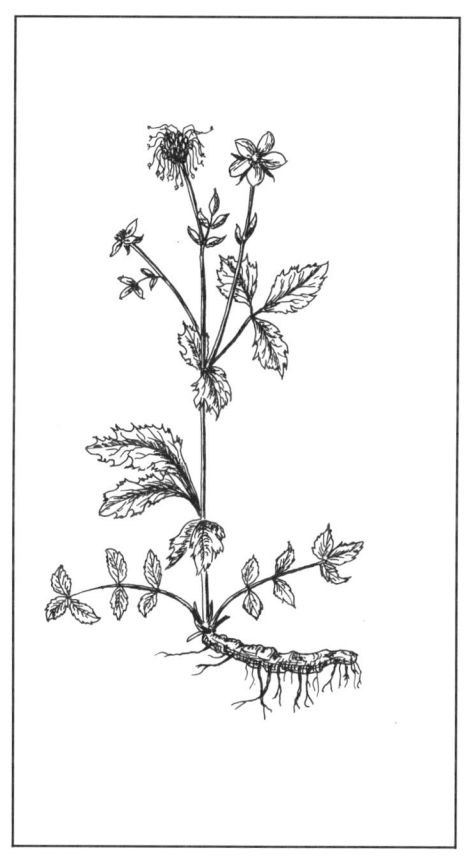

Anwendung

Die Nelkenwurz wird als entzündungshemmendes- und schmerzlinderndes Mittel sowie als Stärkungsmittel für Herz und Magen genommen.

Wegen des hohen Gerbstoffgehalts ist die Nelkenwurz ein hervorragendes Heilmittel bei Magenleiden, Durchfall, Ruhr, Leber- und Gallenentzündungen. Außerdem hat sich die Nelkenwurz als Gurgelmittel bei Mund- und Rachenentzündungen sowie zur Spülung und Waschung von Wunden und offenen Beinen bewährt.

Die Bitterstoffe und das ätherische Öl sind ein kräftiges Stärkungsmittel während und nach einer Krankheit. Auch während der Schwangerschaft ist das Trinken von Nelkenwurztee sehr zu empfehlen.

Zubereitung und Dosierung

2 Eßlöffel getrocknete und zerkleinerte Wurzel mit 1/2 l kochendem Wasser übergießen, 10 Minuten ziehen lassen und abseihen. Über den Tag verteilt 2 bis 3 Tassen warm trinken.

Dieser Tee eignet sich auch zum Gurgeln oder zu Spülungen.

Von dem Nelkenwurzpulver gibt man 1 bis 2 Teelöffel in 1/4 l kaltes Wasser und kocht den Sud kurz auf. Davon trinkt man bei Durchfall oder Ruhr 3 bis 4 Tassen am Tag.

Von der Nelkenwurztinktur können 2 bis 3 Teelöffel täglich als Stärkungsmittel oder bei einer der genannten Krankheiten genommen werden.

Nebenwirkungen

Nebenwirkungen sind nicht zu befürchten.

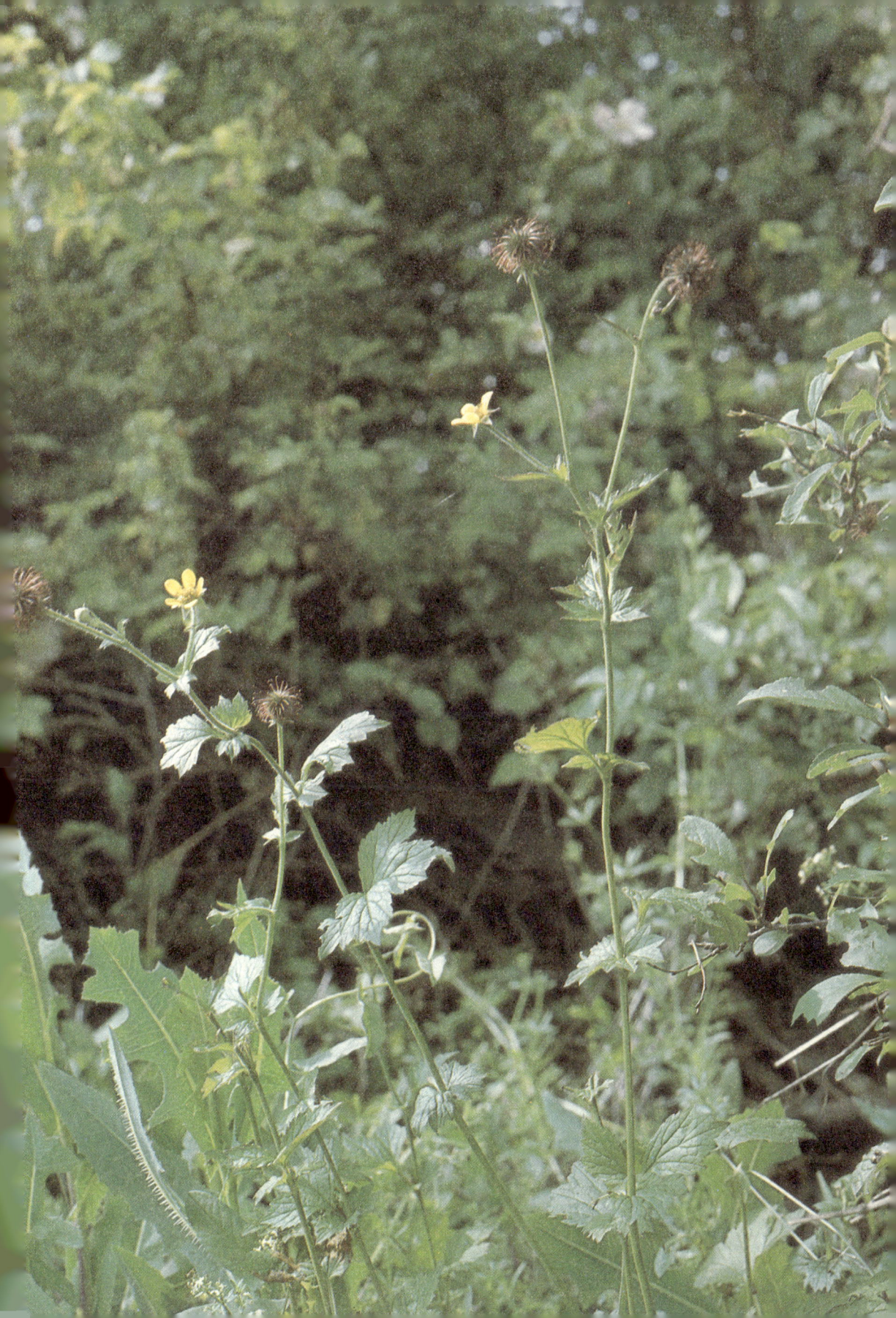

Odermennig
(Agrimonia eupatoria L.)

Odermennig kommt in Mitteleuropa an Wald- und Wegrändern, Hecken, Zäunen und auf trockenen Wiesen häufig vor.

Die ausdauernde, bis zu 1 m hohe Pflanze hat einen filzig behaarten Stengel und große, ebenfalls behaarte, gefiederte Blätter. Ihre kleinen, gelben Blüten, die ährenförmig am Blütenstengel angeordnet sind, blühen von Juni bis September.

Gesammelt wird die ganze Pflanze in den Monaten Juni und Juli. Das Kraut wird an einem luftigen Ort getrocknet.

Die Pflanze enthält Gerbstoffe, Bitterstoffe und ätherisches Öl, etwas Pflanzenschleim und Kieselsäure.

Anwendung

Odermennig kann bei Wunden, Magen- und Darmbeschwerden, Blasen-, Nieren-, Galle- und Leberleiden und bei Gallenkoliken (gemischt mit Wermuttee) gegeben werden. Der Gerbstoffgehalt wirkt besonders bei Durchfall, Darmkatarrh und Magenkrämpfen.

Odermennig wird zum Gurgeln bei Hals-, Rachen-, Mund- und Zahnfleischentzündungen sowie als Auflage bei alten, vereiterten und schlecht heilenden Wunden und bei Hämorrhoiden verwendet.

Auch bei hartnäckigem Rheumatismus hilft Odermennigtee, unterstützt durch Vollbäder.

Zubereitung und Dosierung

1 bis 2 Eßlöffel getrocknetes und zerkleinertes Pflanzenkraut mit 1/2 l kochendem Wasser überbrühen und 15 Minuten zugedeckt ziehen lassen. Den Tee abseihen und 3mal täglich 1 Tasse davon trinken.

Der Tee kann auch zum Gurgeln oder zur Spülung und zu Umschlägen genommen werden.

Als Zusatz zum Vollbad werden 150 bis 200 g getrocknetes und zerkleinertes Kraut mit 2 l kaltem Wasser angesetzt und 5 Minuten gekocht. Danach den Sud 5 Minuten zugedeckt ziehen lassen, abseihen und ins Badewasser gießen.

Auf Wunden können auch frische zerquetschte Blätter gelegt und mit einer Mullbinde befestigt werden. Diese Auflage soll täglich 3- bis 4mal gewechselt werden.

Nebenwirkungen

Nebenwirkungen sind nicht zu befürchten.

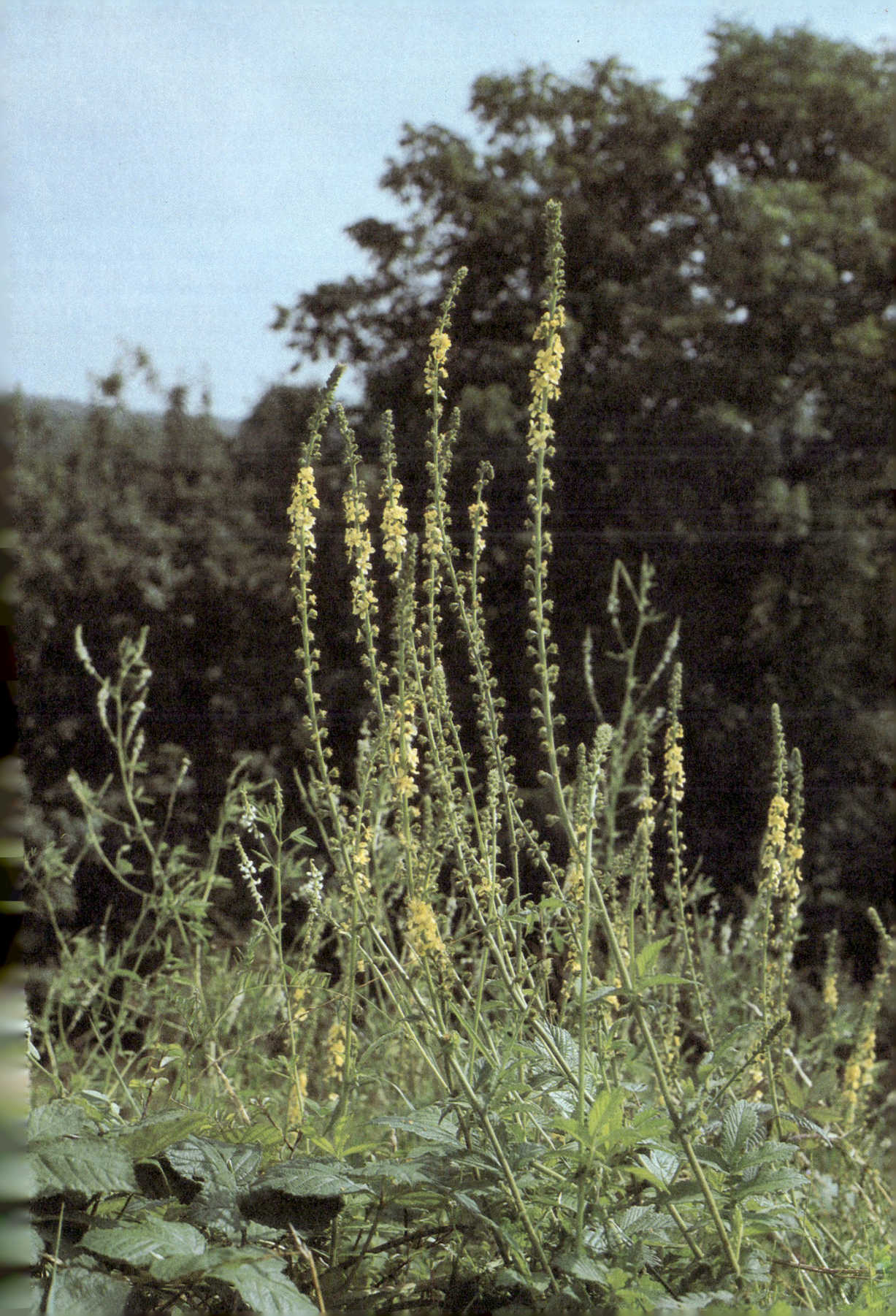

Pfefferminze
(Mentha piperita L.)

Die Pfefferminze ist weltweit kultiviert und wird auf Feldern angebaut, und zwar überwiegend die Mitcham-Sorte, eine Kreuzung aus der Wasserminze und der grünen Minze, die aus England stammt. Die wild vorkommenden Minzenarten sind im Geschmack, im Geruch und in der Wirkung weit unterlegen, weshalb sie für medizinische Zwecke wenig Beachtung finden.

Die Pfefferminze ist eine bis zu 80 cm hohe Pflanze. Gesammelt werden ihre elliptischen Blätter vor der Blüte.

Die wichtigsten Inhaltsstoffe sind ätherisches Öl mit fast 60 % Menthol, Gerb- und Bitterstoffe.

Anwendung

Die Pfefferminze ist ein bewährtes Magenmittel, das bei Blähungen, Verdauungsstörungen, Durchfall, Übelkeit und Brechreiz schnell und zuverlässig hilft. Auch bei Magen- und Darmbeschwerden, begleitet von Krämpfen und Koliken, ist sie zu empfehlen.

Die Pfefferminze regt ferner die Galleproduktion und den Galle-fluß an und lindert Schmerzen bei Patienten mit Gallensteinen.

Aber nicht nur wegen ihrer Heilwirkung, sondern auch wegen ihres guten Geschmacks und Geruchs ist sie ein Bestandteil vieler Magen-, Darm-, Leber- und Galleteemischungen.

Zubereitung und Dosierung

3 bis 4 gehäufte Teelöffel zerkleinerte Pfefferminzblätter oder 2 bis 3 Aufgußbeutel mit 1/2 l kochendem Wasser überbrühen und bedeckt 10 Minuten ziehen lassen. Den Tee abseihen und warm trinken. Bei akuten Magen- und Darmkrämpfen wird die Wirkung des Tees durch die Mischung mit Kamille im Verhältnis 1:1 wesentlich verstärkt.

Pfefferminztee sollte immer ungesüßt getrunken werden.

Eine ähnliche Wirkung wie der Tee hat das aus den Pfefferminzblättern gewonnene ätherische Öl, das man, mit Alkohol zubereitet, in der Apotheke als Pfefferminzöl kaufen kann. 15 Tropfen auf ein Glas Wasser genügen.

Frische Pfefferminzblätter sind ein gutes Gewürz für Salate, Gemüse und Quark.

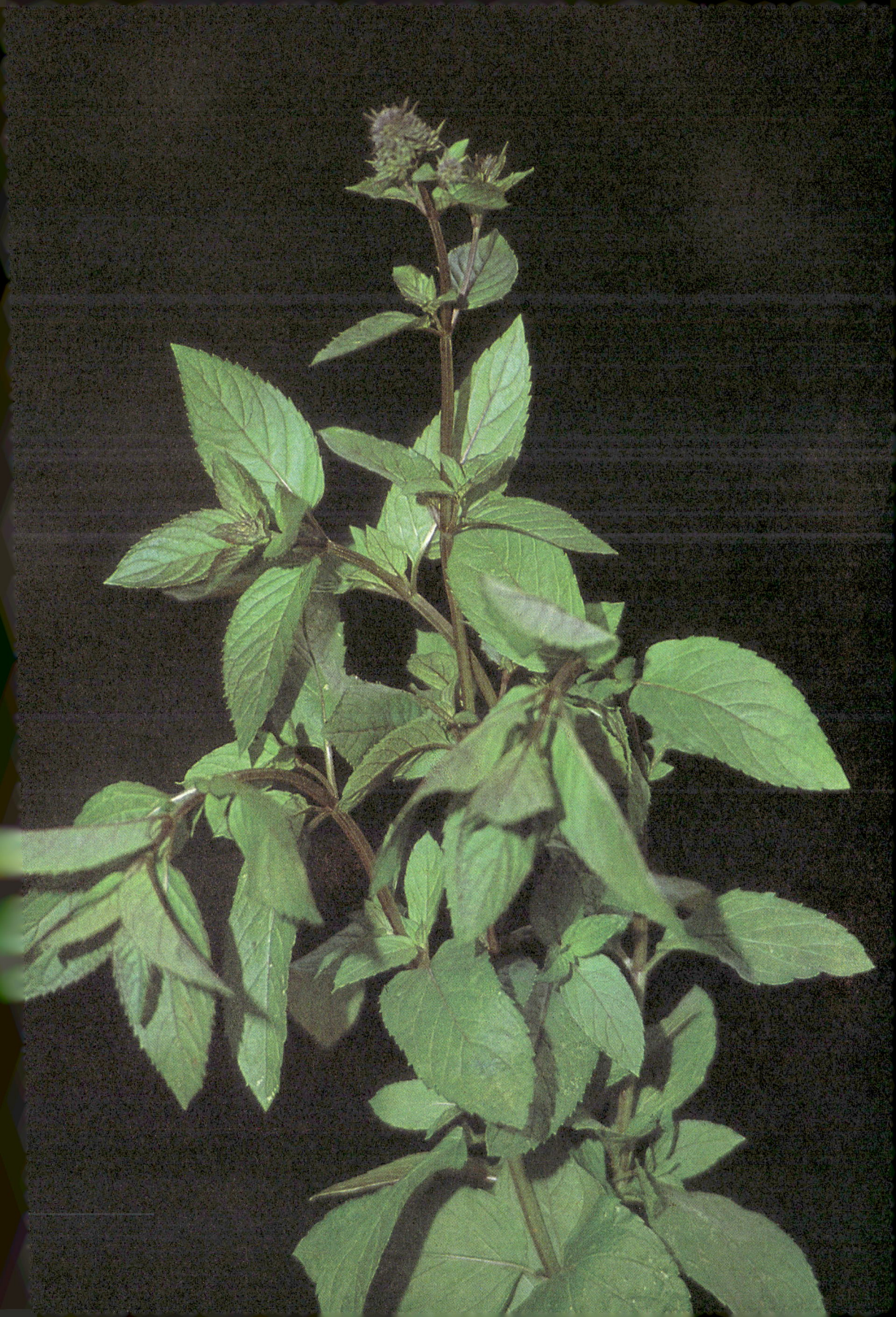

Nebenwirkungen

Bei Erwachsenen sind keine Nebenwirkungen zu befürchten. Säuglingen und Kleinkindern sollte wegen des Mentholgehaltes kein Pfefferminztee gegeben werden, da Erstickungsanfälle auftreten könnten. Hier ist eine Fenchel-Kamillenteemischung besser geeignet.

Quendel
(Thymus serpyllum L.)

Der Quendel — auch Feldthymian genannt — ist bei uns eine weit verbreitete und bekannte Heilpflanze. Der Quendel wächst bevorzugt an trockenen, sonnigen, auch sandigen und steinigen Hängen und auf Wiesen, an Wald- und Wegrändern und auf Heiden.

Die ausdauernde Pflanze wird bis zu 30 cm hoch. Der kantige oder runde Stengel ist oft fein behaart. Die kurzgestielten, ovalen Blätter sind im Gegensatz zu denen des echten Thymians an der Unterseite nicht filzig. Sie duften angenehm und haben einen leicht bitteren Geschmack. Die Blüten sind klein, meistens ährenartig angebracht und rosablau bis violett gefärbt. Blütezeit ist während des ganzen Sommers.

Geerntet wird das blühende Kraut von Mai bis September. Das kurz über dem Boden abgeschnittene Kraut wird an einem schattigen und luftigen Ort gut getrocknet.

Die wichtigsten Inhaltsstoffe sind Bitterstoffe, Gerbstoff und ätherisches Öl.

Anwendung

Der Quendel wirkt verdauungsfördernd und antiseptisch bei Magen- und Darmerkrankungen und bei Grippe. Seine krampflösende und desinfizierende Wirkung entfaltet sich besonders in den Atmungsorganen bis hin zur Lunge. Reiz- und Keuchhusten werden durch seine sekretverflüssigende und auswurffördernde Eigenschaft rasch gelindert. Auch bei chronischer Bronchitis und bei Asthma ist er sehr zu empfehlen.

Quendeltee hat eine blutreinigende, leistungssteigernde, leicht abführende und harntreibende Wirkung.

Bei Rheuma und Ischias kann man mit Quendelöl einreiben oder ein Quendelbad nehmen. Bei Kopfschmerzen reibt man die Stirn, die Schläfen und den Nacken mit Quendelöl ein.

Als Gewürz kann man das frische Quendelkraut Salaten beigeben; getrockneter Quendel eignet sich für fette Speisen, die dadurch leichter verdaulich werden.

Zubereitung und Dosierung

1 bis 2 Eßlöffel getrocknetes und zerkleinertes Kraut mit 1/2 l kochendem Wasser übergießen, 10

bis 15 Minuten ziehen lassen und abseihen. Davon können 3 bis 4 Tassen am Tag getrunken werden.

Zur Behandlung von Magen- und Darmleiden wird der Tee ungesüßt getrunken; ansonsten ist 1 Teelöffel Honig pro Tasse sehr zu empfehlen.

Als Zusatz zum Vollbad werden 100 bis 200 g Quendelkraut in 1 bis 2 l Wasser 5 bis 10 Minuten lang gekocht und abgeseiht.

Zur Herstellung von Quendelöl übergießt man 10 bis 15 g zerkleinertes Kraut mit 0,1 l Rosenöl und 0,1 l Essig. Diese Mischung läßt man 1 Woche ziehen, erhitzt sie dann bis zum Sieden und preßt sie aus.

Nebenwirkungen

Nebenwirkungen sind nicht zu befürchten.

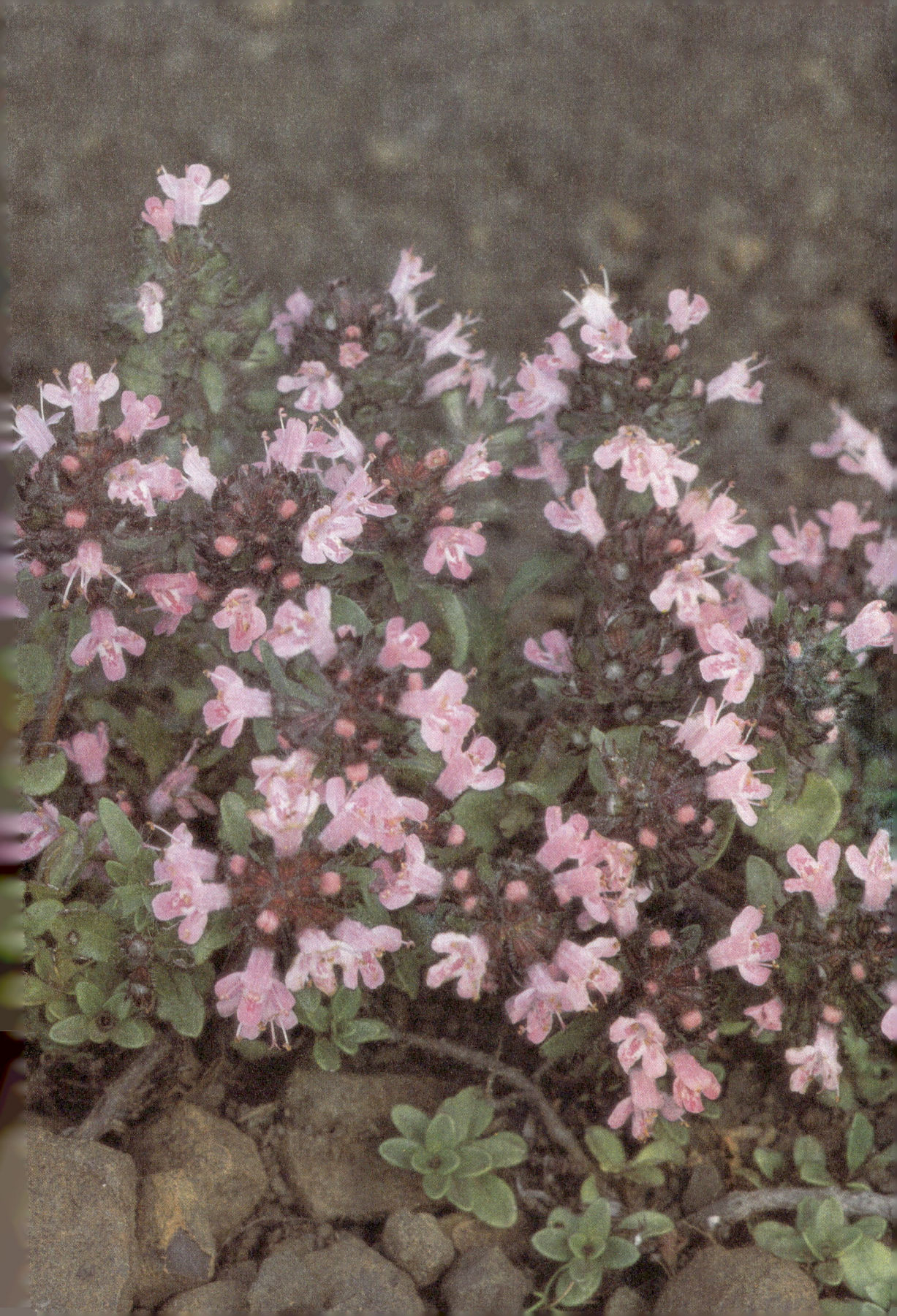

Rettich
(Raphanus sativus L.)

Der Rettich ist eine Kulturpflanze, die ausschließlich in Gärten oder auf Feldern angebaut wird. Bedingt durch die Kultivierung, gibt es heute mehrere Rettichsorten, die sich jedoch in ihrer Wirkung kaum unterscheiden. Der einzige äußerliche Unterschied ist die Wurzelfarbe. Der schwarze Rettich soll am wirksamsten sein.

Der Pflanzenstengel, an dem die stumpflappigen Blätter versetzt wachsen, wird bis zu 1 m hoch. Die Blüten sind weiß, hellgelb bis weißviolett.

Geerntet wird nur die Wurzel, die als Lebensmittel oder als Heilmittel in Form von Saft in der Volksmedizin verwendet wird.

Wichtigster Inhaltsstoff ist das schwefelhaltige ätherische Öl.

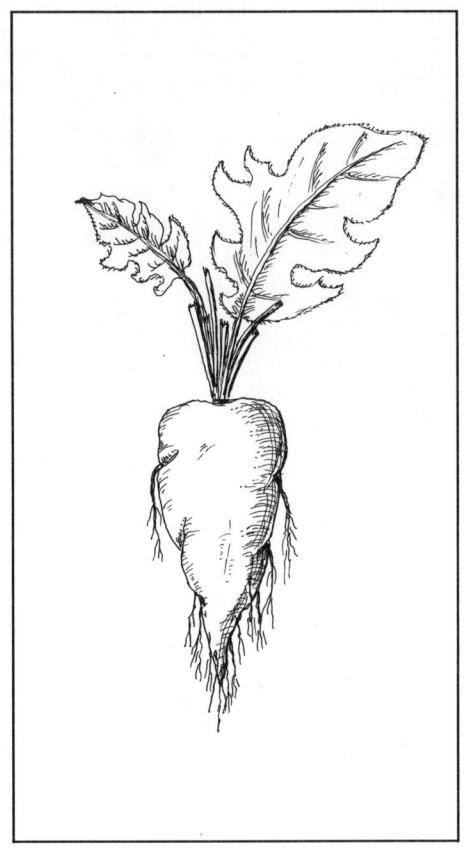

Anwendung

Rettichsaft wird in erster Linie bei Galle- und Leberbeschwerden empfohlen. Er regt die Muskeln der Gallenwege an, fördert den Gallefluß und wirkt somit der Grieß- und Steinbildung entgegen. Außerdem hat er sich bei Husten und Keuchhusten als schleimlösend, reizlindernd und auswurffördernd bewährt.

Man kann den Rettichsaft selbst herstellen oder als Fertigpräparat in der Apotheke oder im Reformhaus kaufen.

Zubereitung und Dosierung

Rettich sollte nach Möglichkeit ohne Salz gegessen werden. Man schneidet den Rettich in Scheiben und gibt ihn in den Entsafter, oder

214

man reibt den Rettich auf einer Glasreibe und preßt ihn anschließend aus.

Bei Leber- und Galleleiden sollte man eine Kur von 4 bis 5 Wochen durchführen. In der ersten Woche werden morgens nüchtern 100 g Rettichsaft getrunken. Man steigert die Menge um jeweils 100 g pro Woche bis auf 400 g, die über den Tag verteilt getrunken werden.

Bei starkem Husten raspelt man einen Rettich und gibt 2 bis 3 Eßlöffel Honig dazu. Diese Mischung läßt man 8 bis 10 Stunden stehen und preßt dann den Saft aus, der teelöffelweise eingenommen wird.

Man kann auch einen großen Rettich aushöhlen, mit Honig oder Kandiszucker füllen und einige Stunden warm stellen. Den entstehenden Saft über den Tag verteilt trinken und anschließend den Rettich essen.

Nebenwirkungen

Wenn man keinen empfindlichen Magen hat, sind Nebenwirkungen nicht zu befürchten. Bei Magenschleimhautentzündung oder bei Nierenleiden ist Rettich oder Rettichsaft wegen seiner starken Reizung nicht zu empfehlen.

Ringelblume
(Calendula officinalis L.)

Die Ringelblume wird in Gärten und auf Friedhöfen wegen ihrer schönen, leuchtend gelben oder orangefarbenen Blüten gezogen. Als Heilpflanze wird sie auf Feldern angebaut.

Die Ringelblume wird bis zu 60 cm hoch. Sie hat einen aufrechten, kantigen, leicht behaarten Stengel, der im oberen Teil verzweigt ist. Die Blätter sind länglich und ebenfalls behaart. Sie blüht in den Monaten Juni bis September.

Gesammelt werden entweder nur die Blüten oder das gesamte Blütenkraut. Sowohl die Blüten als auch die Blätter haben einen etwas unangenehmen Geruch. Sie werden an einem warmen und luftigen Ort gut getrocknet.

Die wichtigsten Inhaltsstoffe sind ätherisches Öl, Pflanzenschleim, Bitterstoffe, organische Säuren und Calendulin.

Anwendung

Die Ringelblume wird wegen ihrer stark entzündungshemmenden und heilenden Wirkung vorwiegend äußerlich angewandt. Hier steht sie der Arnika kaum nach.

Ringelblumentee oder Fertigpräparate (Salbe, Tinktur) aus der Apotheke werden zu Spülungen, Waschungen oder Umschlägen bei frischen und alten Wunden, vereiterten Geschwüren, Krampfadergeschwüren, Sportverletzungen, Quetschungen, Blutergüssen, Hämorrhoiden und Warzen verwendet. Man kann auch den frisch gepreßten Saft aus den Blättern auftragen.

Innerlich wird Ringelblumentee bei Magen- und Zwölffingerdarmgeschwüren empfohlen, aber auch bei Gallenblasenentzündung, Leberleiden, Schwindel, Kreislaufstörungen, Periodenschmerzen und bei allgemeiner Nervosität, verbunden mit Schweißausbrüchen.

Zubereitung und Dosierung

1 bis 2 Eßlöffel getrocknetes und zerkleinertes Kraut mit 1/2 l kochendem Wasser übergießen, 10 Minuten ziehen lassen, abseihen und 2 bis 3 Tassen am Tag warm trinken. Kindern gibt man die Hälfte.

Dieser Tee kann auch für Umschläge oder zu Auflagen auf Wunden verwendet werden.

Nebenwirkungen

In der angegebenen Dosierung sind keine Nebenwirkungen zu befürchten.

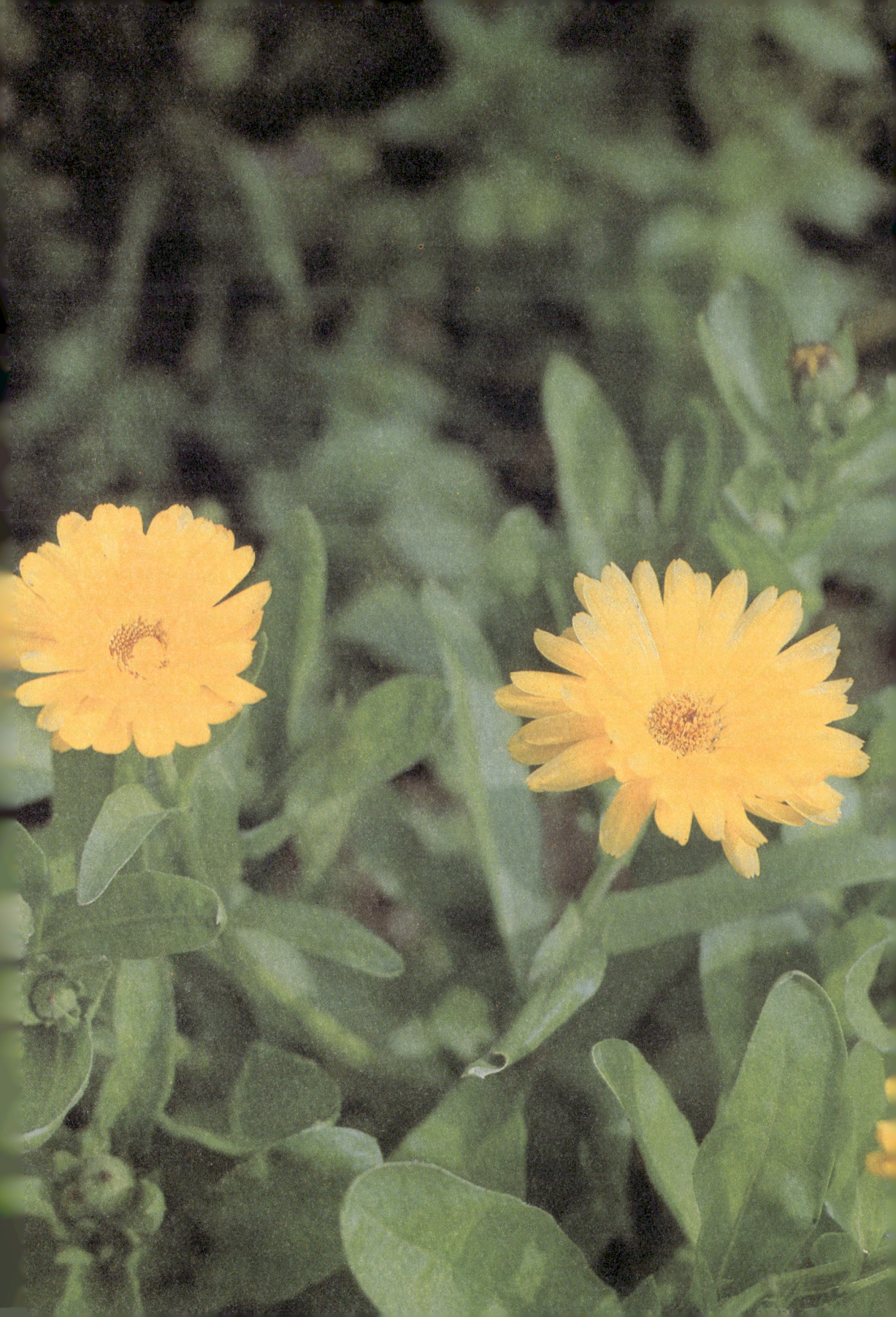

Rosmarin
(Rosmarinus officinalis L.)

Der Rosmarin kommt überwiegend in den Mittelmeerländern in Kulturen und an sonnigen und trockenen Hängen auch wild vor. Bei uns wird er in Gärten, Blumentöpfen und in Gewächshäusern gezogen.

Der stark verästelte Strauch wird bis zu 1,50 m hoch. Seine immergrünen, nadelartigen Blätter sind auf der unteren Seite filzig behaart und schimmern weißlich. Die blaßblauen bis violetten, kleinen Blüten blühen in den Monaten März bis Juni.

In dieser Zeit werden auch die Blätter und Blüten gesammelt und an einem luftigen Ort getrocknet.

Die wichtigsten Inhaltsstoffe sind Gerbstoffe, Bitterstoffe, ätherisches Öl und Rosmarinkampfer.

Anwendung

Rosmarin ist ein hervorragendes Kräftigungsmittel bei Schwächezuständen, besonders nach schweren Krankheiten, bei Depressionen, Erschöpfungszuständen durch Überarbeitung, Wetterfühligkeit und bei zu niedrigem Blutdruck.

Als Gewürz und Tee ist er ein vorzügliches Mittel gegen Verdauungsstörungen, Appetitlosigkeit, Gallenblasenentzündungen, Schwindelanfälle und Krampfadern. Außerdem wirkt er durchblutungsfördernd und harntreibend.

Rosmarinbäder sind wegen ihrer erfrischenden und anregenden Wirkung sehr beliebt. Sie sollten jedoch nur morgens oder tagsüber – auf keinen Fall vor dem Schlafengehen – genommen werden.

Die im Handel erhältlichen Fertigpräparate dienen zum Einnehmen, Einreiben und für Auflagen bei Rheuma, Hexenschuß, Gelenkentzündungen, Herzschmerzen und Hautentzündungen.

Wegen der durchblutungsfördernden Wirkung ist Rosmarin auch geeignet zur Behandlung von Hautunreinheiten wie Akne und Mitessern sowie für Waschungen oder zum Einreiben von geschwollenen Füßen.

Zubereitung und Dosierung

1 Eßlöffel getrocknetes und zerkleinertes Rosmarinkraut mit 1/2 l kochendem Wasser überbrühen, 5 Minuten ziehen lassen und abseihen. Davon am Tag 2 bis 3 Tassen warm trinken, wegen der anregenden Wirkung jedoch nicht am Spätnachmittag oder abends.

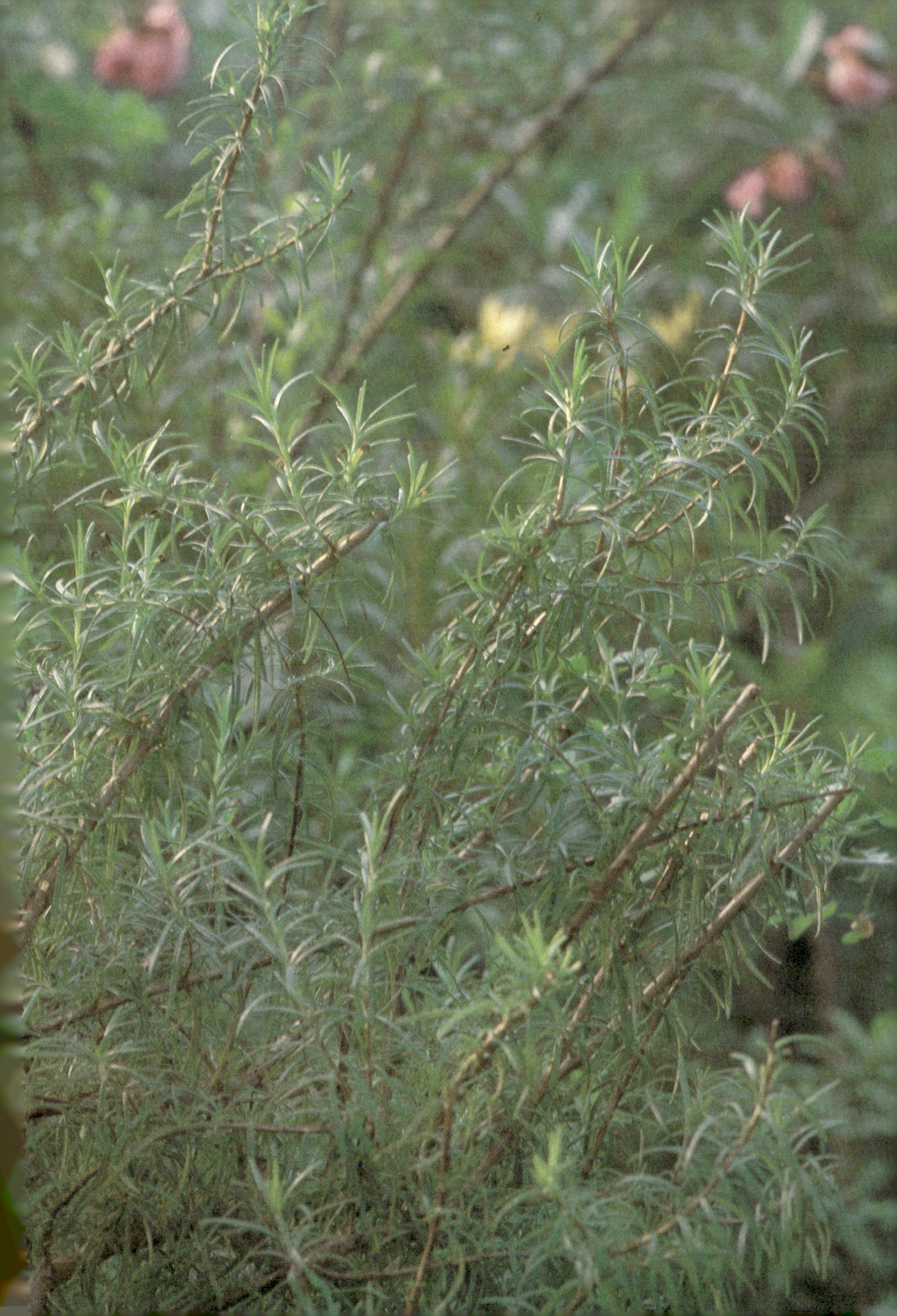

Für die Tinktur setzt man 100 g getrocknetes und zerkleinertes Rosmarinkraut mit 0,2 l Branntwein oder 60- bis 70%igem Alkohol an und läßt 8 bis 10 Tage ziehen. Danach wird die Tinktur durch ein Leinentuch abgeseiht und verschlossen aufbewahrt. Davon können — besonders bei Kreislaufstörungen — 3mal täglich 20 bis 30 Tropfen genommen werden. Sie eignet sich auch zum Einreiben bei Herzschmerzen, bei allen rheumatischen Leiden, Gliederschmerzen und bei geschwollenen Füßen.

Für den Rosmarinwein setzt man 50 g getrocknetes und zerkleinertes Kraut mit 1 l trockenem Weißwein an und läßt 5 Tage ziehen. Der Ansatz sollte öfter geschüttelt werden. Danach wird der Wein durch ein Leinentuch abgeseiht. Man kann davon täglich 2 bis 3 Likörgläser zu den Mahlzeiten trinken.

Als Zusatz zum Vollbad werden 100 g Rosmarinkraut mit 1 l kaltem Wasser übergossen und 5 bis 10 Minuten gekocht. Der abgeseihte Sud wird dem Badewasser zugegeben. Pro Woche sind 2 bis 4 Vollbäder zu empfehlen.

Nebenwirkungen

Wenn man die gegebenen Anwendungshinweise beachtet, sind keine Nebenwirkungen zu befürchten.

Roßkastanie (Aesculus hippocastanum L.)

Die Roßkastanie ist in den asiatischen und östlichen Mittelmeerländern beheimatet. Sie wurde im 17. Jahrhundert nach Mitteleuropa eingeführt. Heute kommt sie bei uns häufig in Parks, Alleen, Laubwäldern und Gärten vor.

Der stattliche Baum wird bis zu 25 m hoch und erreicht einen Umfang von 4 m. Seine weiß, rosa bis rot gefärbten Blüten bilden pyramidenähnliche, aufrechte Rispen, die in den Monaten Mai bis Juni blühen. Die langgestielten, fünf- bis siebenzähligen Blätter sind handgroß oder größer und fein gezähnt. Der Samen (Kastanie) ist von einer stacheligen Fruchtschale umhüllt.

Gesammelt werden vor allem die Kastanienfrüchte von September bis Oktober, aber auch die Blüten während der Blütezeit und die Rinde junger Zweige im März und April.

Die wichtigsten Inhaltsstoffe sind das Cumarinderivat Aesculin, das Aescin (eines der verschiedenen Saponine), Gerbstoffe und einige Flavone.

Anwendung

Aufgrund ihrer zusammenziehenden, entzündungshemmenden und durchblutungsfördernden Wirkung ist die Roßkastanie ein Heilmittel gegen Venenleiden, Hämorrhoiden und Krämpfe.

Bei allgemeinen Durchblutungsstörungen, Krampfadern, Venenentzündungen, Neigung zu Wadenkrämpfen sowie Magen- und Darmkrämpfen haben sich Roßkastanien-Fertigpräparate bestens bewährt. Sie sind in Apotheken rezeptfrei erhältlich und sollten gemäß Beipackzettel genommen werden.

Zur äußerlichen Anwendung steht eine Vielzahl an Salben und Tinkturen zum Einreiben oder zu Auflagen bei Sportverletzungen, Prellungen, Verstauchungen, Blutergüssen, Quetschungen, Rheuma, Gicht oder als Lichtschutzmittel zur Verfügung.

Es ist zweckmäßig, eine äußerliche Behandlung mit Roßkastanie durch eine innerliche zu unterstützen.

Zubereitung und Dosierung

Roßkastanientee ist sehr bitter und wird daher nur zur äußerlichen Anwendung empfohlen. Innerlich sind die im Handel erhältlichen Fertigpräparate vorzuziehen.

Für Auflagen oder Spülungen (bis zu 5mal am Tag) werden 2 bis 3 Eßlöffel getrocknete und zerkleinerte Blüten, Blätter oder Rinde mit 1/2 l kaltem Wasser übergossen, zum Sieden erhitzt und abgeseiht.

Man kann auch zerquetsche Kastanien mit etwas Wasser aufkochen und zu einem Brei rühren, den man auf die betroffene Stelle aufträgt und mit einer Binde abdeckt.

Als Zusatz zum Vollbad werden 200 bis 300 g zerkleinerte Rinde oder zerquetschte Kastanien in 2 l Wasser 10 Minuten gekocht. Der abgeseihte Sud wird dem Badewasser zugegossen.

Nebenwirkungen

Bei der Verwendung nach Anleitung sind keine Nebenwirkungen zu befürchten.

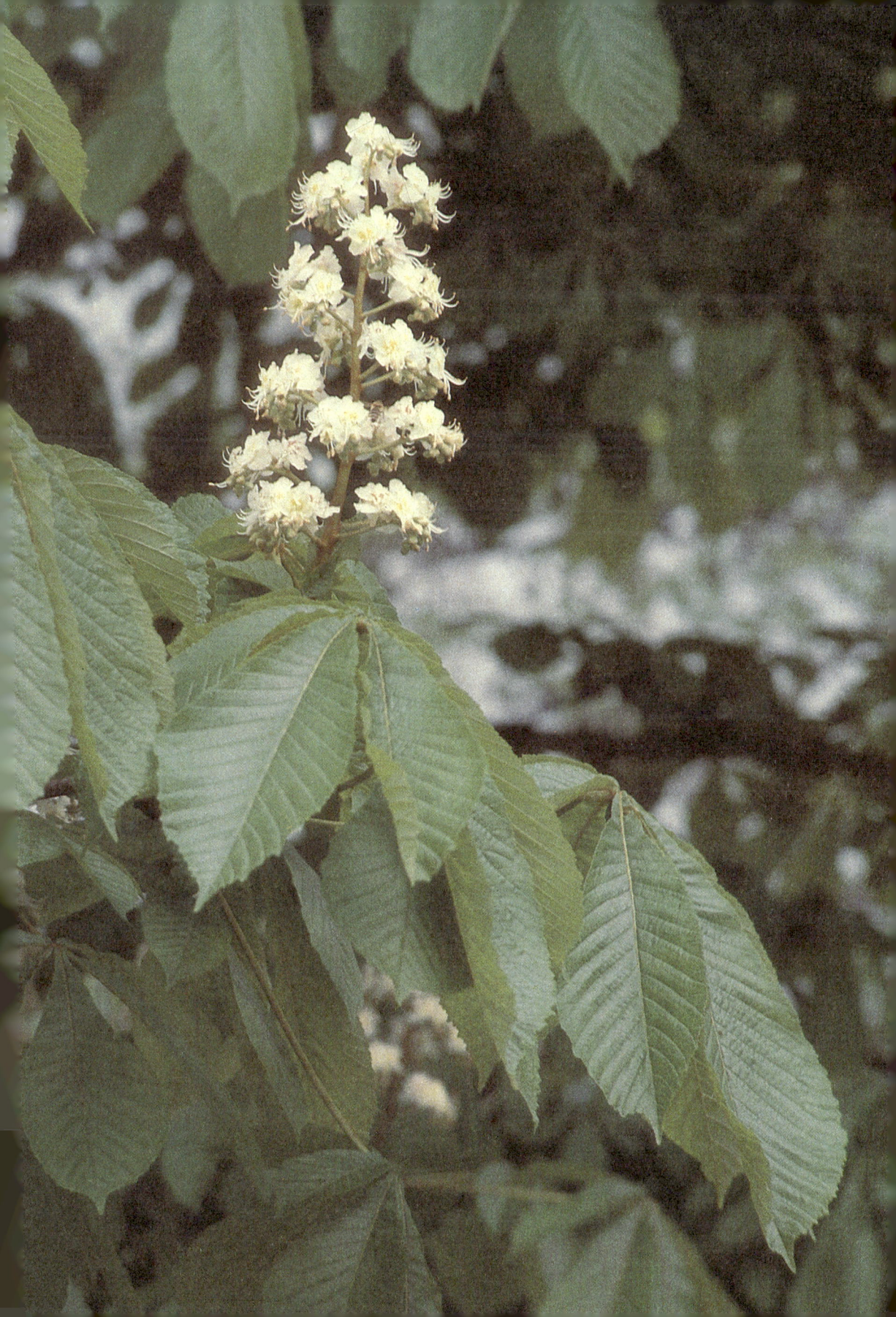

Salbei
(Salvia officinalis L.)

Der Salbeistrauch ist im Mittelmeerraum beheimatet. Bei uns wird er wegen seines dekorativen Aussehens und als Gewürz- und Heilpflanze in Gärten und Kulturen gezogen. Wild kommt er nur gelegentlich an felsigen, halbschattigen Hängen vor.

Der echte Salbei darf jedoch nicht mit dem Wiesensalbei, der auf fetten Wiesen wächst, verwechselt werden. Seine Inhaltsstoffe und Heilwirkung sind dem Wiesensalbei weit überlegen.

Der etwas struppig wirkende Strauch mit kräftigem, am Boden zum Teil verholztem Stengel kann bis zu 70 cm hoch werden. Die aromatisch duftenden, gekerbten, runzeligen, ovalen Blätter sind filzig behaart und grünweiß. Sie sind meistens gegenständig angeordnet. Die rachenförmigen Lippenblüten sind hellblau bis violett gefärbt und an den Stengelspitzen übereinander in mehreren Teilblütenständen angeordnet. Blütezeit ist in den Monaten Juni bis Juli.

Gesammelt werden kurz vor der Blütezeit die Blätter und die jungen Triebe, die an schattigen Stellen oder auch im Backofen bei 30 °C getrocknet werden. Danach müssen sie in einem Glas luftdicht verschlossen aufbewahrt werden.

Anwendung

Salbei ist ein viel verwendetes aromatisches Gewürz für Fleisch, Fisch, Salate, Saucen, Suppen, Frisch- und Kräuterkäse sowie Kräuteressig.

Als Heilpflanze ist er wegen seiner beruhigenden und entzündungshemmenden Wirkung vielseitig verwendbar. Er wirkt vor allem sehr günstig gegen krankhafte Schweiß- und Speichelabsonderungen.

Salbeitee ist bei Magenschleimhaut- und Gallenblasenentzündung, bei Magen- und Darmkatarrhen, Durchfall, Appetitmangel und Katarrhen der Luftwege ein sicheres Heilmittel. Auch bei nervösen Erschöpfungen, nächtlichen Schweißausbrüchen und als Mittel zur Einschränkung der Milchabsonderung nach der Stillzeit hat sich Salbeitee hervorragend bewährt.

Äußerlich dient er zu Spülungen und zum Gurgeln bei Zahnfleischentzündungen, Entzündungen im Mund und Rachen und zur Behandlung von entzündeten Wunden und Hautkrankheiten.

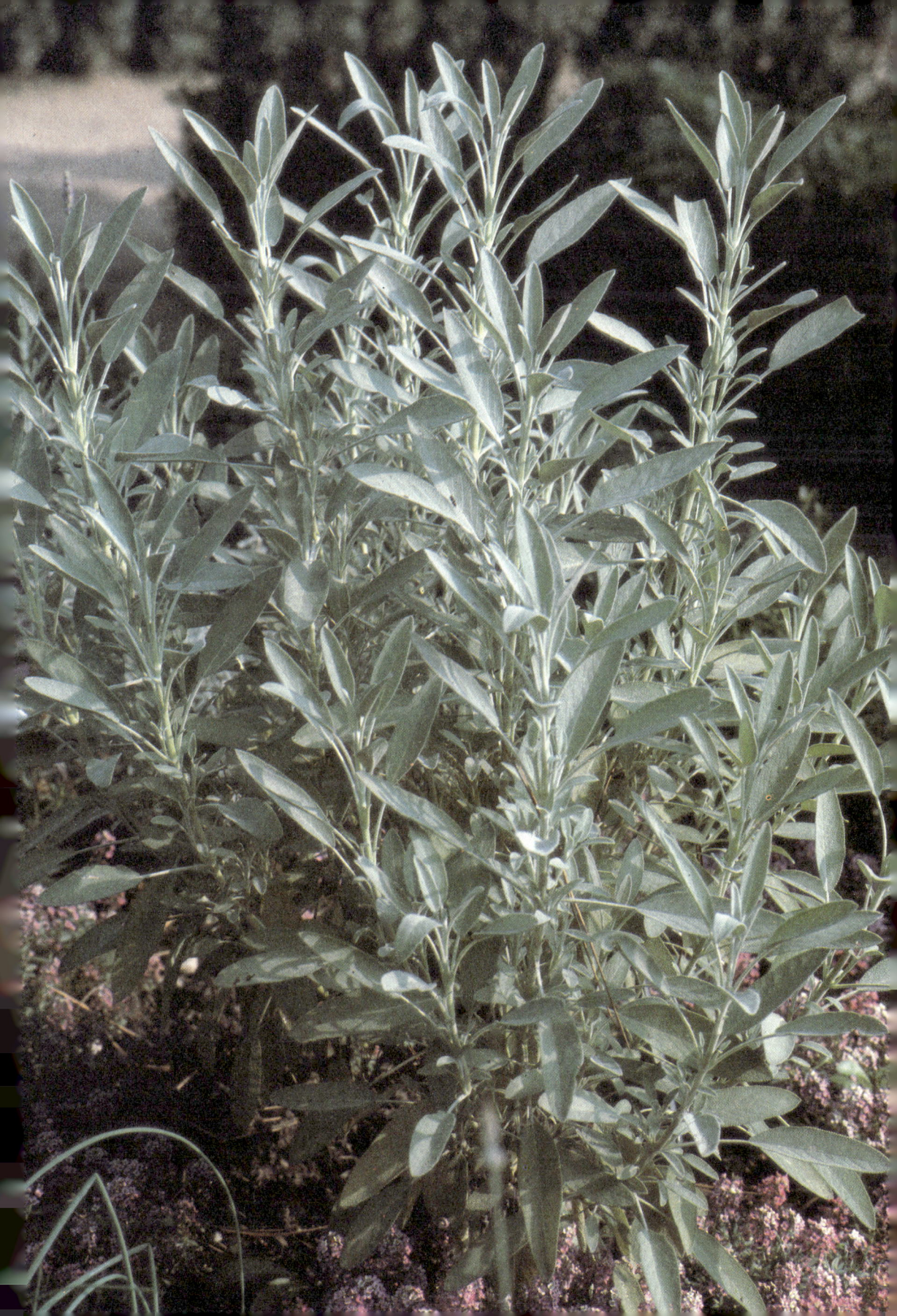

Zubereitung und Dosierung

1 bis 2 Teelöffel getrocknete und zerkleinerte Salbeiblätter mit 1/4 l kochendem Wasser überbrühen, 15 Minuten ziehen lassen und abseihen. Am Tag 2 bis 3 Tassen warm trinken.

Gegen nächtliche Schweißausbrüche 14 Tage lang jeden Abend 1 Tasse kalten Salbeitee trinken. Bei Katarrhen der Luftwege den Tee mit Milch kochen und mit Honig leicht süßen.

Zu Spülungen, Waschungen, Auflagen und zum Gurgeln werden 1 bis 2 Eßlöffel getrocknete und zerkleinerte Blätter mit 1/4 l Wasser überbrüht. 20 Minuten ziehen lassen und abseihen. Die Anwendungen können mehrmals täglich erfolgen.

Zur Zubereitung von Salbeiwein werden 50 g frische Blätter mit 1 l trockenem Rotwein angesetzt und nach etwa 8 Tagen abgeseiht. Man kann davon 2 bis 3 Likörgläschen täglich trinken. Salbeiwein hat eine vorzügliche Wirkung auf den gesamten Organismus und hilft bei Verdauungsstörungen.

Frische Blätter können bei Zahnfleischentzündungen gekaut oder auf Wunden gelegt werden. Auch bei Insektenstichen helfen sie rasch.

Nebenwirkungen

In der angegebenen Dosierung sind keine Nebenwirkungen zu befürchten.

Sanikel
(Sanicula europaea L.)

Der Sanikel wächst bevorzugt in bergigen Gebieten mit schattigen Misch- und Buchenwäldern, in Schluchten und feuchten Tälern.

Er ist eine ausdauernde, bis zu 40 cm hohe, krautartige Pflanze mit einem runden, glatten Stengel, dessen oberer Teil blattlos ist. Die Blätter sind langgestielt, sägeartig gezähnt und fünflappig. Die Stengelspitze verzweigt sich in eine Blütenkrone, an der rötlich-weiße, kurzgestielte, kleine Blütendolden sitzen. Blütezeit ist von Mai bis Juli.

Gesammelt werden in den Monaten Mai und Juni die Blüten und die Blätter, indem man das ganze Kraut abschneidet und in kleinen Bündeln an einem schattigen Ort zum Trocknen aufhängt.

Die wichtigsten Inhaltsstoffe sind Saponine, ätherisches Öl, Bitterstoffe, Gerbstoffe und Vitamin C.

Anwendung

Der Sanikel ist ein hervorragendes Mittel zur Heilung von eitrigen Wunden. Man kann entweder frische, zerquetsche Blätter auflegen oder die Wunden mit Tee waschen.

Der Tee aus getrockneten Blättern reinigt die Lunge und die Atemwege und wirkt gegen Magen- und Darmbeschwerden, Entzündungen im Mund und Rachen, Menstruationsbeschwerden, innere Geschwüre und Bluterbrechen. Auch Nierenblutungen werden schnell gestillt.

Sportverletzungen wie Prellungen, Quetschungen, Blutergüsse und Zerrungen, aber auch Hautentzündungen und Geschwüre werden durch Sanikelauflagen, -waschungen oder -teilbäder rasch geheilt.

Zubereitung und Dosierung

2 Eßlöffel getrocknetes, zerkleinertes Sanikelkraut mit 1/2 l kochendem Wasser übergießen, 10 Minuten ziehen lassen und abseihen. Von diesem Tee 2 bis 3 Tassen am Tag warm trinken. Äußerlich wird der Tee kalt verwendet.

Nebenwirkungen

Bei der angegebenen Dosierung sind keine Nebenwirkungen zu befürchten.

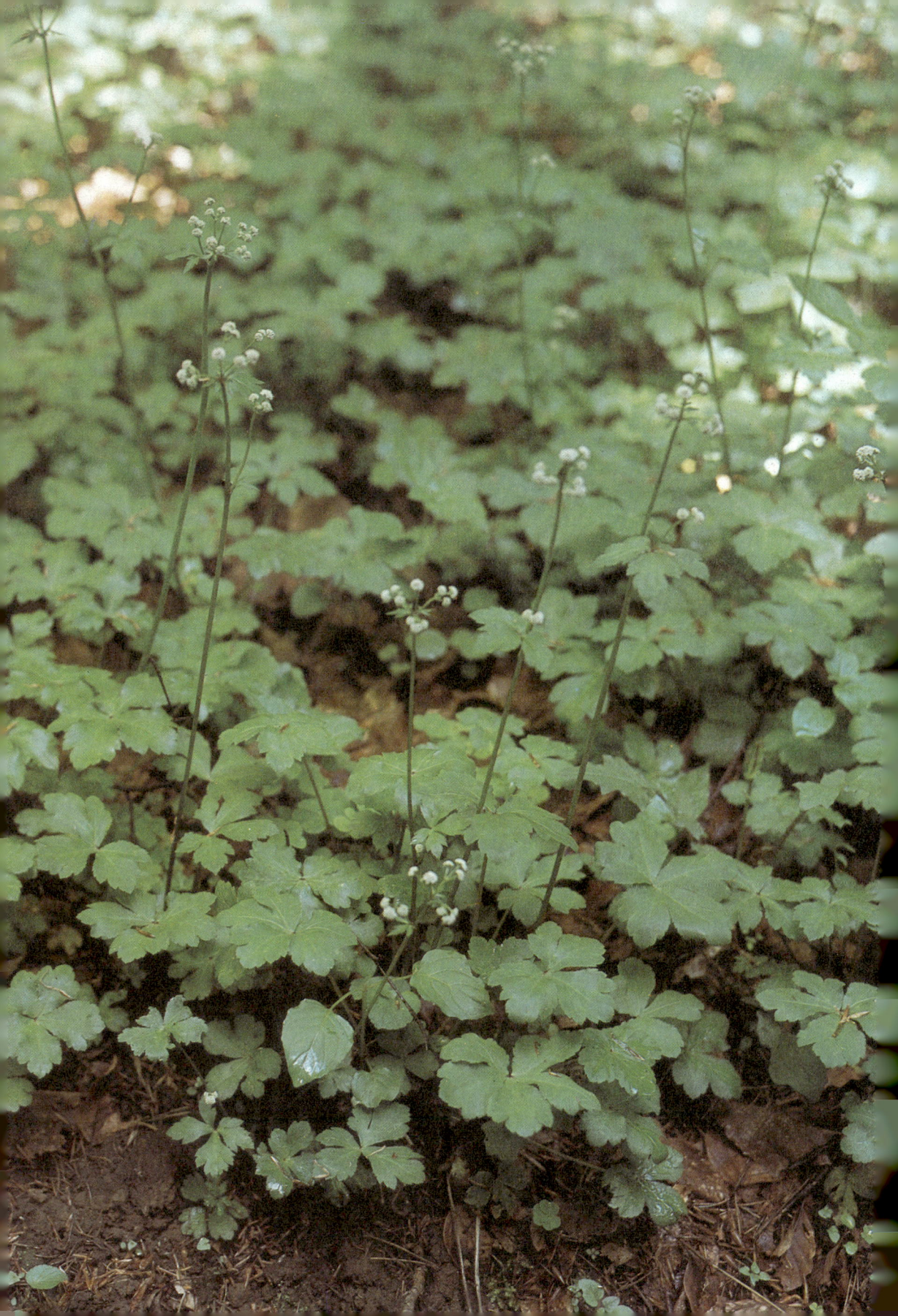

Sauerampfer
(Rumex acetosa L.)

Der Sauerampfer ist eine weitverbreitete heimische Pflanze, die auf feuchten Wiesen, Weiden, an Bachufern und feuchten Waldrändern wächst.

Die Pflanze wird bis zu 50 cm hoch. Der kantige, zum Teil rot unterlaufene Stengel trägt pfeilförmige, saftige Blätter, von denen die unteren langgestielt, die oberen sitzend sind. Die unscheinbaren, grün bis rötlich gefärbten Blüten sind in aufrechten Rispen an den oberen Stengelzweigen angebracht. Blütezeit ist von Mai bis Juni. Aus den Blüten entwickeln sich kleine, rote, dreikantige Früchte.

Gesammelt werden vor der Blüte in den Monaten April und Mai die saftigen, etwas säuerlich schmekkenden Blätter. Zum Trocknen werden sie an einem schattigen und gut durchlüfteten Ort ausgebreitet. Nachtrocknen im Ofen bei 40 °C ist zu empfehlen.

Die wichtigsten Inhaltsstoffe sind Bitterstoffe, Oxalsäure, Gerbstoffe und Vitamin C.

Anwendung

Sauerampfer wird frisch zu Salaten, Gemüsen, Suppen und Saucen verwendet.

Wegen seiner blutreinigenden und harntreibenden Wirkung eignet er sich gut zur Frühjahrskur. Aus den frischen Blättern kann man einen Saft herstellen, der gegen Gelbsucht, Leberleiden, Blasenkatarrh und Blutarmut hilft. Frische, mit einer Flasche gewalzte Blätter können auf Wunden oder entzündete Stellen gelegt werden. Sie lindern die Schmerzen und beschleunigen den Heilungsprozeß.

Sauerampfertee hilft bei allen genannten Leiden und kann auch äußerlich für Umschläge oder zur Spülung von Wunden verwendet werden.

Zubereitung und Dosierung

2 Eßlöffel getrocknete und zerkleinerte Blätter mit 1/2 l kochendem Wasser übergießen, 10 Minuten ziehen lassen und abseihen. Von diesem Tee 3 bis 4 Tassen am Tag trinken. Äußerlich kann der Tee bis zu 5mal täglich angewendet werden.

Von dem Preßsaft kann man 2 Eßlöffel pro Tag mit etwas Tee oder Wasser nehmen.

Eine Sauerampferkur kann 2mal im Jahr, im Frühjahr und im Herbst, sowohl mit Tee oder frischen Blättern als auch mit Saft durchgeführt werden. Salat aus Sauerampfer, Löwenzahnblättern, Schnittlauch und Kresse und Tee aus Sauerampfer und Huflattichblättern sind ideale Mittel zur Blutreinigung und zur Blutverbesserung.

Nebenwirkungen

Bei der angegebenen Dosierung sind keine Nebenwirkungen zu befürchten. Man sollte aber keine größeren Mengen verwenden, da sonst Erbrechen und Durchfälle auftreten könnten.

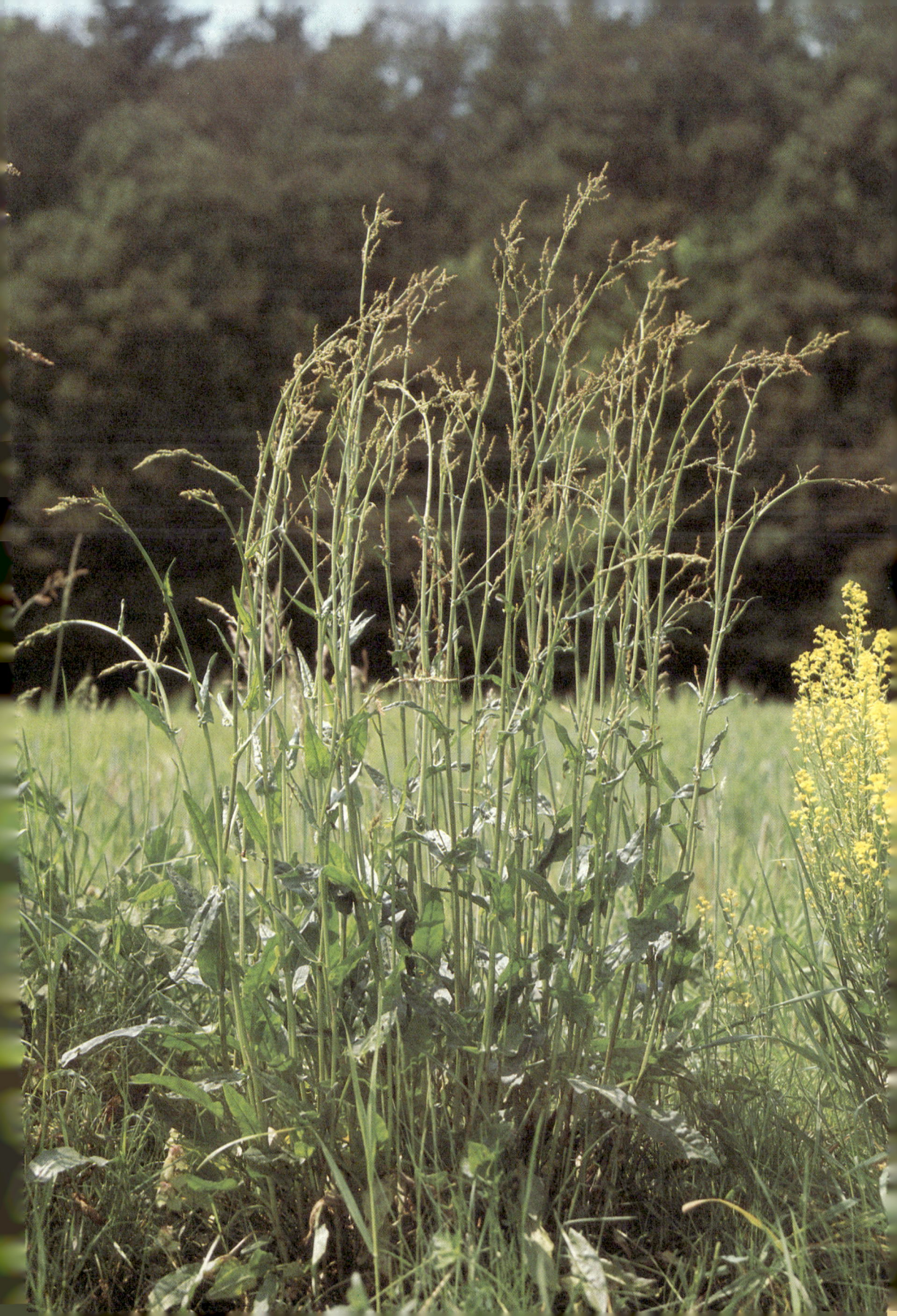

Schafgarbe
(Achillea millefolium L.)

Die Schafgarbe kommt in ganz Europa an sonnigen und trockenen Standorten vor. Man trifft sie häufig an Berghängen, auf Wiesen, Acker- und Wegrändern, Bahndämmen und in Parkanlagen.

Die ausdauernde Pflanze wird bis zu 70 cm hoch. Ihr manchmal rotbraun unterlaufener und zähfaseriger, runder Stengel ist zum Teil leicht behaart und nach oben hin mehrfach verzweigt. Die gestielten Blätter sind doppelgefiedert und behaart. An den Zweigspitzen sitzen doldenartig kleine weiß, rosa oder violett gefärbte Blüten. Blütezeit ist von Juni bis Oktober.

Gesammelt wird das gesamte Blütenkraut von Mai bis September, indem man es handbreit über dem Boden abschneidet. Es wird an einem schattigen Ort getrocknet.

Die wichtigsten Inhaltsstoffe sind ätherisches Öl mit Azulen, Eukalyptol und Cineol, Flavone, Gerbstoffe, Bitterstoffe, Inulin, Harz und antibiotische Substanzen.

Anwendung

Wegen des hohen Anteils an ätherischem Öl und Bitterstoffen ist die Schafgarbe ein hervorragendes Mittel gegen Verdauungsstörungen, Appetitmangel, Blähungen, Magen- und Darmkrämpfe sowie unregelmäßige und schmerzhafte Menstruation.

Aufgrund der entkrampfenden und entzündungshemmenden Eigenschaften ist sie Bestandteil vieler Galle- und Lebertees. Ihre Wirkung ist insbesondere gegen Leberschwellung, Gallenblasen-, Magenschleimhaut- und Nervenentzündungen, Hämorrhoiden und Gicht gerichtet.

Sie ist außerdem ein ideales Mittel bei Störungen während der Wechseljahre, bei Kreislaufstörungen und Kreuzschmerzen, verbunden mit der Menstruation, sowie bei Krampfadern.

Frisch gepreßter Schafgarbensaft dient zur Blutreinigung und wird für Frühjahrskuren, die den Körper widerstandsfähiger machen, verwendet. Davon sollten täglich über einen Zeitraum von 4 Wochen 2 Eßlöffel zu den Mahlzeiten genommen werden.

Äußerlich hat sich Schafgarbe für Auflagen, Umschläge und Bäder bei schlecht heilenden Wunden, Geschwüren, Hautentzündungen, Schuppenflechten und wunden Brustwarzen bei stillenden Müttern bewährt.

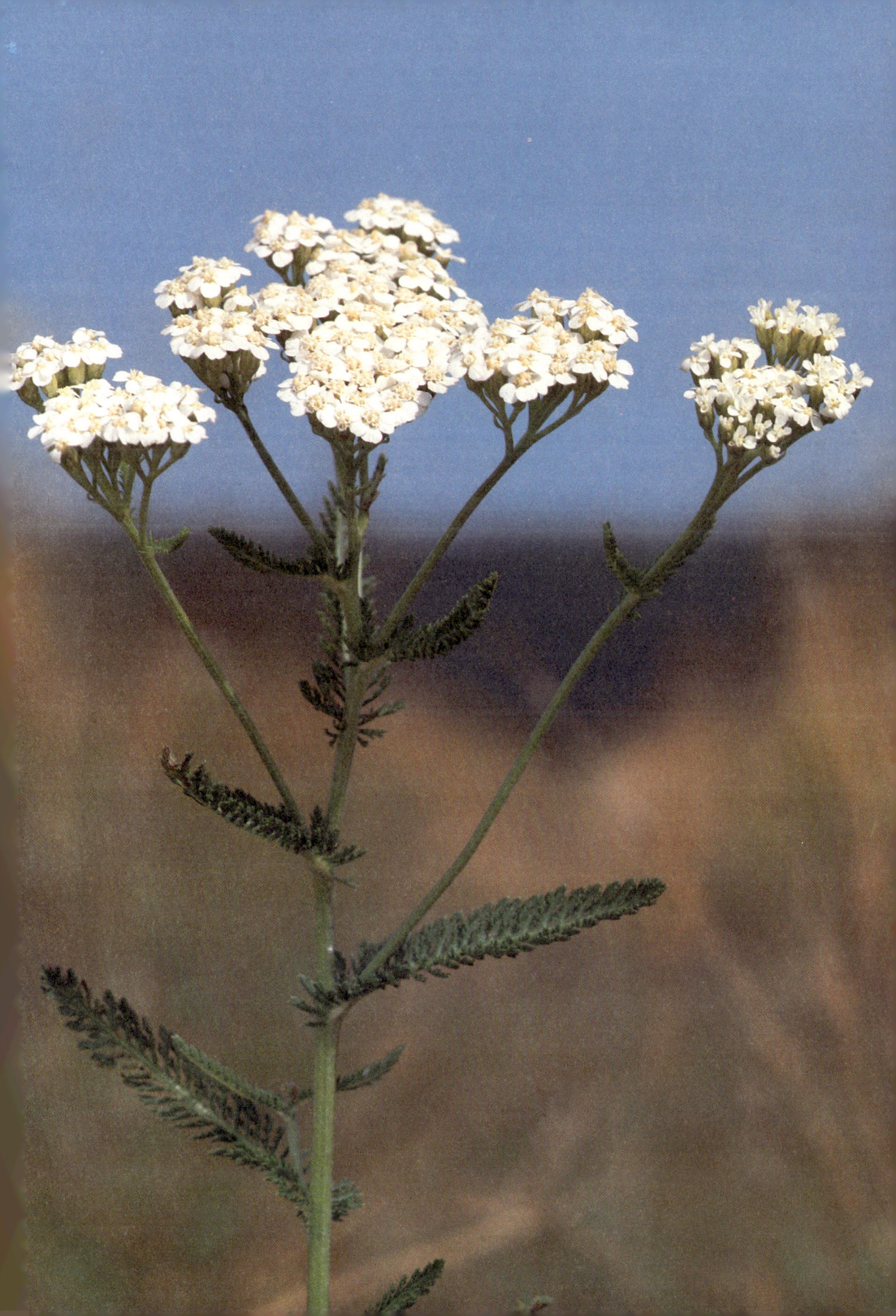

Zubereitung und Dosierung

1 bis 2 Eßlöffel getrocknetes und zerkleinertes Kraut mit 1/2 l kochendem Wasser übergießen. 15 Minuten ziehen lassen und abseihen. Davon 2 bis 3 Tassen am Tag warm trinken.

Zur äußerlichen Anwendung kann die Krautmenge verdoppelt werden, z. B. 2 Eßlöffel auf 1/4 l Wasser.

Der Saft wird aus frischen Blättern mit Hilfe eines Entsafters hergestellt. Das zerquetschte Kraut kann zu Wundauflagen verwendet werden.

Nebenwirkungen

Eine Kur mit Schafgarbentee oder -saft sollte nicht länger als 4 Wochen durchgeführt werden. Bei manchen Menschen können Hautausschläge auftreten. Ansonsten sind keine Nebenwirkungen zu befürchten.

Schlüsselblume
(Primula veris L.)

Die Schlüsselblume ist eine heimische Frühlingspflanze, die auf Wiesen, an Waldrändern und in lichtem Gebüsch wächst.

Die runzligen, gestielten, grundständigen Blätter bilden am Boden um den bis zu 25 cm hohen Stengel eine Rosette. Auf der Stengelspitze sind die blaßgelben Blüten endständig in einer Dolde angeordnet. Blütezeit ist von März bis Mai.

Gesammelt werden der Blütenstand und die Blätter in den Monaten März und April, während die Wurzel kurz vor der Blütezeit oder im Herbst gegraben wird. Die Blüten und die Blätter können frisch verwendet oder wie die Wurzel an einem schattigen Ort getrocknet werden. Zu beachten ist, daß die Wurzel unter Naturschutz steht und daher nur mit Genehmigung ausgegraben werden darf. Aus diesem Grund ist es empfehlenswert, die Wurzeldroge aus der Apotheke oder Drogerie zu beziehen.

Die wichtigsten Inhaltsstoffe sind Glykoside, Saponine, Gerbstoffe, Flavone, Bitterstoffe und ätherisches Öl. Sie sind vor allem in der

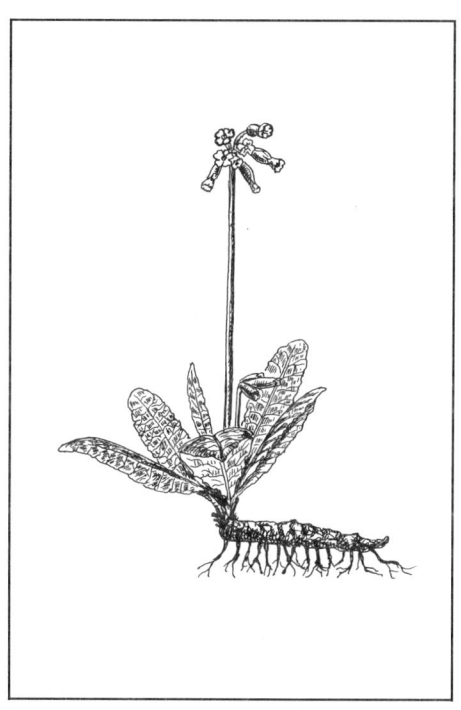

Wurzel enthalten. Blüten und Blätter werden seltener verwendet.

Anwendung

Die Wurzel hilft bei Erkrankungen der Atemwege. Sie wirkt krampf- und schleimlösend bei Bronchialkatarrh, Bronchitis, Lungenentzündung, Keuchhusten und Stirnhöhlenentzündungen. Auch bei chronischen Gelenkentzündungen, Rheuma und Gicht wirkt sie heilend und schmerzlindernd.

Der Tee aus Blüten und Blättern ist bedeutend schwächer, wirkt jedoch schweißtreibend und ist ge-

gen Schlaflosigkeit, Schwindelanfälle, Migräne und Nervosität geeignet.

Bei starker Erkältung und Verschleimung der Atemwege ist eine
Teemischung aus Schlüsselblumen-
wurzel, Anis, Fenchel, Kamille und
Huflattichblättern zu empfehlen.

Zubereitung und Dosierung

2 bis 3 Eßlöffel getrocknete und
zerkleinerte Blüten und Blätter mit
1/2 l kochendem Wasser übergießen, 10 Minuten ziehen lassen und
abseihen. Davon 2 bis 3 Tassen am
Tag trinken.

Für den Tee aus Schlüsselblumen-
wurzel nimmt man 1 bis 2 Eßlöffel
auf 1/2 l kochendes Wasser. Man
läßt ihn 15 Minuten ziehen und
seiht dann ab. Davon ebenfalls 2
bis 3 Tassen über den Tag verteilt
trinken.

Als Teemischung werden je 1 Teelöffel Schlüsselblumenwurzeln, Anis,
Fenchel, Kamille und Huflattichblätter mit 1/2 l kochendem Wasser übergossen. Nach 10 Minuten
seiht man den Tee ab. Davon können 3 Tassen am Tag oder stündlich 2 bis 3 Eßlöffel genommen
werden. Zur Behandlung der Luftwege werden sowohl die Teemischung als auch der Tee aus der
Wurzel mit Honig gesüßt.

Frische junge Schlüsselblumenblät-
ter können Salaten beigemischt
werden.

Nebenwirkungen

Bei der angegebenen Dosierung
sind keine Nebenwirkungen zu befürchten.

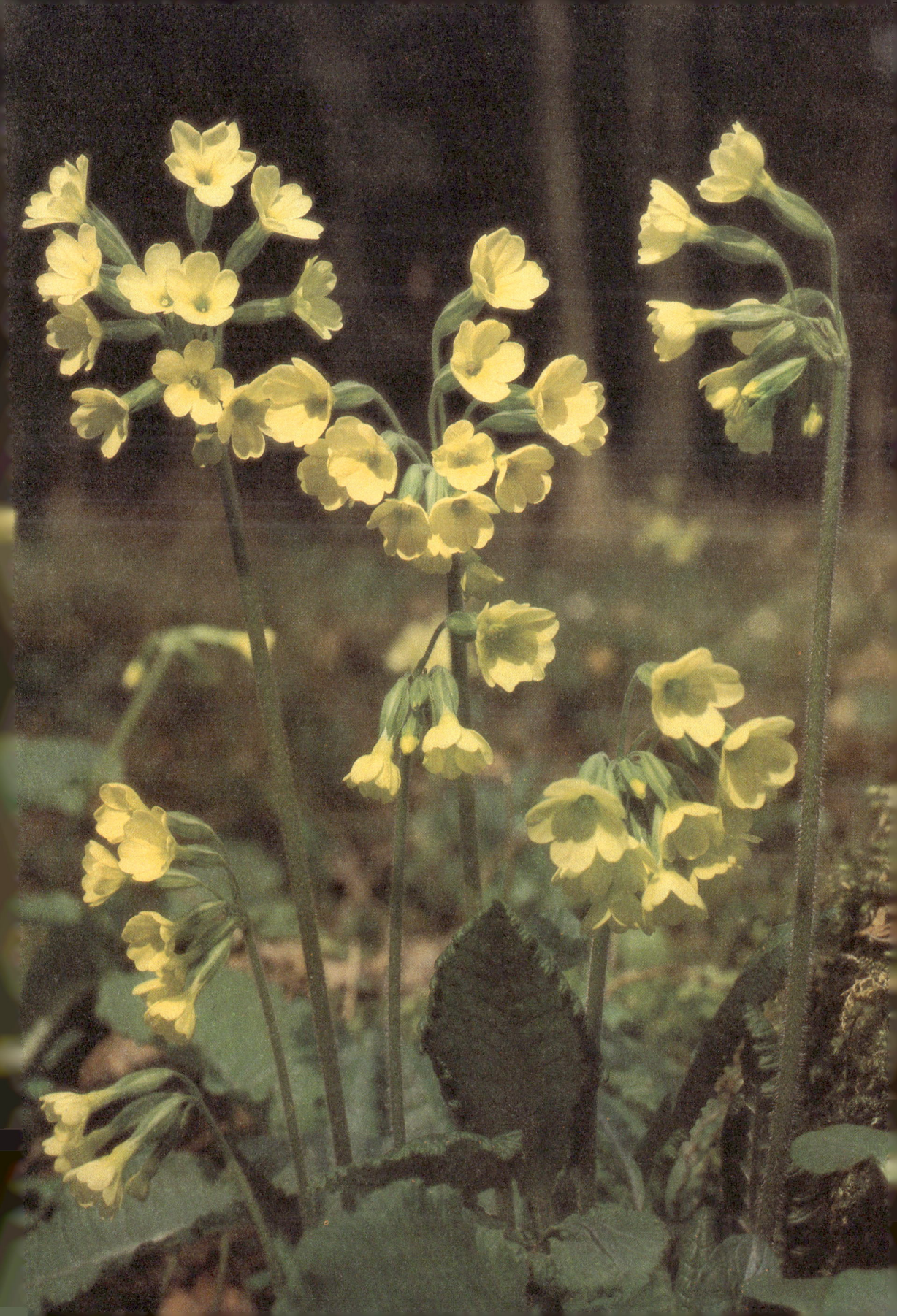

Schöllkraut
(Chelidonium majus L.)

Das Schöllkraut kommt in ganz Europa an Weg- und Waldrändern sowie auf Schuttplätzen im Umkreis von menschlichen Siedlungen vor. Die kleinen Samenkörner werden oft von Ameisen verschleppt, so daß man die Pflanze selbst in hohen Mauerspalten finden kann.

Schöllkraut ist eine ausdauernde, bis zu 60 cm hohe, stark verzweigte Pflanze. Sie ist leicht an dem gelben Milchsaft zu erkennen, der aus einem abgerissenen Blatt oder Pflanzenteil sofort hervorquillt. Die bläulichgrünen, leicht behaarten Blätter sind grob gekerbt und meist drei- bis fünffach geteilt. Die Blüten sind leuchtend gelb und vierzählig mit zahlreichen Staubgefäßen. Blütezeit ist von April bis Oktober. Der schwarze Samen hat ein weißes, ölhaltiges Anhängsel, das gern von Ameisen gefressen wird.

Gesammelt werden das ganze Kraut und die Wurzeln kurz vor der Blütezeit. Es wird empfohlen, das Schöllkraut und die Wurzeln überwiegend frisch zu verwenden, da die Wirkstoffe sich bei längerer Lagerung zersetzen. Getrocknetes Schöllkraut sollte nicht länger als 6 Monate aufbewahrt werden.

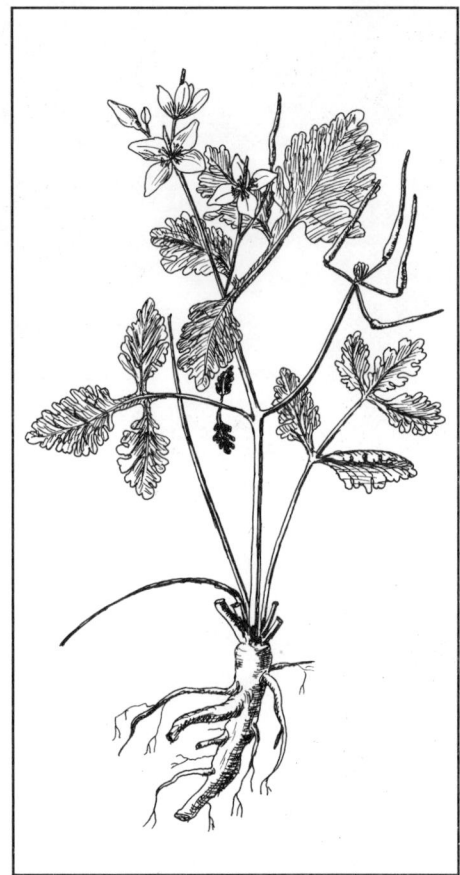

Wichtigste Inhaltsstoffe sind Alkaloide, organische Säure, Minerale, ätherisches Öl und etwas Harz.

Anwendung

Schöllkraut wirkt stark krampflösend, schmerzstillend, beruhigend und galletreibend. Es ist ein wichtiger Bestandteil vieler Galle- und Leberpräparate, da seine Wirkung überwiegend auf Galle, Leber und Bronchien ausgerichtet ist.

Schöllkraut

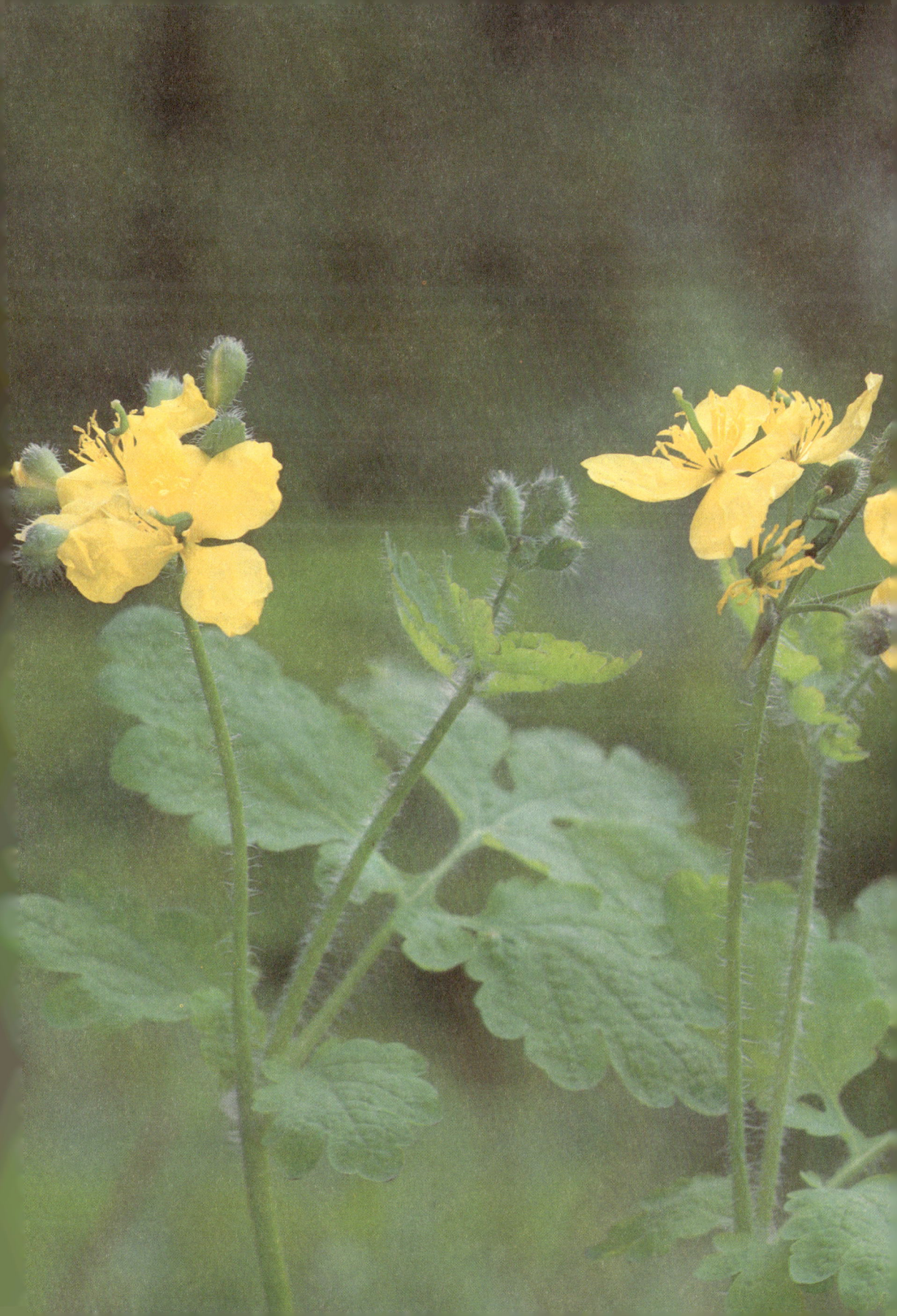

Das Fertigpräparat Chelidonium, das aus der frischen Wurzel hergestellt wird, ist ein hervorragendes Heilmittel gegen Leberleiden, Gelbsucht, Magen- und Darmstörungen, Magengeschwüre und wegen der galletreibenden Wirkung auch gegen Gallensteinbildung.

Bei ständiger Müdigkeit und Benommenheit, aber auch bei asthmatischen Anfällen wird Schöllkraut sehr empfohlen. Koliken und starke Schmerzen der genannten Organe sowie Schmerzen bei chronischem Reizhusten und Asthmaanfällen lassen nach der Einnahme von Schöllkrauttee oder -tropfen rasch nach.

Der gelbe Schöllkrautsaft wird zum Beseitigen von kleinen Warzen angewandt. Betupft man die Warze mehrmals täglich mit dem Saft, verschwindet sie meistens schon nach einer Woche. Spricht die Warze jedoch nach dreiwöchiger Anwendung auf den stark ätzenden Saft nicht an, sollte auf eine weitere Behandlung verzichtet werden.

Zubereitung und Dosierung

Man kann den Tee sowohl aus dem frischen Kraut oder der Wurzel als auch aus der getrockneten Droge zubereiten. 1 bis 2 Eßlöffel zerklei-

nertes Kraut und/oder Wurzeln mit 1/2 l kochendem Wasser übergießen, 10 bis 15 Minuten ziehen lassen, abseihen und zwischen den Mahlzeiten warm trinken. Tagesdosis: 3 bis 4 Tassen. Eine Kur mit Schöllkrauttee sollte 4 bis 5 Wochen dauern.

Von der Schöllkrauttinktur werden 3mal täglich 10 bis 20 Tropfen genommen.

Bei einem akuten Galle- und Leberleiden, aber auch bei Bronchitis oder Grippe ist ein etwas stärkerer Tee zu empfehlen. Dazu nimmt man 2 Eßlöffel zerkleinerte frische Wurzeln und überbrüht sie mit 1/2 l kochendem Wasser, läßt 20 Minuten ziehen und seiht ab. Von diesem Tee sollten ebenfalls 3 bis 4 Tassen täglich getrunken werden.

Nebenwirkungen

Bei der angegebenen Dosierung sind keine Nebenwirkungen zu befürchten. Da das Schöllkraut jedoch zu den etwas giftigen Pflanzen zählt, sollte vor der Anwendung der Arzt befragt werden.

Seifenkraut
(Saponaria officinalis L.)

Das Seifenkraut kommt bei uns überwiegend an Bach- und Fluß-ufern, in Auwäldern, Hecken, auf Äckern, an Wegrändern und auf Schuttplätzen vor.

Die Pflanze wird bis zu 90 cm hoch. An ihren unverzweigten Stengeln sind die länglichen, lanzettähnlichen Blätter kreuzgegenständig angeordnet. Die weißen, oft auch rosa gefärbten Blüten sitzen in buschigen, aufrechten Rispen an der Pflanzenspitze. Blütezeit ist von Mai bis September.

Gesammelt werden das Kraut während der Blütezeit und die Wurzel vor und nach der Blütezeit von März bis April und von September bis Oktober. Das Kraut und die Wurzeln müssen nach der Ernte schnell getrocknet werden, entweder an einem schattigen, luftigen Ort oder im Backofen bei 45 °C. Die gereinigte Wurzel wird vor dem Trocknen mehrmals gespalten.

Wichtigster Inhaltsstoff des Seifenkrautes ist das Saponin.

Anwendung

Wegen seiner schleimverflüssigenden und schleimlösenden Wirkung

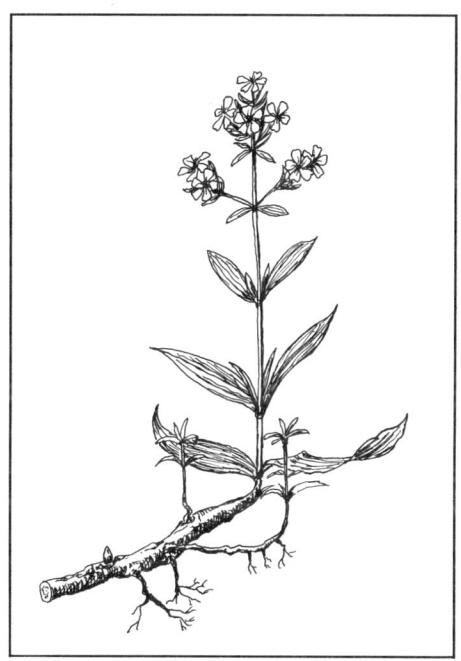

ist das Seifenkraut besonders gegen Krankheiten der Atemwege geeignet. Vor allem bei chronischen Bronchialkatarrhen mit zähem Schleim hilft eine Teemischung aus Seifenkraut, Veilchen, Königskerze und Schlüsselblume rasch und zuverlässig.

Außerdem wirkt das Seifenkraut leicht abführend und harntreibend, weshalb es auch für blutreinigende Teemischungen bei Frühjahrskuren, Gelenkentzündungen und Blasenkatarrhen verwendet wird.

Umschläge und Waschungen mit Seifenkrauttee werden bei Hautentzündungen und Hautunreinheiten empfohlen.

241

Zubereitung und Dosierung

1 Eßlöffel getrocknetes und zerkleinertes Seifenkraut oder Wurzeln mit 1/2 l kaltem Wasser über
Nacht ansetzen. Am nächsten
Morgen kurz aufkochen und abseihen. Von diesem Tee 2 bis 3 Tassen
am Tag warm trinken.

Nebenwirkungen

Bei der angegebenen Dosierung
sind keine Nebenwirkungen zu befürchten. Wegen des hohen Saponingehalts sollte man größere
Mengen jedoch meiden.

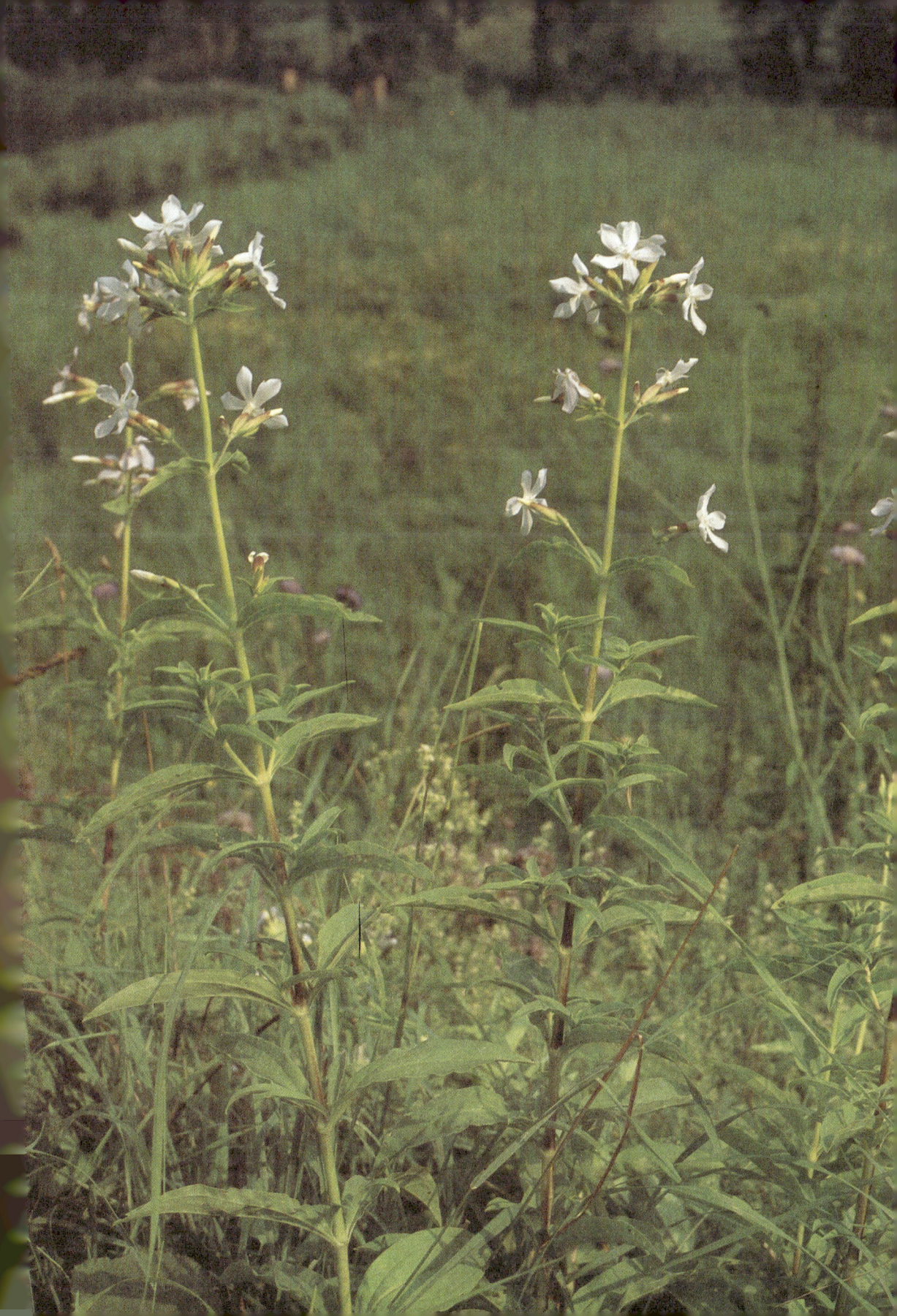

Senf, schwarzer
(Brassica nigra L.)

Die Senfpflanze stammt aus der Mittelmeerregion, wo sie schon vor über 2000 Jahren bekannt war. In Mitteleuropa wird der Senf überwiegend in Kulturen angebaut. Für medizinische Zwecke wird nur der schwarze Senf verwendet, während der weiße Senf ausschließlich als Gewürz genommen und der wildwachsende kaum beachtet wird.

Die Senfpflanze wird 60 bis 90 cm hoch und ist nach oben hin stark verästelt. Die unteren wechselständig angeordneten Blätter sind stark gelappt, während die mittleren und oberen Blätter nur noch gezähnt oder glattrandig sind. Die vierzähligen, gelben Blüten sind doldenartig angebracht und blühen in den Monaten Juni und Juli.

Gesammelt werden die reifen Senfkörner (Samen) im Herbst.

Wichtigster Inhaltsstoff ist das Senföl, das die Haut und vor allem die Schleimhäute reizt und dadurch die Durchblutung fördert. Weitere Inhaltsstoffe sind Eiweiß und Pflanzenschleim.

Anwendung

Die Droge wird äußerlich in Form von Senfmehlwickeln und -auflagen (Anleitung siehe Teil IV) oder zum Einreiben verwendet. Senfmehl und Senfspiritus wirken hautreizend, durchblutungsfördernd, krampflösend und schmerzstillend bei Brust- und Rippenfellentzündungen, bei Lungen-, Nerven- und Gelenkentzündungen sowie bei Rheuma, Gicht und Ischias. Fertige Senfpflaster sind in der Apotheke erhältlich.

Nebenwirkungen

Senfauflagen und -pflaster sollen wegen der starken Hautreizung nicht zu lange aufgelegt werden. Bei unangenehmem Brennen muß die Auflage unbedingt abgenommen bzw. das Einreiben eingestellt werden. Senföl darf nicht innerlich eingenommen werden. Auch Speisesenf (Mostrich) sollte nicht in zu großen Mengen gegessen werden.

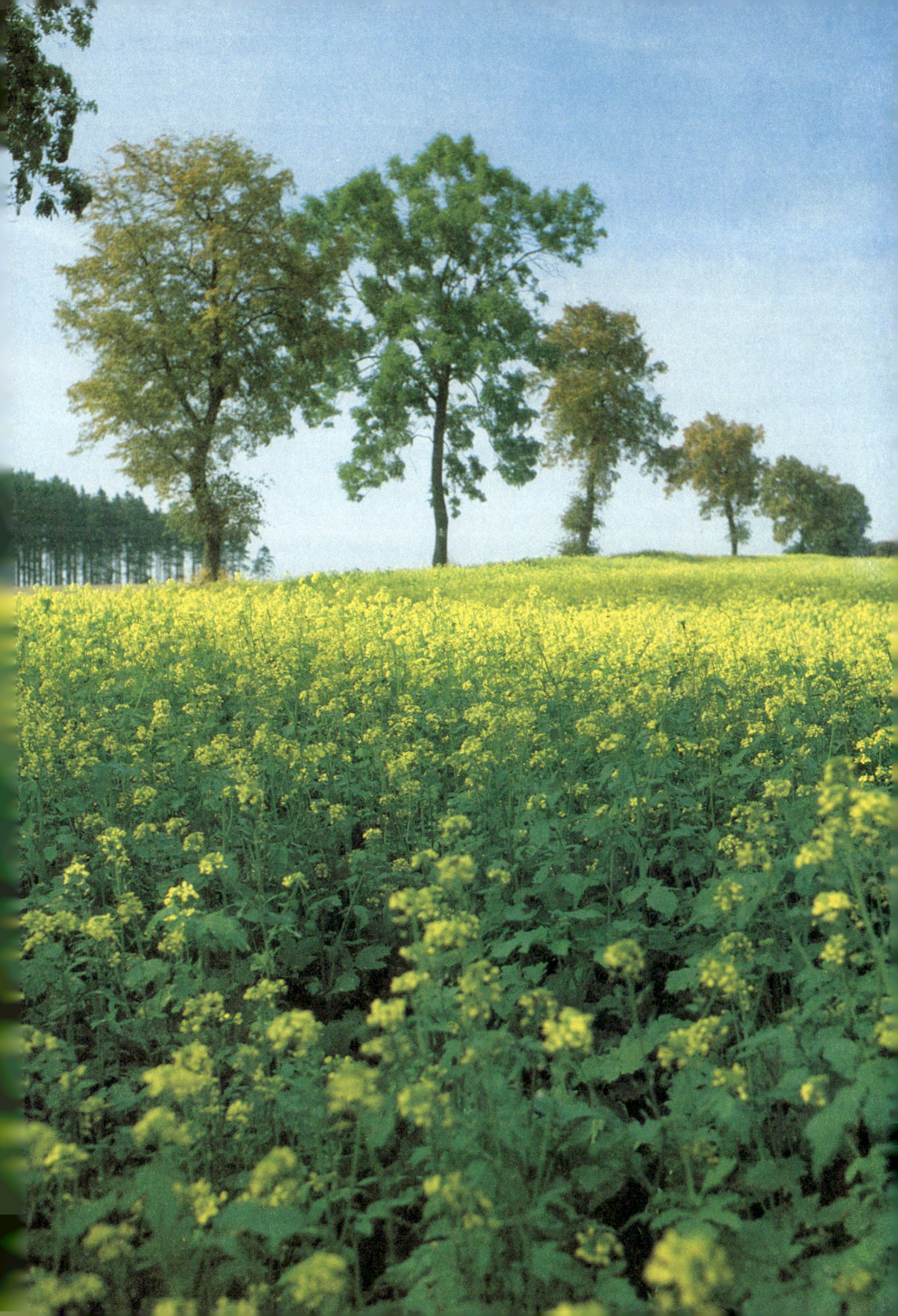

Silberdistel (Eberwurz)
(Carlina acaulis L.)

Die Silberdistel kommt in Mitteleuropa vor, wo sie bevorzugt auf trockenen und mageren Wiesen und auf steinigen Hängen wächst.

Sie ist eine ausdauernde, bis zu 20 cm hohe Pflanze, deren großer Blütenkorb von stacheligen, fiederspaltigen Blättern rosettenartig umgeben ist. Die gestielten Blätter wachsen meistens direkt aus der kräftigen, bis zu 60 cm langen Pfahlwurzel. Sie sind an der Oberseite dunkelgrün, an der Unterseite fast silbergrau. Die großen, gelbweißen Blüten blühen von Juni bis September.

Gesammelt wird die Wurzel kurz vor und nach der Blütezeit. Sie wird gereinigt, mit dem Messer mehrmals gespalten und an einem schattigen Ort schonend getrocknet. Da die Wurzel unter Naturschutz steht, sollte vor dem Sammeln eine Genehmigung eingeholt werden.

Die wichtigsten Inhaltsstoffe sind ätherisches Öl, Inulin und antibakterielle Wirkstoffe.

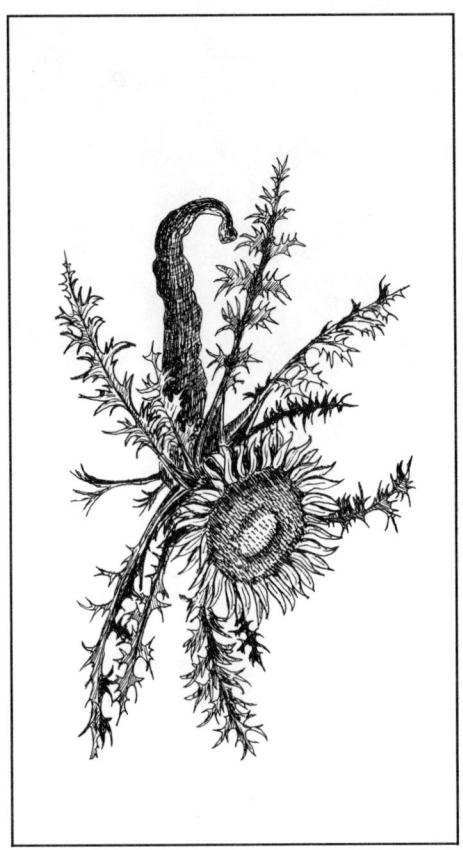

Anwendung

Silberdistelwurzeltee stärkt den Magen und den Darm, reguliert die Verdauung und regt den Appetit an. Bei Bandwürmern ist er ein wirksames Mittel. Er hat außerdem eine harn- und schweißtreibende Wirkung, weshalb er bei Blasenkatarrh und Wassersucht genommen wird. Seine antibakteriellen Wirkstoffe schaffen Abhilfe bei Leberleiden und Ruhr.

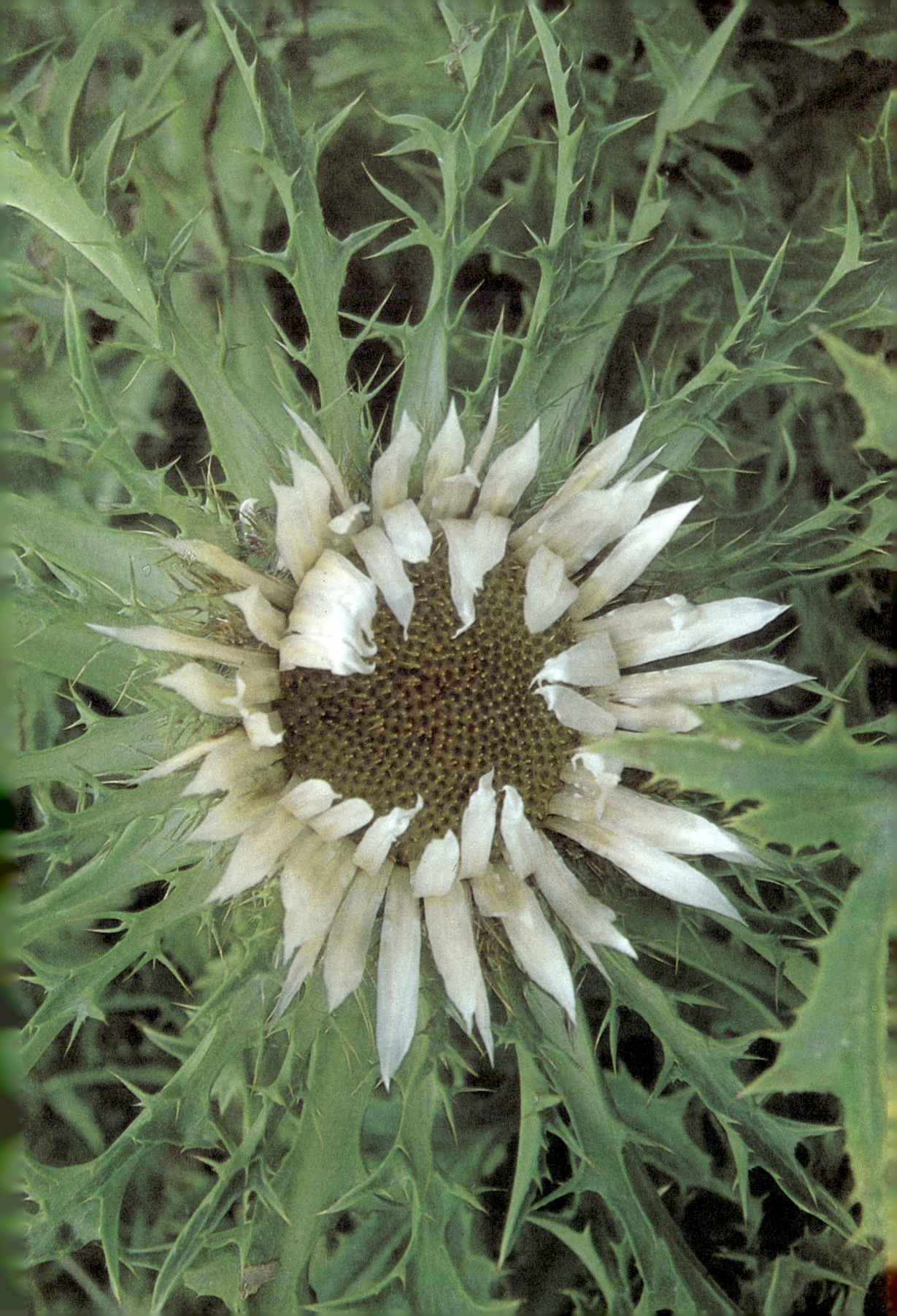

Zubereitung und Dosierung

1 bis 2 Eßlöffel getrocknete und zerkleinerte Wurzeln mit 1/2 l kaltem Wasser übergießen und aufkochen. 20 Minuten ziehen lassen und abseihen. Davon 2 bis 3 Tassen am Tag trinken.

Von der Tinktur (Apotheke) können 2mal täglich jeweils zu den Mahlzeiten 10 bis 15 Tropfen genommen werden.

Für einen Silberdistelwein werden 50 g zerkleinerte Wurzeln mit 1 l Weißwein 7 Tage lang angesetzt. Anschließend den Wein durch ein Leinentuch abseihen und täglich davon 2 Likörgläschen zu den Mahlzeiten trinken.

Zur äußerlichen Behandlung von Wunden und Hautunreinheiten werden 2 Teile Silberdisteltee mit 1 Teil Essig vermischt.

Nebenwirkungen

In der angegebenen Dosierung und bei einer Kur von 4 bis 6 Wochen sind keine Nebenwirkungen zu befürchten. Bei sehr empfindlichen Patienten kann es zu Übelkeit und Erbrechen kommen.

Spitzwegerich
(Plantago lanceolata L.)

Der Spitzwegerich ist eine in ganz Europa verbreitete Pflanze, die man überall an Wegrändern, Zäunen, auf trockenen Wiesen und Weiden finden kann.

Die ausdauernde Pflanze besteht aus einer grundständigen Blattrosette, aus deren Mitte ein blattloser, bis zu 50 cm hoher, aufrechter Stengel wächst. Die Blätter sind lanzettlich mit hervorstehenden Blattrippen und glatt oder leicht gezähnt. Die gelbweißen, unscheinbaren Blüten sitzen an der Stengelspitze und bilden eine kurze, kugelige Ähre. Blütezeit ist von Mai bis September.

Gesammelt werden die Blätter in den Monaten April bis September. Sie werden frisch oder getrocknet verwendet.

Die wichtigsten Inhaltsstoffe sind Kieselsäure, Bitterstoffe, Gerbstoffe, Pflanzenschleim und das Glykosid Aucubin.

Anwendung

Der Spitzwegerich ist aufgrund seiner zusammenziehenden, entzündungshemmenden und schleimlösenden Wirkung ein bevorzugtes Heilmittel gegen Husten, Keuchhusten, Bronchitis, Asthma sowie Rachen- und Lungenkatarrh. Im Handel erhältliche Hustensäfte enthalten oft Auszüge aus Spitzwegerich. Er hat sich außerdem bei Verdauungsstörungen, bei einem Magen-Darmkatarrh sowie zur Blutreinigung sehr bewährt.

Äußerlich wird Spitzwegerich zu Auflagen bei Verletzungen, Hautentzündungen, Brandwunden, Geschwüren, Insektenstichen und zu Spülungen bei Mund- und Zahnfleischentzündungen sowie bei Augenentzündungen verwendet.

Zubereitung und Dosierung

2 Eßlöffel getrocknete und zerkleinerte Blätter mit 1/2 l kochendem Wasser überbrühen, 10 Minuten ziehen lassen und abseihen. Davon werden täglich 3 bis 4 Tassen warm getrunken. Bei Erkrankungen der Atemwege soll der Tee mit etwas Honig gesüßt werden.

Der aus den frischen Blättern gewonnene Saft wird mit Wasser 1:1 verdünnt. Man kann davon 2 bis 3 Eßlöffel täglich nehmen.

Bei Wunden, Entzündungen oder Geschwüren werden frische, gewaschene Blätter mit einer Flasche gewalzt oder zerstoßen, aufgelegt und mit einer Mullbinde befestigt. Diese Auflage sollte täglich 3- bis 4mal erneuert werden. Sie kann auch zum Blutstillen bei frischen Wunden und bei Insektenstichen verwendet werden.

Zur Mund- und Augenspülung werden 3 bis 4 Eßlöffel getrocknete und zerkleinerte Blätter mit 1/2 l kochendem Wasser übergossen. Nach 15 Minuten seiht man den Sud durch ein Leinentuch ab. Damit kann man 3- bis 4mal täglich gurgeln oder spülen. Die Augenspülung wird mit lauwarmem Sud durchgeführt.

Nebenwirkungen

Nebenwirkungen sind nicht zu befürchten.

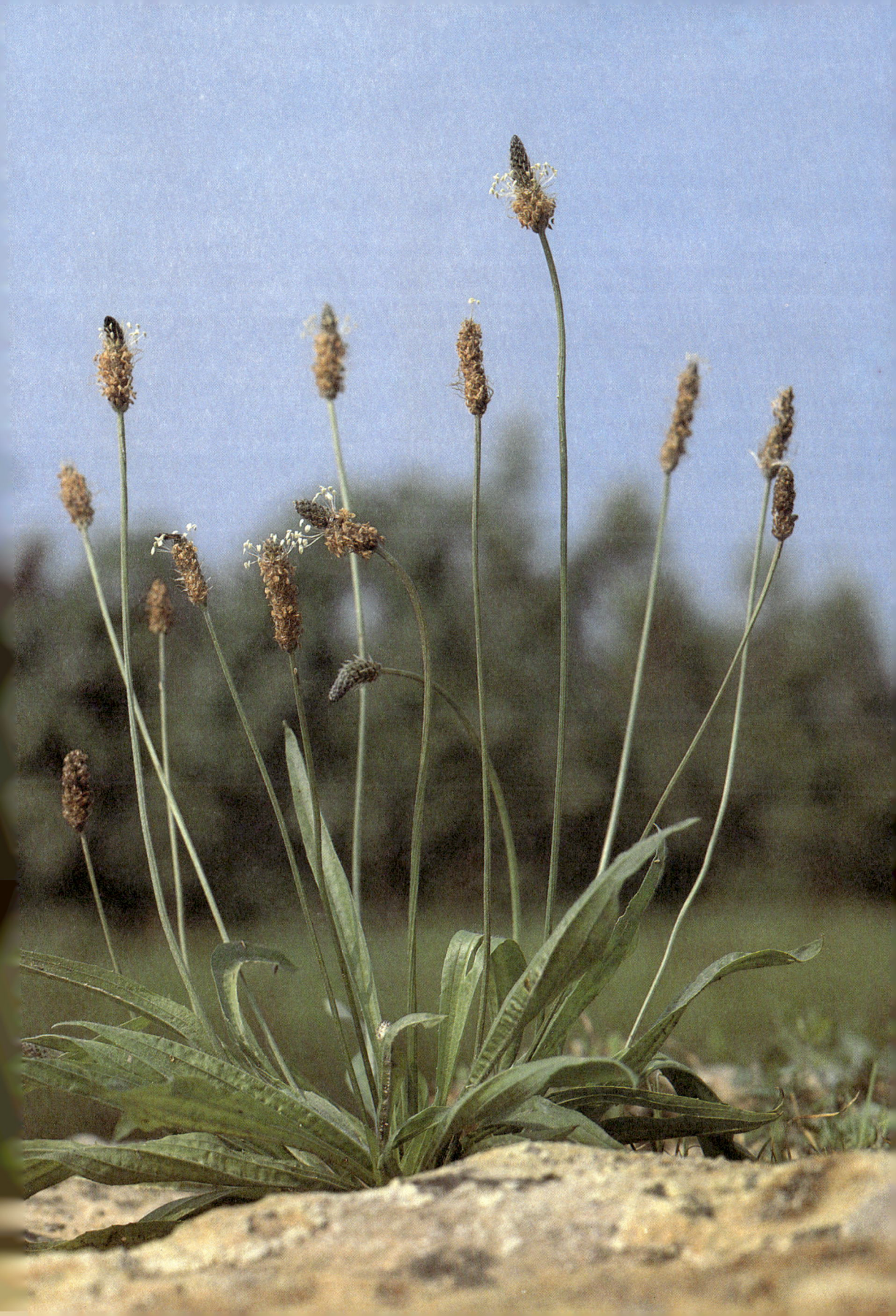

Stiefmütterchen
(Viola tricolor L.)

Das Stiefmütterchen — auch Acker-veilchen genannt — kommt in ganz Europa auf Wiesen, Weiden, Äk-kern, an Wegrändern und in Ge-büschen wild vor.

Der etwas kantige Stengel wird bis zu 20 cm hoch. Die unteren Blätter sind mehr elliptisch, die oberen lan-zettlich geformt. Beide sind mei-stens gefiedert und gekerbt bzw. grob gezähnt. Die Blüten sitzen auf langen Stielen und sind vielfarbig (weiß, gelb, violett bis rosa) kombi-niert. Blütezeit ist von Mai bis Sep-tember.

Gesammelt wird während der Blü-tezeit das ganze blühende Kraut, das man entweder frisch verwen-det oder an einem schattigen Ort rasch trocknet.

Die wichtigsten Inhaltsstoffe sind Gerbstoffe, Pflanzenschleim, Sapo-nine, ätherisches Öl, Salicylsäure und Farbstoffe.

Anwendung

Stiefmütterchentee wirkt stoff-wechselfördernd, blutreinigend, schleimlösend, hustenreizlindernd sowie schweiß- und harntreibend. Bei rheumatischen Beschwerden und bei Gicht wirkt der Tee schmerzlindernd und beschleunigt den Heilungsprozeß. Auch bei Bla-senkatarrh, Nierenleiden und ge-gen Hautunreinheiten ist er zu empfehlen.

Äußerlich angewandt hilft Stief-mütterchentee bei Hautkrankhei-ten wie chronischen Ekzemen, Hautentzündungen, Krätze, Milch-schorf und bei Geschwüren.

Zubereitung und Dosierung

2 Eßlöffel getrocknete und zerklei-nerte Blüten und Blätter mit 1/2 l kochendem Wasser übergießen, 10 bis 15 Minuten ziehen lassen und abseihen. Davon täglich 2 bis 3 Tassen warm trinken.

Waschungen oder Auflagen mit Stiefmütterchentee können 3- bis 4mal täglich gemacht werden.

Auf die befallenen Hautstellen kön-nen auch frische, zerquetschte Blü-ten und Blätter gelegt und mit einer Mullbinde befestigt werden. Diese Auflage wird 3- bis 4mal täglich gewechselt.

Nebenwirkungen

In der angegebenen Dosierung und bei einer Kur von 4 bis 6 Wo-chen sind keine Nebenwirkungen zu befürchten.

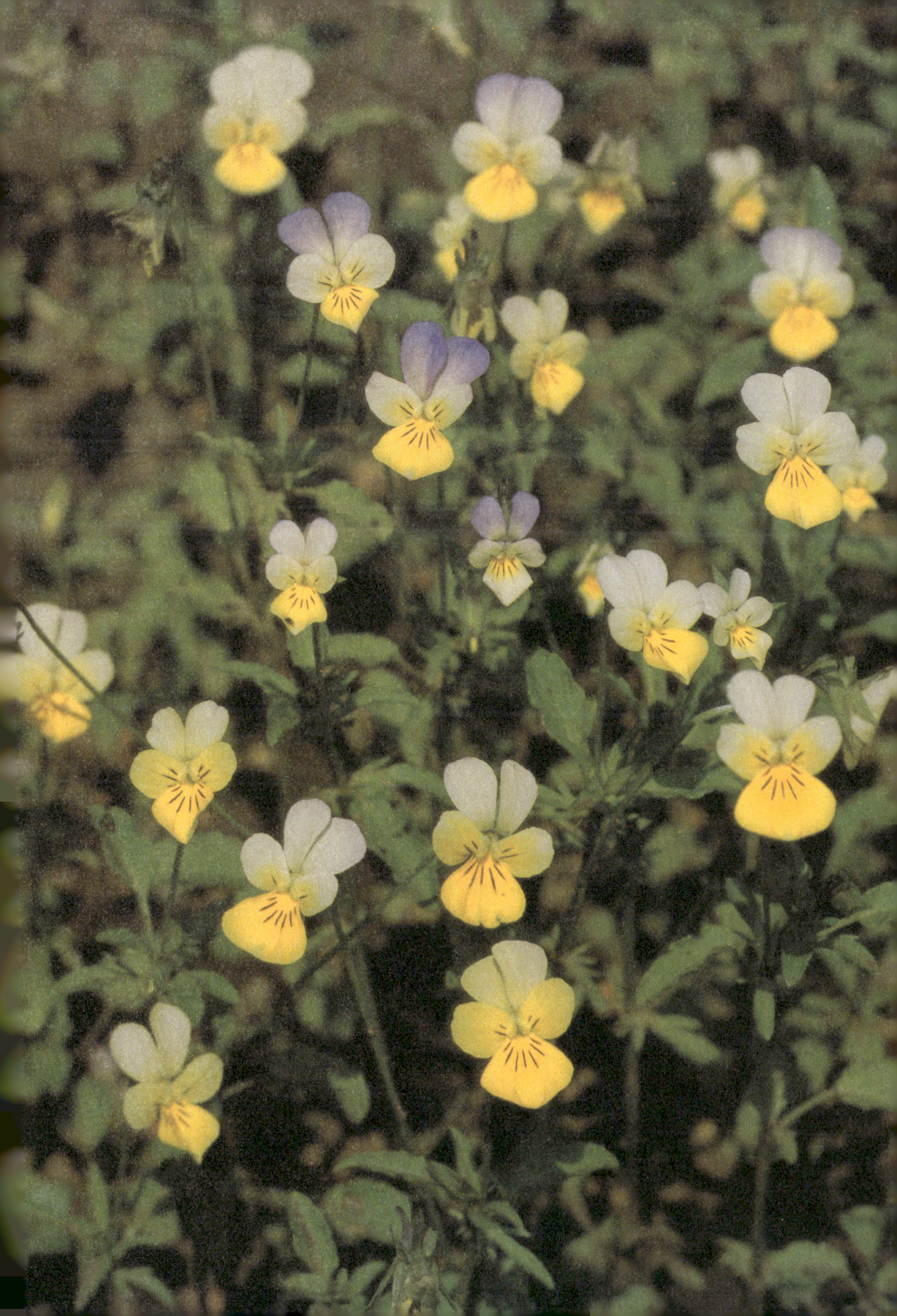

Taubnessel, weiße
(Lamium album L.)

Die Taubnessel ist eine heimische Pflanze, die der Brennessel ähnelt, jedoch beim Berühren nicht brennt. Sie wächst bevorzugt an Weg-, Feld- und Waldrändern, auf sonnigen Wiesen und Weiden, in Gebüschen, Hecken und Gärten.

Die ausdauernde Pflanze wird bis zu 50 cm hoch. Sie hat einen vierkantigen Stengel, an dem die Blätter und Blüten quirlig angeordnet sind. Die herzförmigen Blätter sind gestielt, hellgrün, fein gezähnt und fein behaart. Die weißen Lippenblüten sind in den Blattachseln eingebettet und blühen von Mai bis Anfang Oktober.

Gesammelt werden die Blüten, indem man sie aus dem Blütenkelch herauszupft und an einem schattigen Ort rasch trocknet. Nach dem Trocknen müssen sie vor Feuchtigkeit geschützt werden. Zur äußerlichen Anwendung wird auch das gesamte blühende Kraut gesammelt und getrocknet.

Die wichtigsten Inhaltsstoffe sind Saponine, Gerbstoffe, ätherisches Öl und Glykoside.

Anwendung

Die weiße Taubnessel wirkt entzündungshemmend, schleimlösend, harntreibend und krampflösend, besonders bei Gebärmutterkrämpfen und damit verbundener schmerzhafter Periode. Sie hilft außerdem bei Durchblutungsstörungen der Beckenorgane und gegen Krampfadern und Hämorrhoiden.

Wegen ihrer schleimlösenden und entzündungshemmenden Eigenschaften wird die Taubnessel auch Hustenteemischungen beigefügt. Auch bei einem Magen-Darmkatarrh, bei Durchfall, Ruhr und bei Magen-Darmgeschwüren ist der Taubnesseltee ein bewährtes Mittel.

Zubereitung und Dosierung

1 bis 2 Eßlöffel getrocknete Blüten mit 1/2 l kochendem Wasser überbrühen. 5 bis 10 Minuten ziehen lassen und abseihen. Davon können täglich 3 bis 4 Tassen warm getrunken werden.

Während einer Kur von 4 bis 5 Wochen können zusätzlich junge Taubnesselblätter den Salaten oder dem Gemüse beigemischt werden.

Zur Durchführung von Teilbädern bei Hämorrhoiden, Unterschenkel-

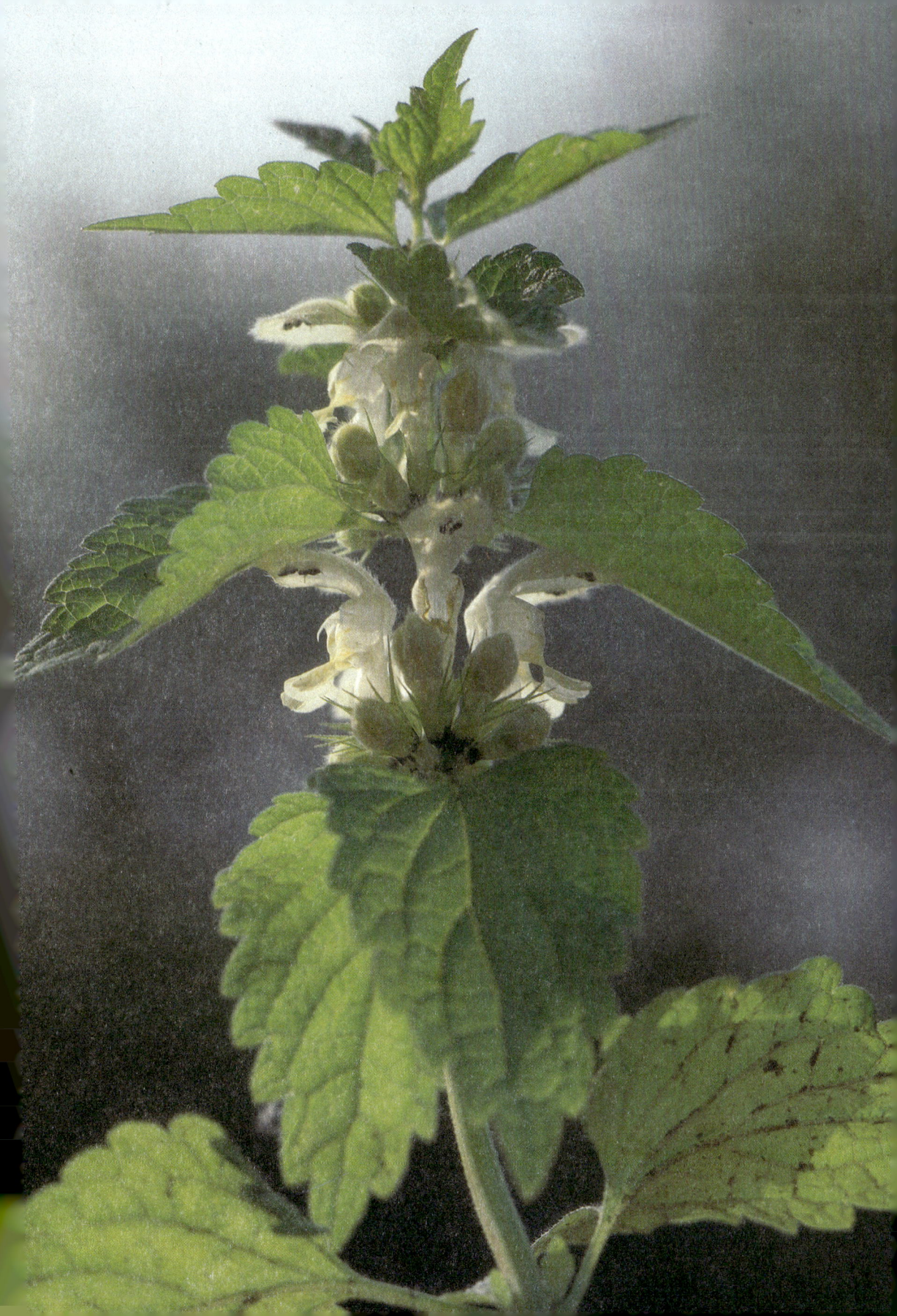

geschwüren und Unterleibs-
schmerzen werden 200 bis 300 g
Blütenkraut mit 2 l kaltem Wasser
übergossen, 10 Minuten gekocht
und abgeseiht. Den Sud gibt man
dem Sitzbad zu.

Nebenwirkungen

Nebenwirkungen sind nicht zu befürchten.

Tausendgüldenkraut (Centaurium erythraea Rafn.)

Das Tausendgüldenkraut ist in ganz Europa verbreitet, kommt jedoch nicht sehr häufig vor. Aus diesem Grund wird die Pflanze in Deutschland vielerorts unter Naturschutz gestellt. Das Tausendgüldenkraut wächst bevorzugt auf lehmigen Böden, an Weg- und Waldrändern, auf feuchten Wiesen und Feldern, an Ufern und in lichten Waldungen.

Die aufrecht stehende Pflanze wird bis zu 50 cm hoch. Der Stengel ist vierkantig und nach oben hin verästelt. Die bodenständigen, verkehrt eiförmigen Blätter bilden um den Stengel eine Rosette. Die Stengelblätter dagegen sind länglich, lanzettlich und kreuzgegenständig angeordnet. Die rosa bis rot gefärbten, sternförmigen Blüten bilden eine büschelige Doldenrispe und blühen von Juli bis September. Sie öffnen sich nur bei sonnigem und warmem Wetter. An trüben und kalten Tagen bleiben sie geschlossen.

Gesammelt wird das gesamte blühende Kraut während der Blütezeit. Man schneidet es über der Grundrosette ab und bindet es zu Büscheln, die man in der Sonne oder an einem schattigen Ort trocknen läßt.

Die wichtigsten Inhaltsstoffe sind Bitterstoffe und etwas ätherisches Öl.

Anwendung

Aufgrund der Bitterstoffe ist das Tausendgüldenkraut ein hervorragendes Mittel für Magen und Darm. Es stärkt deren Muskulatur, fördert die Verdauung, den Gallenfluß sowie die Sekretion des Speichels und der Magensäfte. Darüber hinaus wirkt es appetitanregend, es hilft gegen Blähungen und bei Magenschleimhautentzündungen, und es regelt den Stuhlgang. Auch bei Leber- und Gallenleiden, Blasenentzündung, Gallensteinbildung und Erschöpfungszuständen hat sich Tausendgüldenkraut bewährt. Voraussetzung ist, daß man es über einen längeren Zeitraum einnimmt.

Bei schlecht heilenden Wunden und Ekzemen verwendet man Tausendgüldenkrautsaft für Umschläge und Auflagen.

Zubereitung und Dosierung

1 bis 2 Eßlöffel getrocknetes und zerkleinertes Kraut mit 1/2 l ko-

chendem Wasser überbrühen, 10 bis 15 Minuten ziehen lassen und abseihen. Davon sollen 2 bis 3 Tassen täglich warm vor den Mahlzeiten getrunken werden. Der Tee darf nicht gesüßt werden.

Die gleiche Dosierung kann man für einen kalten Ansatz nehmen, den man über Nacht stehen läßt, morgens kurz aufkocht und sofort abseiht.

Den aus frischem Kraut gewonnenen Saft kann man täglich 3- bis 4mal auf Wunden auftragen.

Nebenwirkungen

Nebenwirkungen sind nicht zu befürchten.

Tausendgüldenkraut

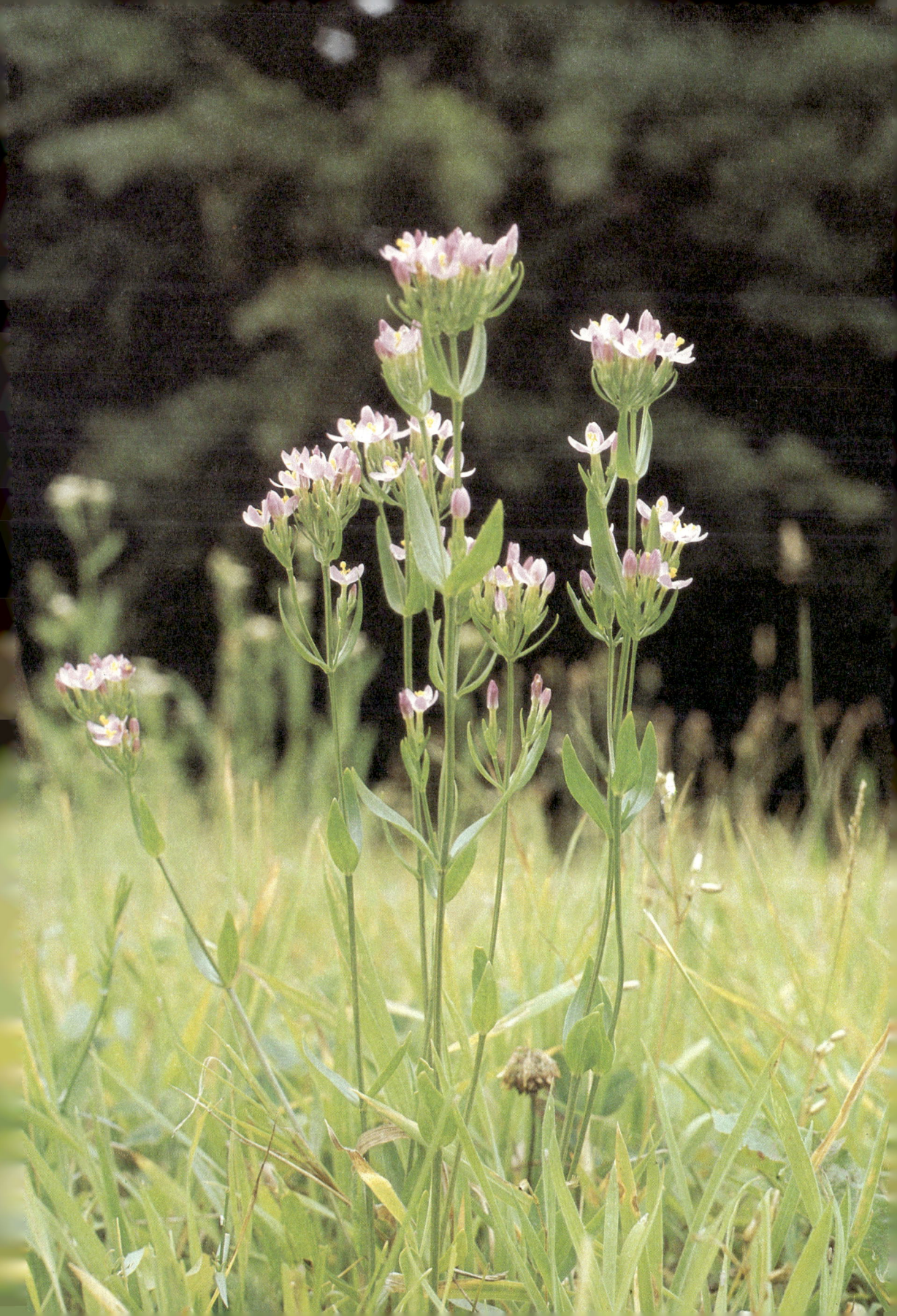

Thymian
(Thymus vulgaris L.)

Der Thymian kommt in den Mittelmeerländern auf grasigen Hügeln, Heiden und an Weg- und Waldrändern wild vor, während er bei uns in Gärten angebaut wird.

Die Pflanze wird bis zu 30 cm hoch. Der aufrechte Stengel ist vierkantig und leicht behaart. Die glattrandigen, elliptischen, kurzgestielten oder sitzenden Blätter sind am Rand etwas eingerollt. Sie sind paarweise kreuzgegenständig am Stengel angeordnet. Die rosa, violett bis purpurrot gefärbten, aromatisch duftenden, kleinen Lippenblüten stehen in den Blattachseln quirlförmig um den Stengel. Blütezeit ist von Mai bis Juli.

Gesammelt wird während der Blütezeit das ganze Blütenkraut, indem man es kurz über dem Boden abschneidet, zu kleinen Büscheln bindet und an einem schattigen Ort trocknet. Verwendet werden die Blüten und die Krautspitzen.

Die wichtigsten Inhaltsstoffe sind ätherisches Öl mit Thymol und Gerbstoff.

Anwendung

Die Heilwirkung des Thymians ist vor allem auf die Atemwege und Verdauungsorgane gerichtet. Er wirkt krampf- und schleimlösend, auswurffördernd, entzündungshemmend, harntreibend und verdauungsfördernd.

Thymian wird wie Knoblauch über die Lunge ausgeschieden und wirkt daher besonders intensiv gegen Husten, Keuchhusten, Asthma, Bronchitis, aber auch bei Lungenverschleimung. Eine Langzeitkur mit Thymian ist meistens erfolgreich.

Seine entzündungshemmende und krampflösende Wirkung hat sich bei Magenschleimhaut- und Blasenentzündung, bei Magen-Darmgeschwüren und Krämpfen bei Nierenleiden und Blasenkatarrh sehr bewährt. Auch bei schmerzhafter Regelblutung bringt er Linderung.

Die verdauungsfördernde Wirkung hilft bei Blähungen, Magenverstimmung, Völlegefühl — besonders nach üppigen Mahlzeiten — und bei Appetitlosigkeit.

Thymiantee ist auch zum Gurgeln, zum Inhalieren und zu Spülungen bei Halsschmerzen, Schnupfen und Entzündungen des Mund- und Rachenraumes zu empfehlen.

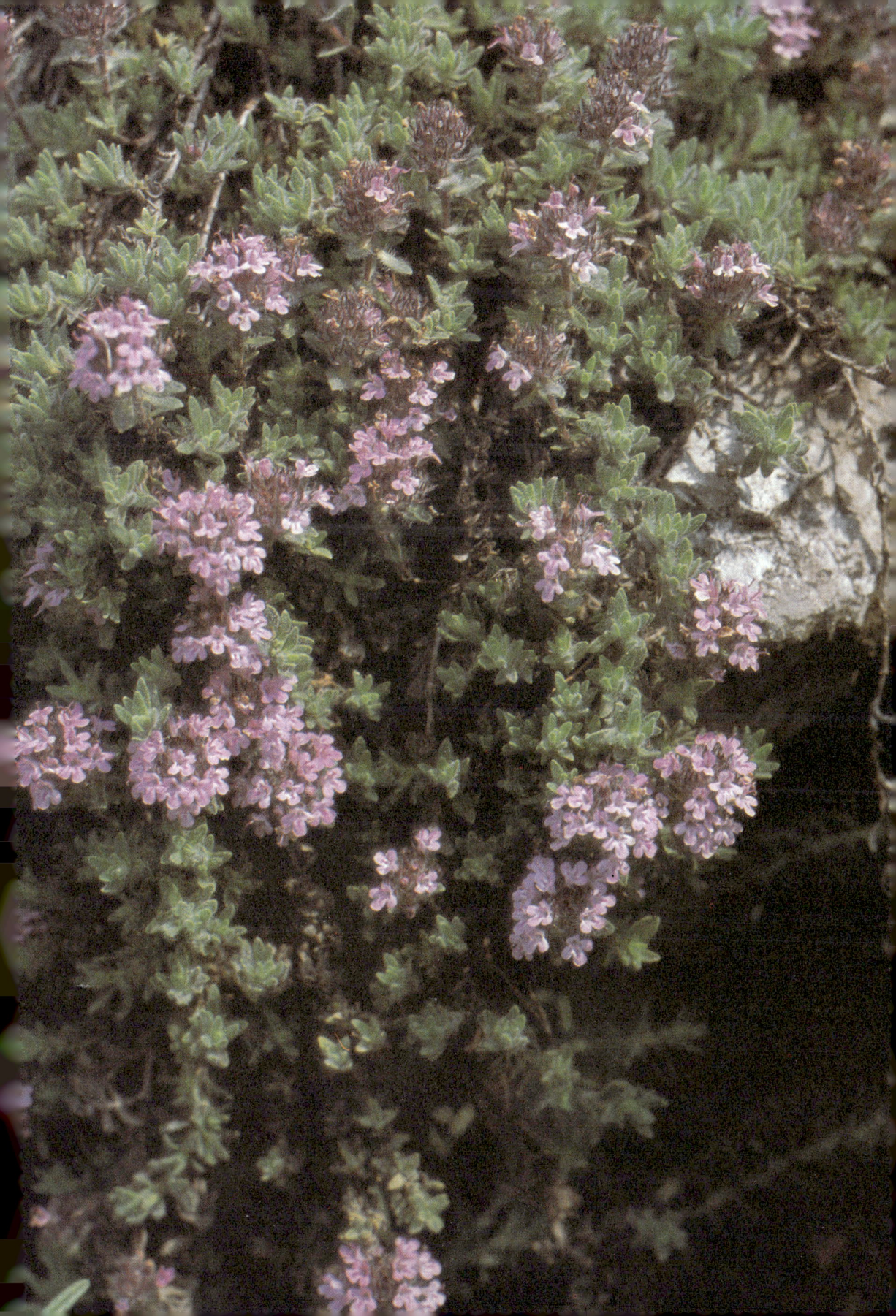

Bei rheumatischen Beschwerden, Hautentzündungen, Wunden, Ekzemen und bei Geschwüren helfen Waschungen sowie Teil- und Vollbäder mit einem Thymiansud sowie Einreibungen mit Thymianöl.

Thymian ist frisch oder getrocknet auch ein ausgezeichnetes Gewürz.

Zubereitung und Dosierung

1 bis 2 Eßlöffel getrocknetes und zerkleinertes Kraut mit 1/2 l kochendem Wasser überbrühen, 5 bis 10 Minuten ziehen lassen und abseihen. Davon je nach Bedarf 3 bis 4 Tassen täglich trinken. Nur bei der Behandlung der Luftwege den Tee mit etwas Honig süßen.

Dieser Tee kann auch zum Gurgeln oder Spülen verwendet werden.

Zur Herstellung eines Thymianweins werden 30 g getrocknetes Kraut mit 1 l Weißwein angesetzt und nach 7 Tagen abgeseiht. Davon nimmt man täglich 3mal 1 Likörgläschen vor den Mahlzeiten.

Für die Herstellung einer Tinktur werden 100 g getrocknetes Kraut mit 1/2 l Alkohol (50 bis 60%) angesetzt und nach 7 Tagen abgeseiht. Von dieser Tinktur können täglich 3mal 20 Tropfen jeweils vor den Mahlzeiten genommen werden.

Als Zusatz für Teil- und Vollbäder werden 250 g getrocknetes Kraut mit 2 l kaltem Wasser übergossen, 10 Minuten gekocht und danach abgeseiht. Der Sud wird dem Badewasser zugefügt. Für Teilbäder und Waschungen nimmt man die Hälfte.

Zur Inhalation werden 3 bis 4 Eßlöffel Kraut mit 1/2 l Wasser übergossen und zum Sieden erhitzt. Die aufsteigenden Dämpfe werden eingeatmet, wobei man den Kopf mit einem großen Badetuch bedeckt.

Nebenwirkungen

Bei Einhaltung der angegebenen Dosierung sind keine Nebenwirkungen zu befürchten.

Tormentill (Blutwurz)
(Potentilla erecta (L.))

Tormentill ist bei uns weit verbreitet und wächst bevorzugt auf feuchten Wiesen, in Mooren und in lichten Wäldern, aber auch auf sandigem Boden.

Die Pflanze wird bis zu 30 cm hoch. Sie hat einen leicht behaarten, aufrecht stehenden oder auch flach liegenden Stengel, der im oberen Teil stark verästelt ist. Die Blätter sind drei- bis fünffach gefingert und am Rand gezähnt. Sie bilden um den Stengel jeweils eine drei- bis siebenzählige Rosette. Die gelben Blüten sind vierzählig und etwa 1 cm im Durchmesser groß. Blütezeit ist von Mai bis September.

Gesammelt wird die Wurzel, die man von April bis Oktober gräbt und im Schatten oder an der Sonne gut trocknet. Schneidet man die Wurzel durch, so verfärbt sie sich rot. Daher wird sie im Volksmund auch Blutwurz genannt.

Die wichtigsten Inhaltsstoffe sind Gerbstoffe, ätherisches Öl und Tormentillin.

Anwendung

Die Anwendung der Tormentillwurzel ist bei Durchfällen, bei Blut-

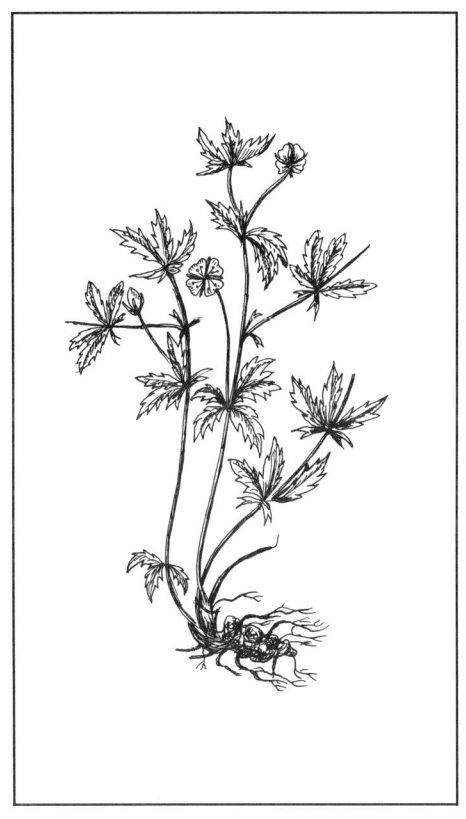

verlust und Bluterbrechen angebracht. Sie wirkt zusammenziehend, entzündungshemmend und blutstillend. Aufgrund dieser Eigenschaften ist sie ein hervorragendes Mittel gegen Magenschleimhautentzündungen, Magen-Darmgeschwüre, Dickdarmentzündung sowie schmerzende und blutende Hämorrhoiden. Der Tee wird auch für Einläufe — vermischt mit Kamillentee — empfohlen.

Bei Blutarmut infolge von längerem Magenleiden schafft Tormen-

263

tillwurzel sichere Abhilfe. Sie hilft außerdem bei Rheuma und Gicht und reinigt die Leber.

Äußerlich wird sie als Gurgelwasser bei Zahnfleisch-, Mundschleimhaut- und Rachenentzündungen, zur Spülung und zu Auflagen bei Wunden, Hautentzündungen, Geschwüren, Prellungen und nässenden Ekzemen verwendet.

Zubereitung und Dosierung

2 bis 3 Eßlöffel getrocknete und zerkleinerte Wurzeln mit 1/2 l kaltem Wasser übergießen und 5 Minuten lang kochen. Danach abseihen und 3 bis 4 Tassen am Tag warm trinken.

Die gleiche Wurzelmenge kann auch mit 1/2 l kaltem Wasser über Nacht angesetzt werden. Sie wird morgens kurz aufgekocht und sofort abgeseiht.

Zur äußerlichen Anwendung wird ein etwas stärkerer Sud verwendet, und zwar nimmt man 3 bis 4 Eßlöffel Wurzeln auf 1/2 l Wasser. Die Behandlung kann 4- bis 5mal täglich durchgeführt werden.

Bei starkem Durchfall und innerlichen Blutungen zerstößt man eine Handvoll getrocknete Wurzeln im Mörser zu Pulver und nimmt davon

4- bis 5mal täglich 1 Messerspitze mit etwas Wasser ein.

Zur Herstellung einer Tinktur werden 4 bis 5 Eßlöffel frische, zerkleinerte Wurzeln mit 1/2 l Branntwein angesetzt. 8 bis 10 Tage ziehen lassen und die Flasche täglich etwas aufschütteln. Danach abseihen und den Rest gut ausdrücken. Davon können 3mal täglich 20 Tropfen genommen werden.

Nebenwirkungen

Bei der angegebenen Dosierung sind keine Nebenwirkungen zu befürchten.

Tormentill (Blutwurz)

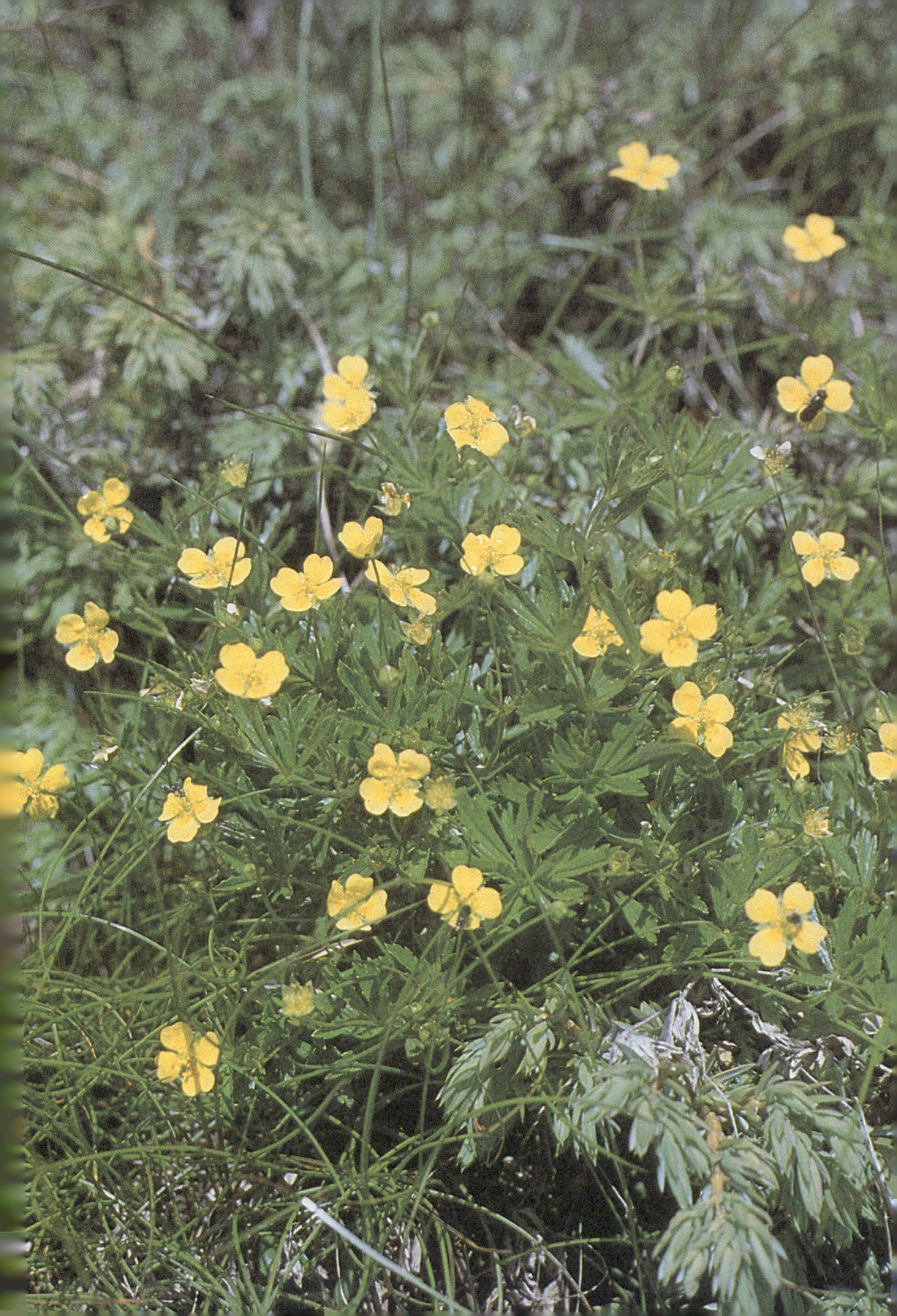

Veilchen
(Viola odorata L.)

Das Veilchen kommt in ganz Europa auf feuchten Wiesen, Heiden, Auen, in lichten Wäldern und unter Hecken vor.

Aus der kriechenden Wurzel treiben die langgestielten, bodenständigen Blätter. Sie sind rundlich bis oval, am Rand gekerbt und haben eine glatte Oberfläche. Die ebenfalls langgestielten, bodenständigen Blüten sind dunkelviolett und wohlriechend. Blütezeit ist von Anfang März bis Mitte Mai.

Gesammelt werden während der Blütezeit das ganze Blütenkraut und von September bis November die Wurzeln. Sowohl das Blütenkraut als auch die Wurzeln werden an einem schattigen Ort getrocknet.

Die wichtigsten Inhaltsstoffe der Blüten und Blätter sind Saponine, ätherisches Öl, Salicyl und Pflanzenschleim, Inhaltsstoff der Wurzel ist das Brechreiz erregende Violin.

Anwendung

Veilchentee ist ein hervorragendes Mittel gegen Husten, Keuchhusten und verschleimten Bronchial- und Lungenspitzenkatarrh. Er wirkt

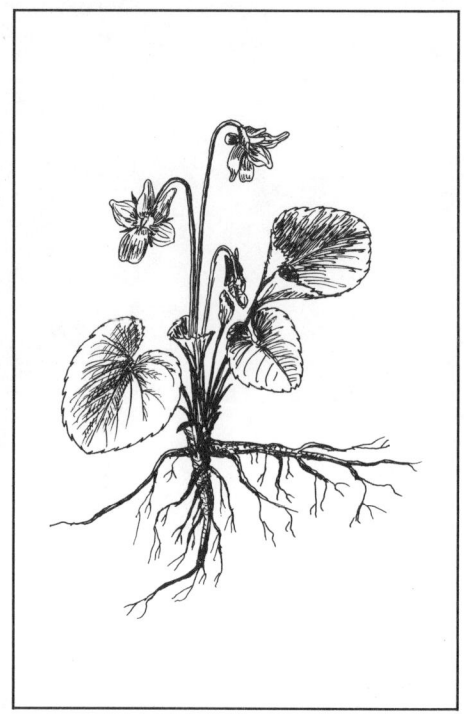

schleimlösend, hustenreizlindernd und entzündungshemmend. Bei rheumatischen Gelenkentzündungen, Gicht, Hautausschlägen und bei Herzstechen, verbunden mit Atemnot, ist eine 3- bis 4wöchige Kur zu empfehlen.

Äußerlich wird der Tee zum Gurgeln bei Mundschleimhaut- und Rachenentzündungen verwendet.

Zubereitung und Dosierung

2 Eßlöffel zerkleinertes und getrocknetes Kraut mit 1/2 l Wasser überbrühen, 10 Minuten ziehen lassen und abseihen. Als Hustentee

266

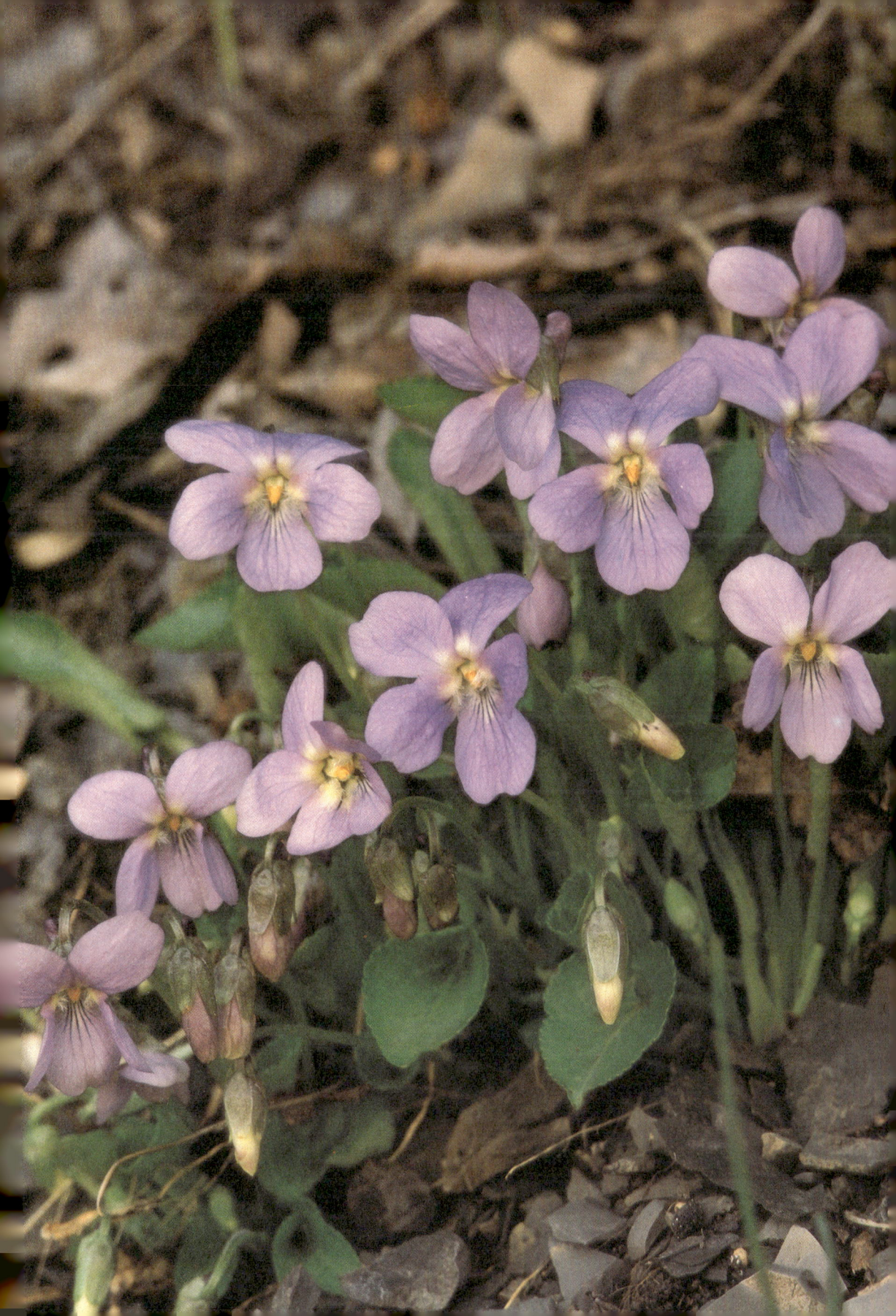

mit etwas Honig süßen und davon 2 bis 3 Tassen täglich trinken. Bei Bronchial- und Lungenspitzenkatarrh ist eine Abkochung mit Milch anstelle von Wasser empfehlenswert.

Kindern gibt man stündlich 2 Eßlöffel Veilchentee.

Nebenwirkungen

Nebenwirkungen sind nicht zu befürchten.

Wacholder
(**Juniperus communis L.**)

Der Wacholder ist in ganz Europa verbreitet und kommt vorwiegend auf Heiden, an steinigen Berghängen bis in die Alpen, in Mooren und lichten Nadelwäldern vor.

Der immergrüne, baumartige, stark verästelte Strauch kann aufrecht bis zu 10 m hoch werden. Oft wächst er auch mehr niederliegend. Die 1 cm langen, nadelartigen Blätter sind fest und stechend. Sie sind an den Ästen und Trieben in drei- bis viergliedrigen Quirlen angeordnet. Ihre Farbe ist blaugrün. Die grünlichgelben Blüten sind unscheinbar und geschlechtlich getrennt auf verschiedenen Pflanzen. Blütezeit ist von April bis Mai. Die runden Früchte sind erst nach drei Jahren reif. Sie sind dann blauschwarz und bis zu 10 mm dick.

Gesammelt werden die reifen Früchte (Wacholderbeeren), die entweder frisch oder getrocknet verwendet werden.

Die wichtigsten Inhaltsstoffe sind Bitterstoffe, ätherisches Öl, Terpene, Harz und Gerbstoffe.

Anwendung

Wacholderbeeren wirken wasser- und schweißtreibend sowie keimtötend bei infektiösen Magen- und Darmerkrankungen. Der Tee aus getrockneten Beeren wirkt blutreinigend. Er fördert den gesamten Stoffwechsel des Körpers und stärkt damit die Abwehrkräfte und die Nerven. Auch bei Leber- und Galleleiden ist eine Wacholderbeerenkur zu empfehlen.

Aufgrund der wasser- und harntreibenden Wirkung ist die innerliche und äußerliche Anwendung besonders bei Blasenleiden, verbunden mit Harnverhaltung, Rheumatismus und Gicht, angezeigt.

Bei Appetitlosigkeit, Magenschleimhautentzündung und bei Kopfschmerzen, die aufgrund von Magenstörungen auftreten, werden Wacholderbeeren ebenfalls empfohlen. Sie stärken die Durchblutung der weiblichen Geschlechtsorgane, regulieren bzw. fördern die zu schwache Regelblutung und beseitigen die damit verbundenen Beschwerden.

Äußerlich wird Wacholderbeerenmus zu Auflagen und -tinktur zum Einreiben bei rheumatischen Gliederschmerzen, bei Hautausschlägen und Geschwülsten verwendet.

Wacholderbeeren können auch als wohlschmeckendes und bekömmliches Gewürz den Speisen (Sauerkraut, Saucen, Fleisch, Fisch) beigegeben werden. Das aus Wacholderbeeren gekochte Mus wird ebenfalls als Gewürz verwendet.

Zubereitung und Dosierung

Gekochter Tee aus Wacholderbeeren wird nur selten angewandt. Häufiger wird ein Auszug bereitet, indem man 2 bis 3 Teelöffel reife Beeren mit 1/4 l kaltem Wasser ansetzt und nach 10 bis 12 Stunden abseiht. Davon kann man täglich 2 bis 3 Tassen schluckweise trinken.

Bei einer Wacholderbeerenkur nach Kneipp ißt man am 1. Tag 3mal 1 Beere und steigert die Menge täglich um jeweils 1 Beere bis zu 3mal 15 Beeren am Tag. Danach wird die Kur in absteigender Reihenfolge fortgesetzt, bis man wieder bei 3mal täglich 1 Beere angelangt ist. Dann muß unbedingt eine Pause von 2 bis 3 Monaten eingehalten werden. Auch ist es ratsam, vor Beginn der Kur mit dem Arzt zu reden, da Wacholderbeeren die Nieren reizen.

Wacholderspiritus kann man selbst herstellen, indem man 100 bis 150 g reife, zerdrückte Beeren mit 1/2 l 70%igem Alkohol ansetzt

und etwa 14 Tage ziehen läßt. Die Flasche sollte täglich 2- bis 3mal gut geschüttelt werden. Danach wird abgeseiht. Man kann täglich 3mal 30 Tropfen davon einnehmen oder nach Bedarf schmerzende Stellen damit einreiben.

Für ein Wacholderbeerenbad werden 200 g zerquetschte reife Beeren mit 1 l Wasser aufgekocht. Danach den Sud abseihen und dem Badewasser zusetzen.

Nebenwirkungen

Wacholderbeeren sind stark nierenreizend und sollten bei akuten Nierenerkrankungen nicht verwendet werden. Schwangere müssen auf Anwendungen mit Wacholderbeeren in jedem Fall verzichten.

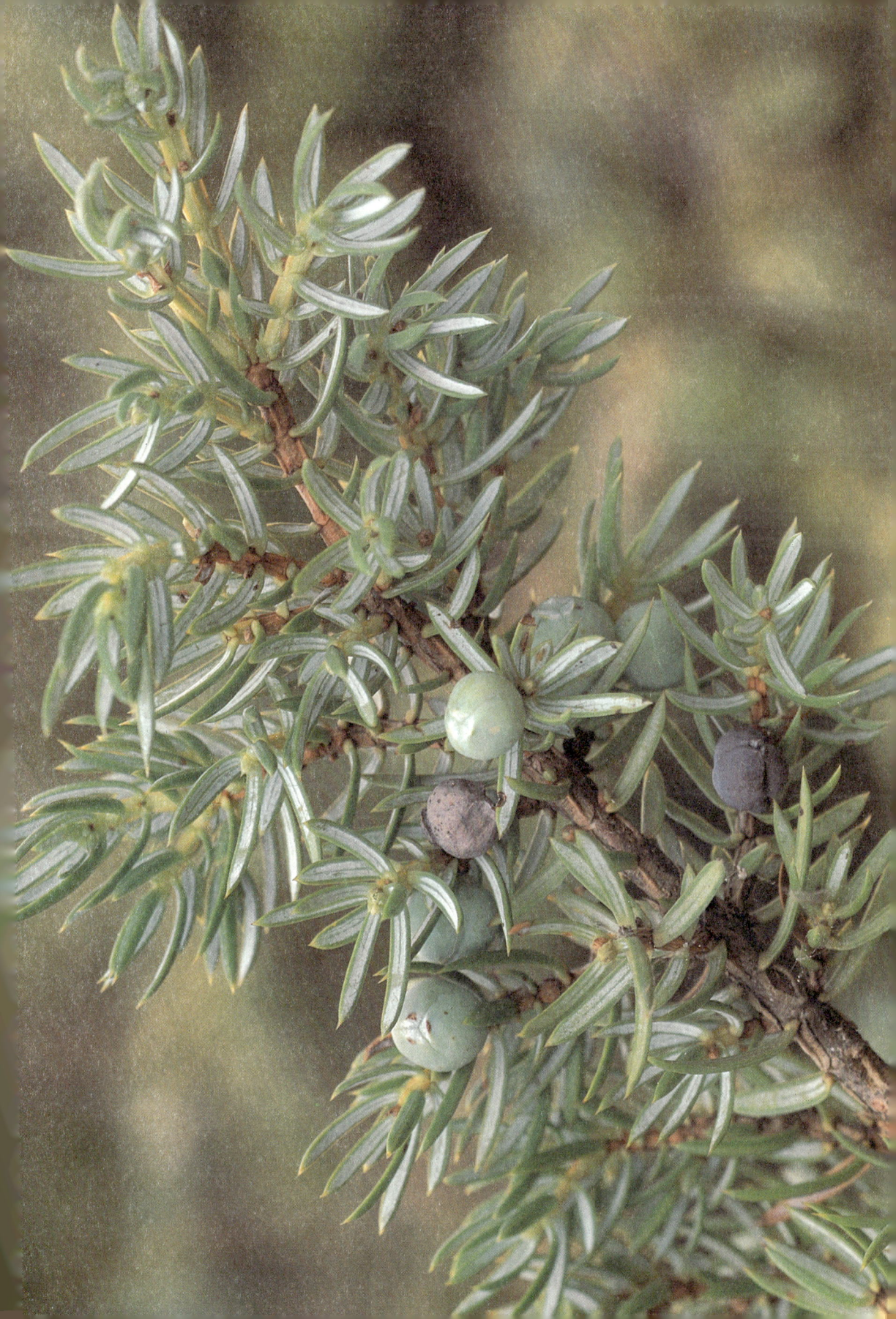

Walnuß
(Juglans regia L.)

Der Walnußbaum kommt in ganz Europa, Nordafrika und Asien vor. Er wächst in Gärten, Anlagen und Alleen, aber auch in Laubmischwäldern, wo er überwiegend verwildert ist.

Der stattliche Baum wird bis zu 20 m hoch. Seine unpaarig gefiederten, ovalen Blätter werden bis zu 30 cm lang und sind am Rand gesägt. Blütezeit ist im Mai. Seine Früchte, die Walnüsse, sind wohl jedem bekannt. Sie sind zunächst von einer grünen Hülle umgeben, die in der Reifezeit dunkel wird, aufspringt und die Walnuß freigibt.

Gesammelt und medizinisch verwendet werden die jungen Blätter im Juni nach der Blütezeit. Man trocknet sie an einem schattigen und luftigen Ort.

Die wichtigsten Inhaltsstoffe sind Gerbstoffe, ätherisches Öl, Juglon und Bitterstoffe.

Anwendung

Der aus Walnußblättern bereitete Tee ist ein Blutreinigungs- und Kräftigungsmittel. Er hilft bei Magen-Darmkatarrhen, Wurmleiden, fördert die Verdauung, verbessert das Blutbild und wirkt kräftigend bei Kindern in den Entwicklungsjahren.

Aufgrund der desinfizierenden und heilenden Wirkung werden Walnußblätter häufig äußerlich für Bäder, Wickel und Auflagen bei offenen und eitrigen Geschwüren und Wunden, bei geschwollenen Lymphdrüsen (Hals, Nacken), Ekzemen, Herpes und Augenentzündungen verwendet.

Reife Walnußfrüchte sind wegen des hohen Eiweiß- und Fettgehalts ein wertvolles Nahrungsmittel.

Zubereitung und Dosierung

1 bis 2 Eßlöffel getrocknete und zerkleinerte Walnußblätter mit 1/2 l kochendem Wasser überbrühen, 10 Minuten ziehen lassen und abseihen. Davon können täglich 3 bis 4 Tassen warm getrunken werden.

Eine äußerliche Behandlung kann mit diesem Tee 5- bis 6mal täglich durchgeführt werden.

Als Zusatz zum Vollbad werden 400 bis 500 g getrocknete Blätter mit 1 bis 2 l Wasser aufgekocht und abgeseiht.

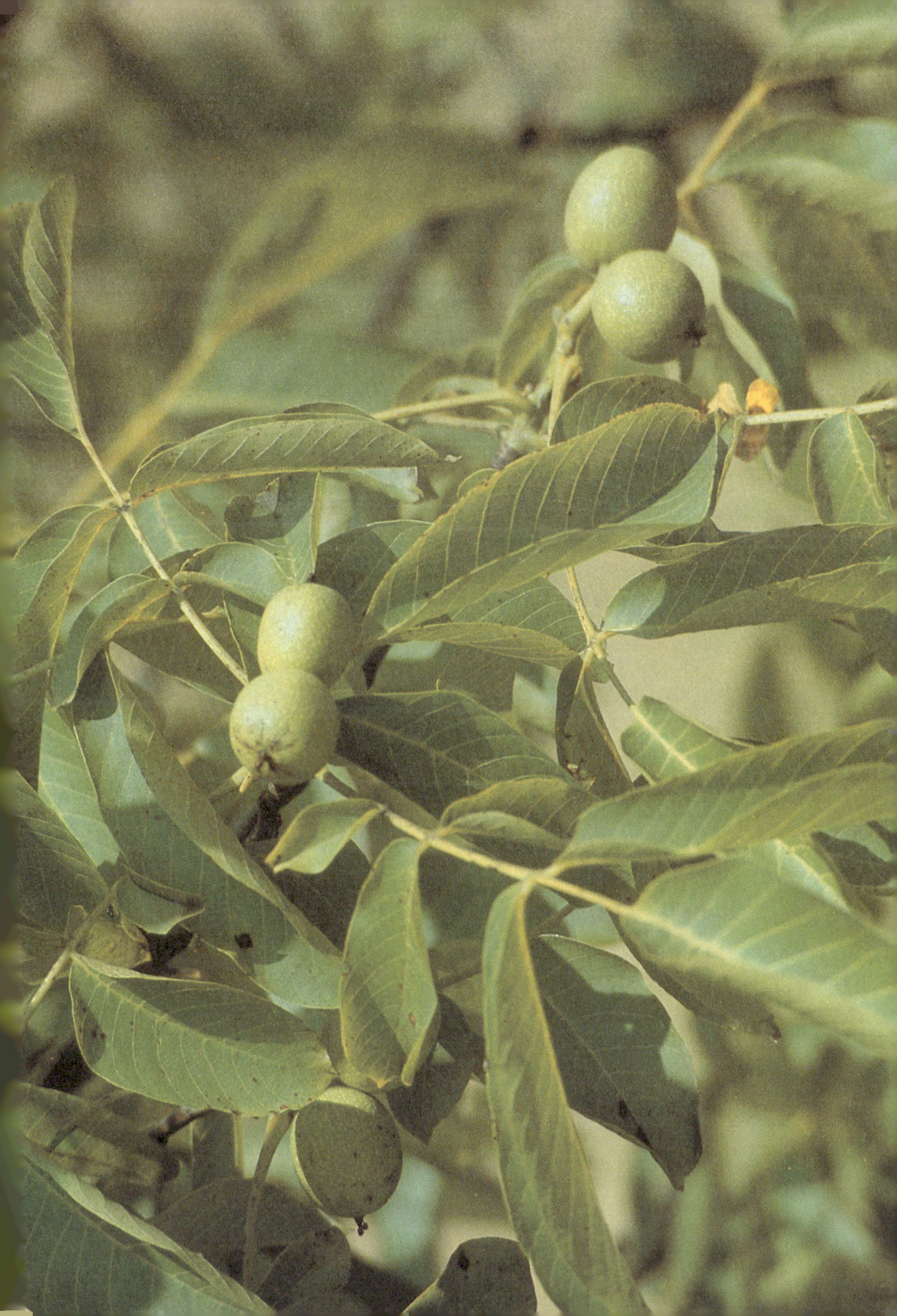

Nebenwirkungen

Magenempfindliche Personen können nach dem Genuß von Wal-
nußblättertee mit Übelkeit und
Brechreiz reagieren. In diesem Fall
sollte man den Tee absetzen. Sonst
sind bei der angegebenen Dosierung keine Nebenwirkungen zu
befürchten.

Wegwarte
(Cichorium intybus L.)

Die Wegwarte ist in ganz Europa bis nach Skandinavien weit verbreitet. Sie kommt einzeln oder in Gruppen an Weg- und Ackerrändern, Mauern, Hecken und Bahndämmen vor.

Die ausdauernde, milchsaftführende Pflanze wird bis zu 1 m hoch und hat eine fleischige, bis zu 50 cm lange, spindelförmige Pfahlwurzel. Der rauhhaarige Stengel ist nach oben hin sparrig verästelt. Die dunkelgrünen, grundständigen, tief eingeschnittenen Blätter bilden eine Rosette um den Stengel. Die lanzettlich, gefiederten Stengelblätter sind am Rand eingebuchtet und wie die grundständigen Blätter scharf gezähnt. Die hellblauen, endständigen oder in den Blattachseln sitzenden Blüten blühen von Juli bis September. Sie öffnen sich frühmorgens und schließen sich bereits am Mittag.

Gesammelt werden vor allem die Wurzeln von März bis Mai und im Oktober sowie das blühende Kraut während der Blütezeit. Die Wurzeln, Blätter und Blüten werden nach der Ernte an einem schattigen und luftigen Ort getrocknet und aufbewahrt. Die Wurzel wird mit

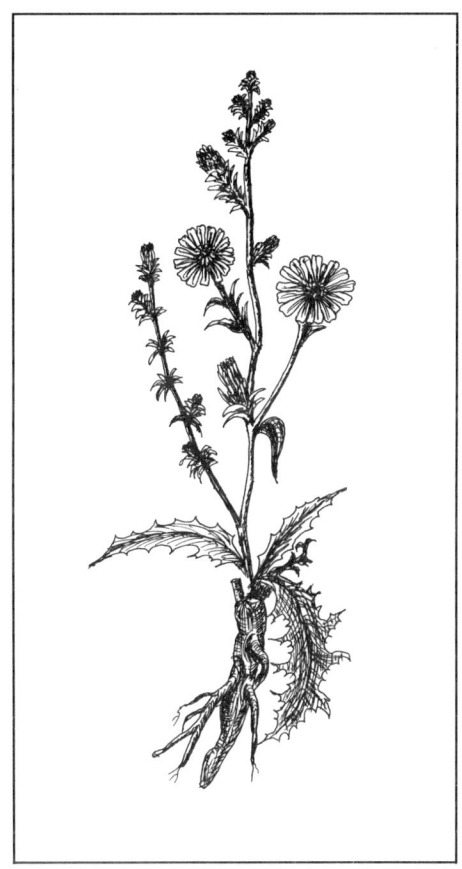

dem Messer mehrmals gespalten, um das Trocknen zu beschleunigen.

Die wichtigsten Inhaltsstoffe der Wurzel sind Inulin, der Bitterstoff Intybin, Mineralstoffe und Gerbstoffe; Inhaltsstoffe der Blätter und Blüten sind Cichorin, Eisen und der Bitterstoff Laetin.

Anwendung

Als Heilmittel hat sich die Wegwarte vor allem bei Leber-, Galle- und

Magenleiden bewährt. Als galle-
treibendes Mittel ist sie bei Gallenblasenentzündungen und Gallensteinen zu empfehlen.

Bei Leberschwellung, Gelb- und
Bleichsucht wirkt besonders die
Wurzel als blutreinigendes Heil-
und Stärkungsmittel. Der Inulin-
Wirkstoff der Wurzel sowie der
aus frischen Blättern gewonnene
Saft sind ein bewährtes Mittel ge-
gen Zuckerkrankheit.

Zubereitung und Dosierung

2 Teelöffel getrocknete und zerkleinerte Wurzeln mit 1/2 l kaltem
Wasser übergießen, 2 bis 3 Minuten aufkochen und abseihen. Davon 2 bis 3 Tassen am Tag — jeweils
vor den Mahlzeiten — trinken.

3 bis 4 Teelöffel getrocknete und
zerkleinerte Blätter und Blüten mit
1/2 l Wasser überbrühen, 10 Minuten lang ziehen lassen und abseihen. Davon 3 bis 4 Tassen täglich warm trinken.

Der Saft aus frischen Blättern kann
in einem Entsafter hergestellt werden. Man kann 3 bis 4 Teelöffel am
Tag davon nehmen.

Nebenwirkungen

Nebenwirkungen sind nicht zu befürchten.

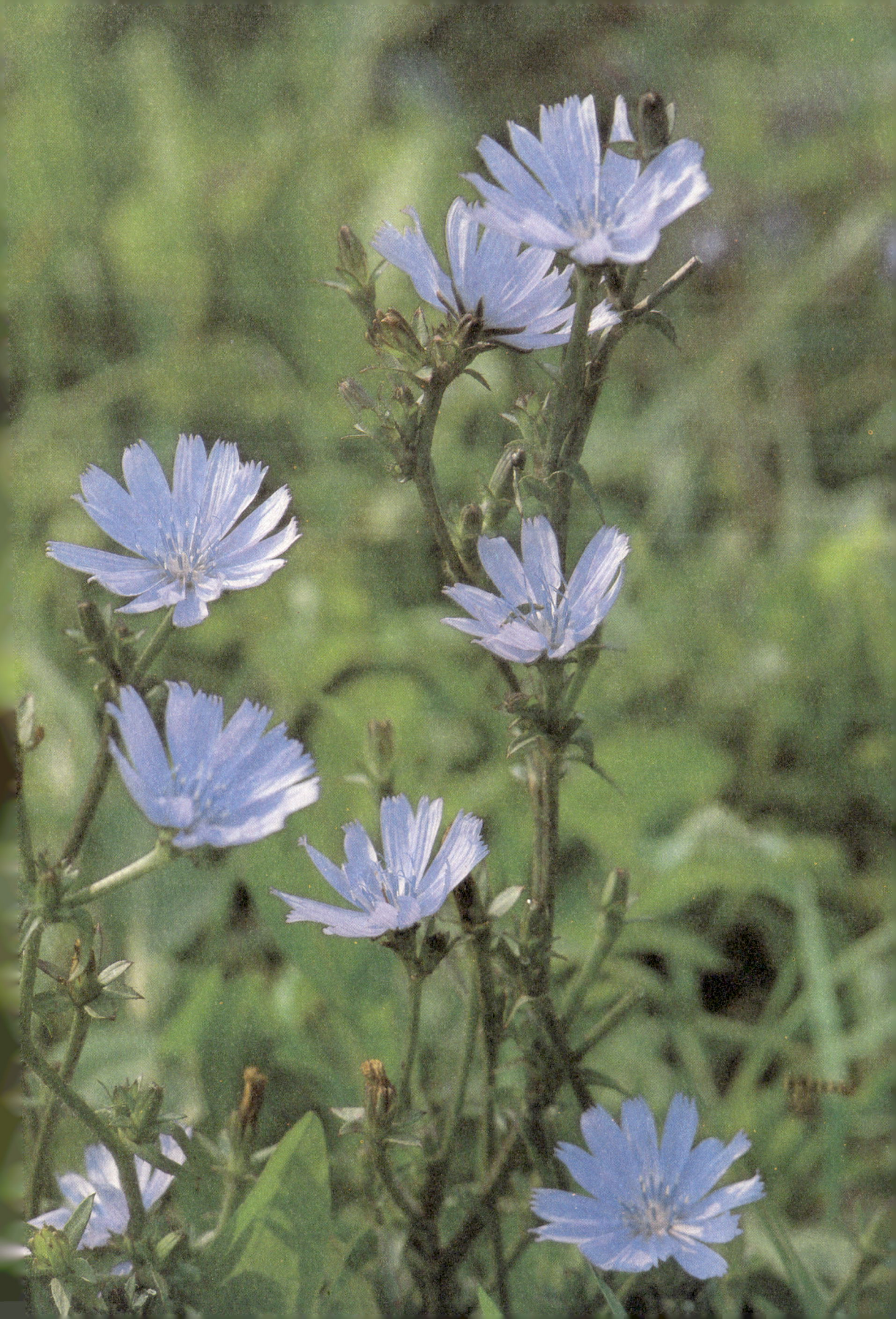

Weißdorn
(Crataegus oxyacantha L.)

Der Weißdorn ist vor allem in Mitteleuropa stark verbreitet, wo er als Strauch oder als bis zu 5 m hoher Baum in lichten Laubwäldern, Hecken, Gärten oder an Wegrändern und Bahndämmen vorkommt.

Der Strauch ist stark verästelt und mit spitzen Dornen versehen. Die kurzgestielten Blätter sind meist drei- bis fünflappig und am Rand grob gesägt. Die stark duftenden, weißen Blüten sind in dichten Doldentrauben angeordnet. Blütezeit ist von April bis Juni. Die außen hellrot und innen gelb gefärbten, runden bis eiförmigen Früchte schmecken mehlig und haben meistens mehrere Kerne.

Gesammelt werden die Blüten und Blätter während der Blütezeit, die man frisch oder getrocknet verwendet, und die reifen Früchte im Herbst.

Die wichtigsten Inhaltsstoffe sind Glykoside, Crataegussäure, ätherisches Öl, Falvonoide und Saponine.

Anwendung

Weißdorn ist ein ausgezeichnetes Heil- und Kräftigungsmittel für Herz und Kreislauf besonders bei älteren Menschen oder bei Herzschwäche nach schweren Krankheiten. Er stärkt die Herzmuskulatur, fördert die Durchblutung der Herzkranzgefäße und regelt die Pulsfrequenz.

Er hilft außerdem bei Schlafstörungen, schwachem Kreislauf und nervösen Störungen. Da die Wirkung erst bei längerer Einnahme eintritt, muß Weißdorn regelmäßig über Monate eingenommen werden.

Bei Herzstechen, krampfartigen Schmerzen in der Herzgegend, bei Atemnot und Angstzuständen hat sich Weißdorn ebenfalls bewährt. Hier sollte aber auf jeden Fall der Arzt befragt werden.

Zubereitung und Dosierung

2 bis 3 Eßlöffel getrocknete und zerkleinerte Blüten und Blätter mit 1/2 l kochendem Wasser überbrühen, 10 Minuten ziehen lassen und abseihen. Davon können 3 Tassen am Tag kurmäßig über 3 bis 4 Monate warm oder kalt getrunken werden.

Die gleiche Dosierung gilt für einen Tee aus Weißdornfrüchten. Man übergießt dazu 3 bis 4 Eßlöffel Früchte mit 1/2 l kaltem Wasser, läßt den Ansatz über Nacht stehen,

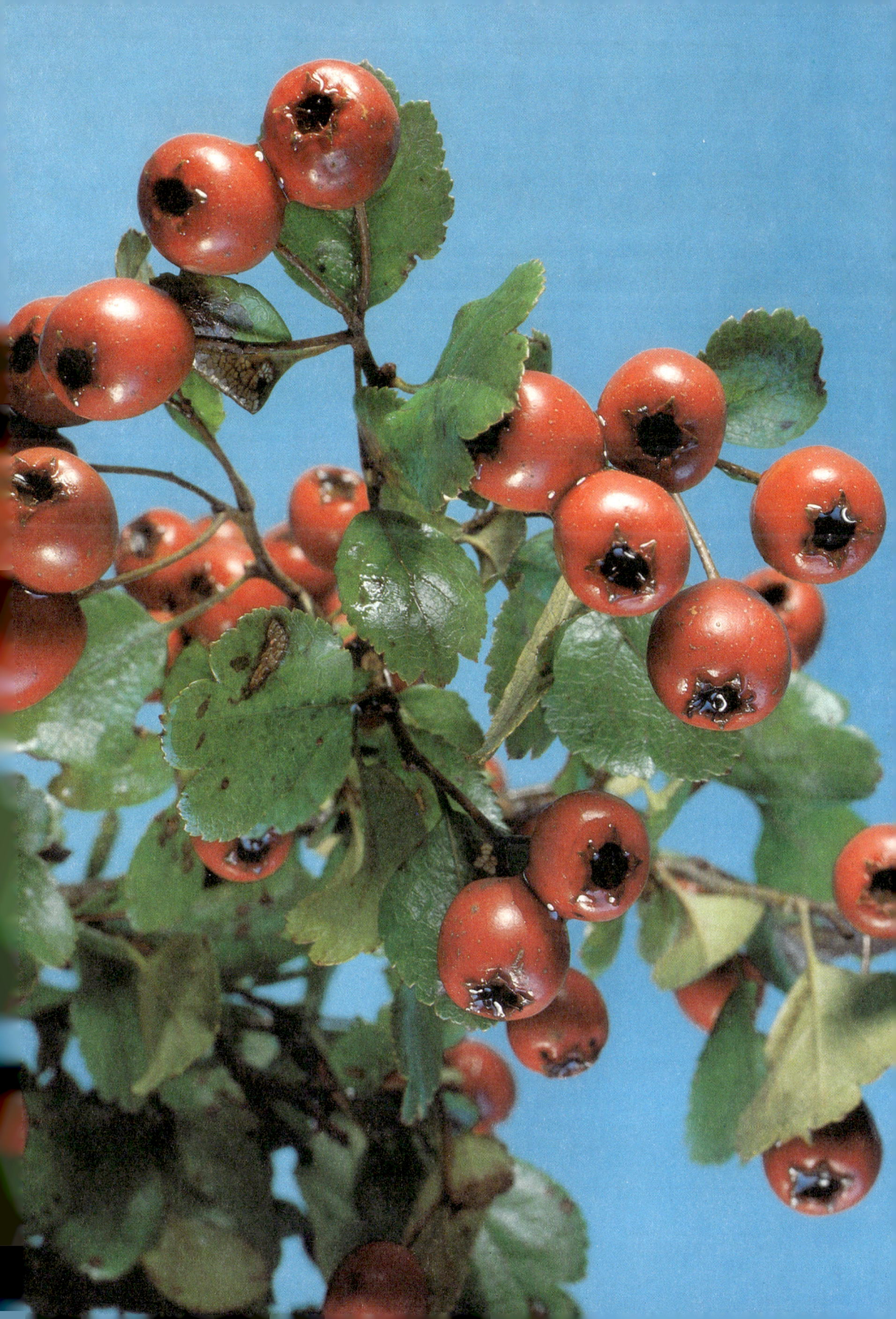

kocht ihn morgens kurz auf und seiht ihn dann ab.

Zur Herstellung einer Weißdorntinktur werden 100 bis 200 g Früchte mit 1/2 l Branntwein angesetzt. Dieser Ansatz ergibt nach etwa 14 Tagen unter täglichem Umschütteln ein wirkungsvolles Heilmittel, von dem täglich 3mal 20 bis 30 Tropfen eingenommen werden können.

Nebenwirkungen

Nebenwirkungen sind auch bei längerem Gebrauch nicht zu befürchten.

Wermut
(Artemisia absinthium L.)

Der Wermut kommt bevorzugt in sonnigen und trockenen Gebieten des Mittelmeerraums, aber auch in Mitteleuropa vor, wo er verwildert meist auf Weiden, Mauern, Schutthalden und in Weinbergen wächst. Für arzneiliche Zwecke wird er auch in Kulturen angebaut.

Der Halbstrauch wird bis zu 1 m hoch. Seine zahlreichen, graufilzig behaarten Stengel sind stark verästelt. Die unteren silbergrünen Blätter sind langgestielt, dreifach fiederteilig und ebenfalls filzig behaart. Nach oben hin nehmen die Blattgröße und die Teilungszahl ab, und die Blätter sind ungestielt direkt am Stengel angeordnet.

Aufgrund der vielen Öldrüsen an der Blattoberfläche riechen die Blätter stark aromatisch und schmecken sehr bitter. Die kleinen, hängenden, kugeligen, gelben Korbblüten sind in aufrechten Rispen angeordnet und blühen von Juli bis September.

Gesammelt wird das blühende Kraut während der Blütezeit, das in Bündeln getrocknet wird.

Die wichtigsten Inhaltsstoffe sind Bitterstoffe, Gerbstoffe und ätherisches Öl.

Anwendung

Wegen des hohen Bitterstoffgehalts ist Wermutkraut ein bevorzugtes Mittel bei Verdauungsstörungen, Magenschleimhautentzündungen, Appetitlosigkeit, Blähungen und Blutarmut infolge eines Magenleidens. Auch bei Leber- und Gallestörungen, Gallenblasenentzündung und Regelbeschwerden hat sich Wermutkraut bestens bewährt. Es lindert Magen- und Darmkrämpfe, Gallenkoliken und fördert die Harnausscheidung.

Zubereitung und Dosierung

1 bis 2 Eßlöffel getrocknetes und zerkleinertes Kraut mit 1/2 l kochendem Wasser überbrühen, 5 bis 10 Minuten ziehen lassen und abseihen. Davon 2 bis 3 Tassen täglich vor den Mahlzeiten schluckweise trinken.

Zur Herstellung eines Wermutweins werden 20 g Kraut mit 3/4 l Weißwein angesetzt. Nach etwa 10 Tagen und täglichem Umschütteln seiht man den Ansatz ab. Hiervon können 1 bis 2 Likörgläschen am Tag vor den Mahlzeiten genommen werden.

Für eine Wermuttinktur wird 1 Eßlöffel Kraut mit 1/2 l Branntwein angesetzt. Täglich schütteln und nach etwa 10 Tagen abseihen. Davon kann man täglich 2mal 20 bis 30 Tropfen vor den Mahlzeiten nehmen.

Nebenwirkungen

Wermut sollte auf keinen Fall länger als 3 bis 4 Wochen kurmäßig eingenommen werden, da Schwindelanfälle oder krampfartige Anfälle auftreten können. Auch eine Überdosierung sollte unbedingt vermieden werden. Schwangere sollten Wermut überhaupt nicht verwenden.

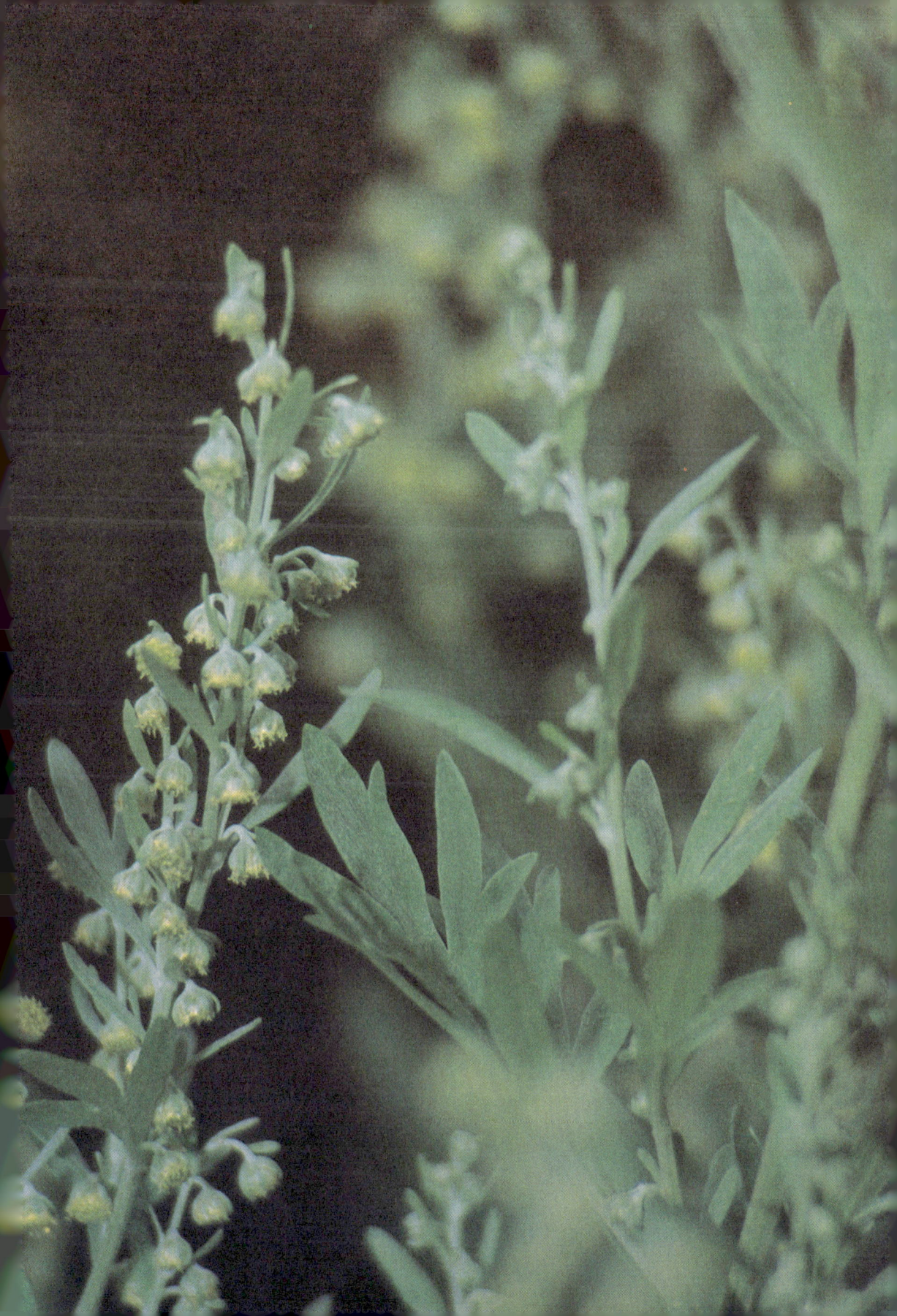

Zinnkraut
(Ackerschachtelhalm)
(Equisetum arvense L.)

Das Zinnkraut — auch Acker-schachtelhalm genannt — ist in ganz Europa weit verbreitet und wächst bevorzugt auf feuchten, lehmigen und sandigen Böden. Die ausdauernde Sporenpflanze ist auf Ödland, Äckern, an Waldrändern, Böschungen, Bahndämmen, Grabenrändern und Hecken zu finden.

Aus einem verzweigten, waag-recht im Boden liegenden Wurzel-stock treibt der Schachtelhalm im März und April bräunliche Sporen-triebe mit endständiger Sporenäh-re. Mehrere Wochen später er-scheinen die unfruchtbaren grünen Triebe, die bis zu 60 cm hoch wer-den können. Ihre quirlig stehenden und schachtelartigen hohlen Sei-tenäste sind etagenartig am Grundstengel angeordnet.

Gesammelt werden die jungen un-fruchtbaren Triebe von Mai bis Au-gust. Sie werden an einem schatti-gen Ort getrocknet.

Die wichtigsten Inhaltsstoffe sind Kieselsäure, Bitterstoffe, Flavone und Saponin.

Anwendung

Zinnkraut wird bei Lungenblähun-gen, Lungentuberkulose, Durchblu-tungstörungen, Nierenbeckenent-zündungen, Harngrieß, Harnver-halten, Rheumatismus, Gicht und bei inneren Blutungen, vor allem bei Magenblutungen, erfolgreich angewandt. Auch gegen chroni-sche Bronchitis, Asthma, Schnup-fen, Heuschnupfen und Arterien-verkalkung wird Zinnkrauttee empfohlen.

Äußerlich wird Zinnkraut bei Zahn-fleischentzündungen, Halsschmer-zen, Rachenkatarrh sowie bei Hautentzündungen, schwer heilen-den Wunden, Geschwüren, Furun-keln, Hämorrhoiden und Fußna-gelbettvereiterungen verwendet.

Sitzbäder mit Zinnkraut sind be-sonders bei Nieren- und Blasenlei-den sowie bei Rheuma und Ischias sehr empfehlenswert.

Bei Lungenleiden, Bronchitis, Schnupfen, Heuschnupfen und Ra-chenkatarrh haben sich Dampfbä-der, die man täglich 2- bis 3mal durchführen kann, bewährt.

Zubereitung und Dosierung

1 bis 2 Eßlöffel zerkleinerte Triebe mit 1/2 l kochendem Wasser über-brühen, 20 bis 30 Minuten ziehen

Zinnkraut (Ackerschachtelhalm)

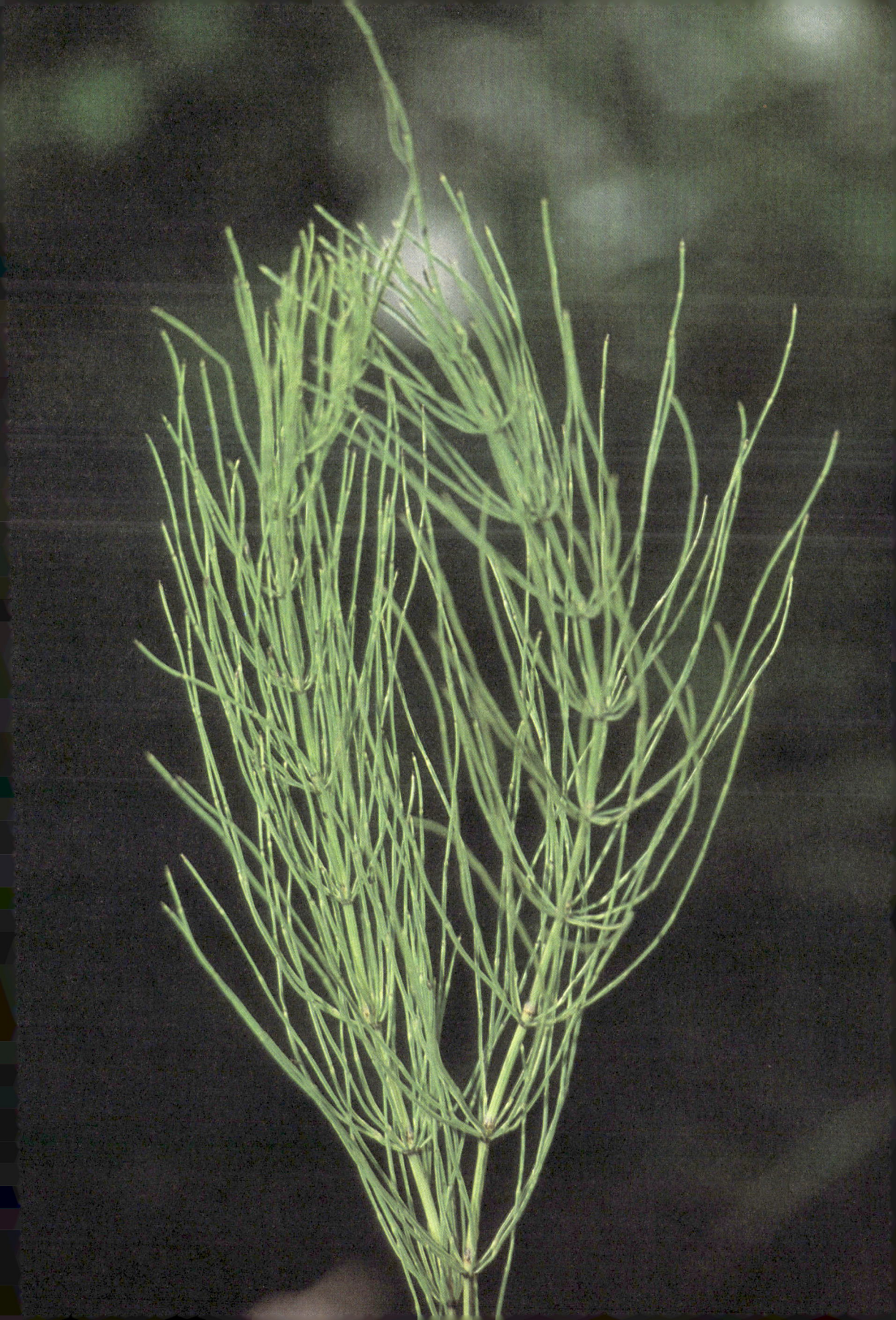

lassen und abseihen. Davon können 2 bis 3 Tassen am Tag warm getrunken werden.

Zur äußerlichen Behandlung, zu Auflagen oder Waschungen und zum Gurgeln wird der Tee doppelt so stark zubereitet.

Für ein Schachtelhalmbad werden 100 bis 200 g Kraut in 2 l Wasser 30 Minuten gekocht und nach weiteren 20 Minuten abgeseiht. Dieser Sud wird dem Badewasser zugegeben.

Nebenwirkungen

Bei der angegebenen Dosierung sind keine Nebenwirkungen zu befürchten.

Achtung! Das Zinnkraut kann leicht mit dem giftigen Sumpfschachtelhalm verwechselt werden.

Erklärung der verwendeten Fachausdrücke

Ähre
Einzelne ungestielte Blüten sind übereinander an einem Stengel angeordnet.

Ähre, zusammengesetzt
Mehrere Blütenähren sind übereinander an einem Stengel angeordnet.

ausdauernd
Die Pflanze lebt mehrer Jahre.

Dolde
Die gestielten Blüten gehen wie Strahlen von einem Punkt am Stengel aus und sind in einer flachen oder gewölbten Ebene angeordnet.

Dolde, zusammengesetzt

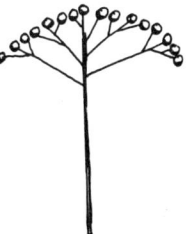

Doldentraube
Wie Traube, aber die unteren Blütenstiele sind länger als die oberen, so daß die Blüten fast in einer Ebene stehen.

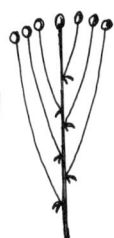

Doldenrispe
Mehrere rispig verzweigte Blütenstände bilden einen doldenartigen Blütenstand.

eiförmig
Die größte Breite des fast ovalen Blattes liegt unterhalb der Blattmitte.

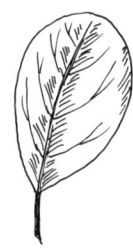

eiförmig, verkehrt
Die größte Breite des Blattes liegt oberhalb der Blattmitte.

einjährig
Die Pflanze lebt nur ein Jahr.

elliptisch
Das Blatt hat die größte Breite in der Blattmitte.

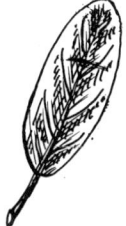

fiedernervig
Die Seitennerven
gehen gleichmäßig
vom Mittelnerv aus zu
den Blatträndern hin.

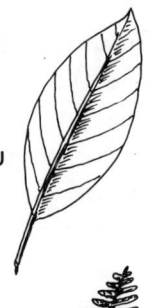

fiederschnittig
Die Blätter sind bis
zur Mittelrippe kamm-
förmig eingeschnitten.

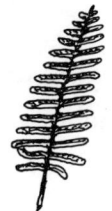

fiederspaltig
Die Blätter sind etwa
bis zur Mitte der Blatt-
hälfte gespalten.

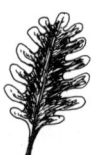

fiederteilig
Die Blätter sind
kammförmig einge-
schnitten, jedoch nicht
ganz bis zur Mittel-
rippe.

gefiedert,paarig
An einem Blattnerv sind
auf beiden Seiten
unabhängige kleine
Blättchen angeordnet.
An der Spitze sitzt kein
Blättchen.

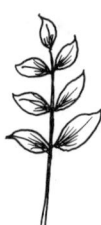

gefiedert, unpaarig
Am oberen Ende des
Blattnervs sitzt ein
Endblättchen.

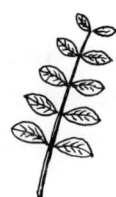

gefiedert, doppelt
Am Hauptnerv sitzen
an beiden Seiten
kleine Blattnerven, die
wiederum gefiedert
sind.

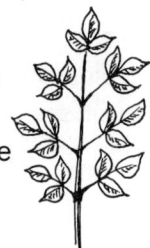

gefingert
Die Teilblättchen
entspringen in
einem Punkt.

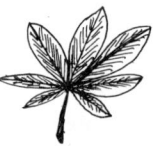

gegenständig
Zwei Blätter sitzen in
einer Ebene am Sten-
gel genau gegenüber.

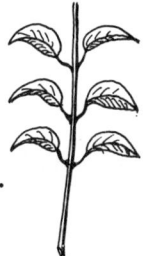

kreuzgegenständig:
Die übereinanderfolgen-
den, gegenständigen
Blätter sind jeweils um
90° auf der Stengel-
achse versetzt, so daß
sie, von der Stengel-
spitze aus gesehen,
ein Kreuz bilden.

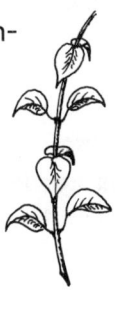

gebuchtet
Die Blätter sind am Rand rund eingeschnitten, jedoch nicht so weit wie fiederspaltig.

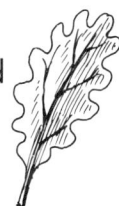

gekerbt
Die Blätter sind am Rand nach außen rund und nach innen spitz eingeschnitten.

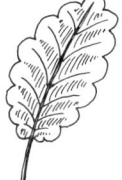

gelappt
Die Blätter sind am Rand verschieden tief rund oder spitz eingeschnitten.

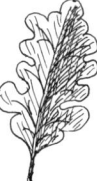

gesägt

gesägt, doppelt

gezähnt

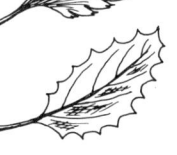

glattrandig

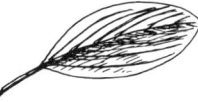

grundständig
Die Blätter entspringen am Grund des Stengels.

Grundrosette
Mehrere, meistens flach-liegende Blätter ent-springen am Grund des Stengels und bilden um die Stengelachse eine Rosette.

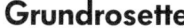

Halbstrauch
Der untere Pflanzenteil ist verholzt.

Kelchblätter
Kleine, eine Blüte umgebende Blätter.

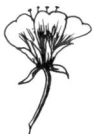

lanzettlich
Ungeteilte Blätter, die ihre größte Breite am Blattstiel haben und min-destens 3mal so lang wie breit sind.

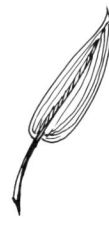

linealisch
Die Blätter sind am Stiel und an der Spitze fast gleich breit und min-destens 5mal so lang wie breit.

quirlig:
Mehrere Blüten oder Blätter entspringen an der gleichen Stelle des Stengels.

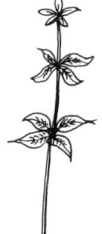

289

Rispe
Mehrere verzweigte
Blütenstände entsprin-
gen an verschiedenen
Stellen des Stengels
und bilden kleine
Seitenachsen.

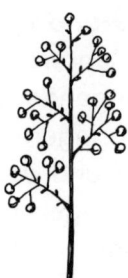

spatelförmig
Die Blätter haben ihre
größte Breite am
Blattstiel und sind 2-
bis 3mal so lang wie
breit.

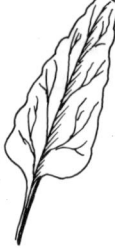

Staude
Ausdauernde Pflanze, die nur einmal blüht und Früchte trägt, dann
abstirbt, jedoch aus der Wurzel
neue Triebe entwickelt.

Strauch
Der gesamte Stengel ist verholzt.

Traube, geschlossen
Die gestielten Blüten
sind übereinander um
den Stengel angeord-
net.

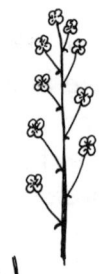

Traube, offen
Wie Traube, geschlos-
sen; an der Stengel-
spitze ist jedoch keine
Blüte, sie ist offen.

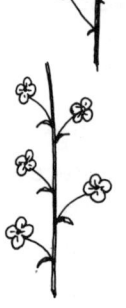

Trugdolde:
An einem Punkt
des Stengels
entspringen
mehrere Blütenstiele, die
sich wiederum verzwei-
gen und einen doldenar-
tigen Blütenstand bilden.

wechselständig
Die Blätter sind am
Stengel abwechselnd
in verschiedenen Rich-
tungen angeordnet.

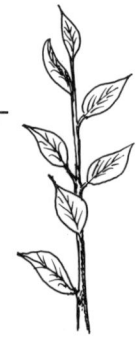

zweijährig
Die Pflanzen bilden im ersten Jahr
nur Blätter und erst im zweiten Jahr
einen Blütentrieb.

TEIL III

Kräuterteemischungen

und ihre Anwendung
bei verschiedenen
Krankheiten

Einleitung

Die folgenden Teemischungen sind nach Inhaltsstoffen und Geschmack der einzelnen Kräuter so ausgesucht und zusammengestellt, daß ihre Wirkungen sich gegenseitig ergänzen und verstärken und damit den Heilungsprozeß beschleunigen.

Eine Teemischung sollte in der Regel nicht mehr als 4 bis 5 verschiedene Kräuter enthalten. Die Anteile der einzelnen Kräuter sind in Eßlöffeln (abgekürzt: EL) angegeben.

Sollten Sie mehrere Teemischungen auf Vorrat zubereiten, empfiehlt es sich, sie in luftdicht verschließbaren Gläsern aufzubewahren und die Gläser zu beschriften, um eine Verwechslung zu vermeiden.

Die Teemischungen sind im folgenden alphabetisch geordnet nach den Krankheiten, bei denen sie angewendet werden.

Achtung! Aloe, Enzian, Wacholder und Wermut sollten nicht von Schwangeren verwendet werden. In diesem Fall kann die Teemischung ohne die genannten Kräuter hergestellt werden.

Abszeß (Furunkel)

Sanikel	250 g
Thymian	250 g
Quendel	250 g
Kamille	250 g

250 g der Mischung mit 2 l kaltem Wasser übergießen, 10 Minuten kochen und abseihen. Nach dem Abseihen die Pflanzenreste gut ausdrücken.

Den Sud dem Sitzbad oder Teilbad zugießen.

Thymian	5 EL
Quendel	5 EL
Bockshornklee	5 EL
Leinsamen	5 EL
Sanikel	5 EL

3 bis 4 Eßlöffel der Mischung mit 1/2 l kochendem Wasser übergießen, 15 Minuten ziehen lassen und abseihen. Ein Leinentuch in den Tee tauchen und mehrmals täglich heiße Umschläge machen.

Achtung! Wenn nach einigen Tagen keine Besserung eintritt oder wenn Schwellungen in der Leiste oder in der Achselhöhle auftreten, muß unbedingt der Arzt aufgesucht werden.

Angina

Kamille	3 EL
Quendel	2 EL
Tormentill	2 EL
Salbei	3 EL
Thymian	3 EL

3 bis 4 Teelöffel der Mischung mit 1/2 l kochendem Wasser überbrühen, 10 Minuten ziehen lassen und abseihen.

Tagesdosis: 5 bis 6 Tassen. Für eine Schwitzkur im Bett 2 bis 3 Tassen auf einmal heiß trinken.

Zum Gurgeln wird die doppelte Menge der Mischung verwendet.

Angstzustände, nervöse

Basilikum	3 EL
Baldrian	2 EL
Hopfen	3 EL
Melisse	2 EL
Johanniskraut	2 EL

2 bis 3 Teelöffel der Mischung mit 1/4 l kochendem Wasser überbrühen, 10 Minuten ziehen lassen und abseihen.

Tagesdosis: 3 bis 4 Tassen.

Appetitlosigkeit

Wermut	3 EL
Enzian	2 EL
Isländisch Moos	3 EL
Thymian	2 EL

2 bis 3 Teelöffel der Mischung mit 1/4 l kochendem Wasser überbrühen, 10 Minuten ziehen lassen und abseihen.

Tagesdosis: 3mal je 1 Tasse 30 Minuten vor den Mahlzeiten warm trinken.

Dieser Tee ist nicht für Schwangere geeignet.

Pfefferminze	3 EL
Kümmel	2 EL
Wacholder	3 EL
Tausendgüldenkraut	1 EL

Zubereitung und Anwendung wie oben beschrieben.

Schafgarbe	3 EL
Andorn	2 EL
Bitterklee	2 EL
Benediktenkraut	2 EL

Zubereitung und Anwendung wie oben beschrieben.

Arterienverkalkung

Die Arterienverkalkung ist meistens von zu hohem Blutdruck begleitet. Die folgenden Teemischungen sind so zusammengestellt, daß sie eine Blutdrucksenkung bewirken.

Weißdorn	3 EL
Mistel	3 EL
Arnika	2 EL
Baldrian	3 EL
Zinnkraut	3 EL

2 Teelöffel der Mischung mit 1/4 l kochendem Wasser überbrühen, 10 Minuten ziehen lassen und abseihen.

Tagesdosis: 3 Tassen warm trinken.

Zinnkraut	3 EL
Bärlauch	1 EL
Johanniskraut	2 EL
Goldrute	3 EL

Zubereitung und Anwendung wie oben beschrieben.

Melisse	2 EL
Herzgespann	3 EL
Mistel	3 EL

Zubereitung und Anwendung wie oben beschrieben.

Asthma

Thymian	3 EL
Schöllkraut	3 EL
Fenchel	3 EL
Königskerze	3 EL
Isländisch Moos	3 EL

2 Eßlöffel der Mischung mit 1/2 l kochendem Wasser überbrühen, 10 Minuten ziehen lassen und abseihen.

Tagesdosis: 3 Tassen. In akuten Fällen stündlich eine halbe Tasse langsam trinken.

Huflattich	3 EL
Veilchen	2 EL
Gänsefingerkraut	3 EL
Königskerze	3 EL

Zubereitung und Anwendung wie oben beschrieben.

Aufstoßen

Kalmuswurzel	4 EL
Kümmel	3 EL
Fenchel	3 EL
Anis	3 EL

1 bis 2 Eßlöffel der Mischung mit 1/2 l kochendem Wasser übergießen, 10 Minuten ziehen lassen und abseihen.

Tagesdosis: 3 bis 4 Tassen warm trinken.

Eine 3- bis 4wöchige Kur mit täglich 3 Tassen Tee beseitigt in den meisten Fällen die Beschwerden.

Augenentzündung

Kamille	3 EL
Augentrost	3 EL
Fenchel	3 EL

1 bis 2 Eßlöffel der Mischung mit 1/4 l kochendem Wasser überbrühen, 10 Minuten ziehen lassen und abseihen.

Mit dem lauwarmen Tee das entzündete Auge mehrmals täglich spülen.

Blähungen

Kümmel	3 EL
Schafgarbe	3 EL
Bärlauch	2 EL
Wermut	3 EL

2 Teelöffel der Mischung mit 1/4 l kochendem Wasser überbrühen,

5 bis 10 Minuten ziehen lassen und abseihen.

Tagesdosis: Vor jeder Mahlzeit 1 Tasse.

Kümmel	3 EL
Fenchel	3 EL
Kamille	4 EL
Tausendgüldenkraut	1 EL

Zubereitung und Anwendung wie oben beschrieben.

Anis	3 EL
Melisse	1 EL
Wermut	3 EL
Pfefferminze	3 EL
Gänsefingerkraut	2 EL

Zubereitung und Anwendung wie oben beschrieben.

Blasenbeschwerden

Stiefmütterchen	2 EL
Kamille	3 EL
Holunder	3 EL
Goldrute	3 EL
Zinnkraut	3 EL

2 bis 3 Teelöffel der Mischung mit 1/4 l kochendem Wasser überbrü-

hen, 10 Minuten ziehen lassen und abseihen.

Die gleiche Menge kann auch 8 bis 10 Stunden kalt angesetzt und danach abgeseiht werden.

Tagesdosis: 3 bis 4 Tassen.

Brennessel	2 EL
Löwenzahn	2 EL
Gänsefingerkraut	3 EL
Odermennig	2 EL

Zubereitung und Anwendung wie oben beschrieben.

Blutdruck, zu hoher

Mistel	2 EL
Weißdorn	2 EL
Bärlauch	2 EL
Goldrute	3 EL
Johanniskraut	3 EL

2 bis 3 Teelöffel der Mischung mit 1/4 l kochendem Wasser überbrühen, 5 bis 10 Minuten ziehen lassen und abseihen.

Tagesdosis: 3 Tassen warm trinken.

Blutdruck, zu niedriger

Rosmarin	4 EL
Mistel	5 EL

2 bis 3 Teelöffel der Mischung mit 1/4 l kochendem Wasser überbrühen, 5 bis 10 Minuten ziehen lassen und abseihen.

Tagesdosis: 2 bis 3 Tassen.

Bluterguß

Arnika	5 EL
Bockshornklee	5 EL
Johanniskraut	5 EL
Leinsamen	5 EL

3 bis 5 Eßlöffel der Mischung so weit wie möglich pulverisieren, mit etwas kaltem Wasser zu einem Brei anrühren, auf ein Leinentuch streichen und als Umschlag auf die verletzte Stelle legen.

Ringelblume	5 EL
Roßkastanie	5 EL
Sanikel	5 EL
Tormentill	5 EL
Hamamelis	5 EL

Zubereitung und Anwendung wie oben beschrieben.

Blutreinigung

Brennessel	3 EL
Stiefmütterchen	3 EL
Goldrute	3 EL
Holunderblüten	2 EL
Zinnkraut	3 EL
Löwenzahn	2 EL

2 bis 3 Teelöffel der Mischung mit 1/4 l kochendem Wasser überbrühen, 5 bis 10 Minuten ziehen lassen und abseihen.

Tagesdosis: 3 bis 4 Tassen. Kurmäßige Einnahme über 2 bis 3 Monate.

Brechreiz

Pfefferminze	3 EL
Kamille	3 EL
Wermut	2 EL
Tausendgüldenkraut	1 EL

2 bis 3 Teelöffel der Mischung mit 1/4 l kochendem Wasser überbrühen, 10 Minuten ziehen lassen und abseihen.

Tagesdosis: 2 bis 3 Tassen. In akuten Fällen jede Stunde 2 bis 3 Schluck bzw. 1/2 Tasse warm trinken.

Schafgarbe	3 EL
Melisse	2 EL
Baldrian	3 EL
Kamille	3 EL

Zubereitung und Anwendung wie oben beschrieben.

Darmkrämpfe

Kümmel	3 EL
Kamille	3 EL
Pfefferminze	3 EL
Gänsefingerkraut	4 EL

2 bis 3 Teelöffel der Mischung mit 1/4 l kochendem Wasser überbrühen, 10 Minuten ziehen lassen und abseihen.

Tagesdosis: 3 bis 4 Tassen.

Darmträgheit

Melisse	2 EL
Baldrian	2 EL
Gänsefingerkraut	3 EL
Löwenzahn	3 EL
Fenchel	3 EL

2 bis 3 Teelöffel der Mischung mit 1/4 l kochendem Wasser überbrü-

hen, 10 Minuten ziehen lassen und abseihen.

Tagesdosis: 3 bis 4 Tassen zwischen den Mahlzeiten trinken.

Durchfall

Heidelbeeren	4 EL
Gänsefingerkraut	3 EL
Katzenpfötchen	3 EL
Quendel	3 EL
Thymian	2 EL

2 bis 3 Teelöffel der Mischung mit 1/4 l kochendem Wasser überbrühen, 10 Minuten ziehen lassen und abseihen.

Tagesdosis: 3 bis 4 Tassen.

Tormentill	3 EL
Pfefferminze	3 EL
Eichenrinde	3 EL
Odermennig	3 EL

Zubereitung und Anwendung wie oben beschrieben.

Erkältung (Bronchitis)

Silberdistel	3 EL
Lindenblüten	4 EL
Kamille	4 EL
Holunder	3 EL

2 bis 3 Eßlöffel der Mischung mit 1/2 l kochendem Wasser überbrühen, 10 Minuten ziehen lassen und abseihen.

Tagesdosis: 3 bis 4 Tassen. Am besten ist eine Schwitzkur im Bett, wobei 2 bis 3 Tassen so heiß wie möglich getrunken werden.

Spitzwegerich	3 EL
Thymian	3 EL
Huflattich	3 EL
Gänseblümchen	2 EL
Stiefmütterchen	2 EL

2 bis 3 Eßlöffel der Mischung mit 1/2 l kochendem Wasser überbrühen, 10 Minuten ziehen lassen und abseihen. Den Tee mit etwas Honig süßen.

Tagesdosis: 3 Tassen. In akuten Fällen stündlich 1/2 Tasse langsam trinken.

Anis	2 EL
Königskerze	3 EL
Seifenkraut	3 EL

Fenchel	3 EL
Holunder	2 EL

Zubereitung und Anwendung wie oben beschrieben.

Sanddornfrüchte	4 EL
Veilchen	3 EL
Hagebutte	4 EL
Wermut	3 EL

Zubereitung und Anwendung wie oben beschrieben.

Fieber

Lindenblüten	5 EL
Hagebutte	5 EL
Kamille	4 EL
Salbei	4 EL
Holunder	4 EL

2 Eßlöffel der Mischung mit 1/2 l kochendem Wasser überbrühen, 5 bis 10 Minuten ziehen lassen und abseihen.

Tagesdosis: 4 bis 5 Tassen warm trinken. Dieser Tee dient auch zur Vorbeugung gegen Erkältungskrankheiten.

Gallenleiden

Pfefferminze	3 EL
Löwenzahn	3 EL
Andorn	3 EL
Kümmel	3 EL
Wermut	3 EL

1 bis 2 Eßlöffel der Mischung mit 1/2 l kochendem Wasser überbrühen, 10 Minuten ziehen lassen und abseihen.

Tagesdosis: 2 bis 3 Tassen warm trinken.

Nelkenwurz	3 EL
Odermennig	3 EL
Ringelblume	3 EL
Salbei	3 EL

Zubereitung und Anwendung wie oben beschrieben.

Gicht

Wacholder	5 EL
Brennessel	4 EL
Löwenzahn	3 EL

2 bis 3 Teelöffel der Mischung mit 1/4 l kochendem Wasser überbrü-hen, 10 Minuten ziehen lassen und abseihen.

Tagesdosis: 2 bis 3 Tassen.

Grippe

Hagebutte	3 EL
Holunder	4 EL
Thymian	2 EL
Salbei	2 EL
Fenchel	2 EL

2 bis 3 Teelöffel der Mischung mit 1/4 l kochendem Wasser überbrü-hen, 10 Minuten ziehen lassen und abseihen.

Tagesdosis: 4 bis 5 Tassen.

Holunder	5 EL
Königskerze	4 EL
Lindenblüten	4 EL
Kamille	4 EL

2 bis 3 Eßlöffel der Mischung mit 1/2 l kochendem Wasser überbrü-hen, 10 Minuten ziehen lassen und abseihen.

Dieser Tee ist besonders für eine Schwitzkur im Bett geeignet. Man trinkt davon 3 bis 4 Tassen so heiß wie möglich und deckt sich an-schließend gut zu.

Halsentzündung

Salbei	4 EL
Kamille	4 EL
Thymian	4 EL
Zinnkraut	3 EL

2 bis 3 Eßlöffel der Mischung mit 1/4 l kaltem Wasser übergießen, kurz aufkochen und abseihen.

5- bis 10mal täglich mit dem Tee gurgeln.

Bockshornklee	4 EL
Odermennig	3 EL
Lungenkraut	3 EL
Salbei	4 EL

Zubereitung und Anwendung wie oben beschrieben.

Harnverhaltung

Goldrute	4 EL
Holunder	3 EL
Wacholder	4 EL
Löwenzahn	3 EL
Zinnkraut	3 EL

3 bis 4 Teelöffel der Mischung mit 1/4 l kaltem Wasser ansetzen und 8 bis 10 Stunden ziehen lassen. Danach bis zum Sieden erhitzen und abseihen.

Tagesdosis: 3 bis 4 Tassen.

Hautausschlag

Kamille	5 EL
Thymian	5 EL
Seifenkraut	5 EL
Stiefmütterchen	5 EL

3 bis 4 Eßlöffel der Mischung mit 1/2 l kochendem Wasser übergießen, 10 bis 15 Minuten ziehen lassen und abseihen.

Die befallene Hautstelle mehrmals täglich abwaschen.

Herzbeschwerden (Altersherz, Herzschwäche)

Weißdorn	4 EL
Goldrute	3 EL
Johanniskraut	4 EL
Melisse	2 EL
Rosmarin	2 EL

2 bis 3 Teelöffel der Mischung mit 1/4 l kochendem Wasser überbrühen, 10 Minuten ziehen lassen und abseihen.

Tagesdosis: 3 Tassen. Als Kur über 6 bis 8 Wochen geeignet.

Husten mit starker Verschleimung

Königskerze	4 EL
Spitzwegerich	4 EL
Stiefmütterchen	3 EL
Schlüsselblume	3 EL
Seifenkraut	2 EL

3 bis 4 Teelöffel der Mischung mit 1/4 l kochendem Wasser überbrühen, 10 Minuten ziehen lassen und abseihen. Den Tee mit etwas Honig süßen.

Tagesdosis: 3 bis 4 Tassen langsam und schluckweise trinken.

Katarrh der Luftwege

Seifenkraut	3 EL
Quendel	3 EL
Anis	3 EL
Schlüsselblume	3 EL
Huflattich	2 EL

3 bis 4 Teelöffel der Mischung mit 1/4 l kochendem Wasser überbrühen, 10 Minuten ziehen lassen und abseihen. Den Tee mit etwas Honig süßen.

Tagesdosis: 3 bis 4 Tassen langsam und schluckweise trinken.

Keuchhusten

Thymian	4 EL
Fenchel	3 EL
Holunder	3 EL
Odermennig	2 EL

3 bis 4 Teelöffel der Mischung mit 1/4 l kochendem Wasser überbrühen, 10 Minuten ziehen lassen und abseihen. Den Tee mit etwas Honig süßen.

Tagesdosis: 3 bis 4 Tassen langsam und schluckweise trinken.

Krampfadern

Roßkastanie	3 EL
Zinnkraut	3 EL
Taubnessel	2 EL
Rosmarin	2 EL

2 bis 3 Teelöffel der Mischung mit 1/4 l kochendem Wasser überbrühen, 10 Minuten ziehen lassen und abseihen.

Tagesdosis: 3 Tassen.

Kreislaufstörungen

Roßkastanie	3 EL
Schafgarbe	3 EL
Weißdorn	2 EL
Ringelblume	3 EL
Mistel	2 EL

2 bis 3 Teelöffel der Mischung mit 1/4 l kochendem Wasser überbrühen, 10 Minuten ziehen lassen und abseihen.

Tagesdosis: 3 Tassen.

Leber-Galleleiden

Melisse	2 EL
Schöllkraut	3 EL
Pfefferminze	3 EL
Odermennig	2 EL
Mariendistel	3 EL

2 bis 3 Teelöffel der Mischung mit 1/4 l kochendem Wasser überbrühen, 10 Minuten ziehen lassen und abseihen.

Tagesdosis: 3mal 1 Tasse vor oder während der Mahlzeiten trinken.

Pfefferminze	3 EL
Löwenzahn	3 EL

Mariendistel	3 EL
Wermut	3 EL
Wegwarte	3 EL

Zubereitung und Anwendung wie oben beschrieben.

Magengeschwür

Kamille	3 EL
Leinsamen	3 EL
Quendel	3 EL
Kalmus	3 EL
Thymian	3 EL

2 bis 3 Teelöffel der Mischung mit 1/4 l kaltem Wasser übergießen, kurz aufkochen und abseihen.

Tagesdosis: 3mal 1 Tasse vor dem Essen trinken.

Magenkrämpfe

Gänsefingerkraut	3 EL
Kamille	3 EL
Melisse	2 EL
Wermut	2 EL
Schafgarbe	3 EL

2 bis 3 Teelöffel der Mischung mit 1/4 l kochendem Wasser überbrü-

hen, 10 Minuten ziehen lassen und abseihen.

Tagesdosis: 3 bis 5 Tassen. Bei akuten Krämpfen 2 Tassen langsam trinken.

Magenschleimhautentzündung

Kamille	3 EL
Pfefferminze	3 EL
Salbei	2 EL
Gänsefingerkraut	3 EL
Tausendgüldenkraut	1 EL

2 bis 3 Teelöffel der Mischung mit 1/4 l kochendem Wasser überbrühen, 10 Minuten ziehen lassen und abseihen.

Tagesdosis: 3 bis 5 Tassen.

Menstruationsbeschwerden

Kamille	3 EL
Gänsefingerkraut	3 EL
Melisse	2 EL
Johanniskraut	2 EL
Schafgarbe	2 EL

2 bis 3 Teelöffel der Mischung mit 1/4 l kochendem Wasser überbrühen, 5 bis 10 Minuten ziehen lassen und abseihen.

Tagesdosis: 2 bis 3 Tassen, und zwar 1 Woche vor, während und nach der Regelblutung.

Milchbildender Tee

Kümmel	3 EL
Fenchel	3 EL
Anis	3 EL
Basilikum	3 EL

2 bis 3 Teelöffel der Mischung mit 1/4 l kaltem Wasser übergießen, kurz aufkochen und abseihen.

Tagesdosis: 3 Tassen.

Mundhöhlenentzündung

Tormentill	3 EL
Thymian	3 EL
Salbei	3 EL
Eichenrinde	3 EL

1 bis 2 Eßlöffel der Mischung mit 1/4 l kochendem Wasser überbrü-

hen, 10 bis 15 Minuten ziehen lassen und abseihen.

4- bis 6mal täglich mit dem Tee gurgeln.

Nervosität

Baldrian	3 EL
Hopfen	3 EL
Melisse	3 EL

2 Teelöffel der Mischung mit 1/4 l kochendem Wasser überbrühen, 10 Minuten ziehen lassen und abseihen.

Tagesdosis: 1 Tasse am Nachmittag und 2 Tassen vor dem Schlafengehen.

Nierenleiden

Goldrute	4 EL
Holunder	2 EL
Wacholder	3 EL
Brennessel	2 EL
Löwenzahn	2 EL

2 bis 3 Teelöffel der Mischung mit 1/4 l kaltem Wasser ansetzen, 8 bis 10 Stunden ziehen lassen, bis zum

Sieden erhitzen und sofort abseihen.

Tagesdosis: 2 bis 3 Tassen morgens bis spätestens mittags trinken.

Reizhusten

Huflattich	3 EL
Spitzwegerich	3 EL
Thymian	3 EL
Gänseblümchen	2 EL
Holunder	2 EL

3 bis 4 Teelöffel der Mischung mit 1/4 l kochendem Wasser überbrühen, 10 Minuten ziehen lassen und abseihen. Den Tee mit etwas Honig süßen.

Tagesdosis: 3 bis 4 Tassen langsam und schluckweise trinken.

Rheuma

Brennessel	4 EL
Schlüsselblume	4 EL
Löwenzahn	4 EL
Wacholder	3 EL
Veilchen	3 EL

2 bis 3 Teelöffel der Mischung mit 1/4 l kochendem Wasser überbrü-

hen, 10 Minuten ziehen lassen und abseihen.

Tagesdosis: 3 bis 4 Tassen. Kurmäßige Einnahme über 4 bis 6 Wochen ist empfehlenswert.

Rosmarin	500 g
Arnika	300 g
Brennessel	300 g
Melisse	300 g

150 bis 200 g der Mischung mit 1 bis 2 l kaltem Wasser ansetzen, 5 bis 10 Minuten lang zugedeckt kochen lassen, abseihen und dem Badewasser zugießen.

3 bis 4 Bäder pro Woche nehmen.

Schlafstörungen

Baldrian	4 EL
Hopfen	4 EL
Fenchel	4 EL
Bärlauch	3 EL
Anis	2 EL

2 bis 3 Teelöffel der Mischung mit 1/4 l kochendem Wasser überbrühen, 10 Minuten ziehen lassen und abseihen.

Tagesdosis: 2 bis 3 Tassen nachmittags und abends warm trinken.

Baldrian	4 EL
Basilikum	4 EL
Melisse	2 EL
Johanniskraut	3 EL
Hopfen	3 EL

Zubereitung und Anwendung wie oben beschrieben.

Schlüsselblume	4 EL
Kamille	4 EL
Johanniskraut	3 EL
Melisse	4 EL

Zubereitung und Anwendung wie oben beschrieben.

Schnupfen

Pfefferminze	5 EL
Thymian	5 EL
Kamille	5 EL
Quendel	5 EL

3 bis 4 Eßlöffel der Mischung mit 1/4 l kaltem Wasser ansetzen und zum Sieden erhitzen. Mit einem großen Badetuch Kopf und Oberkörper bedecken, über den Topf beugen und 10 Minuten den Dampf einatmen.

Empfehlenswert sind 2 Dampfbäder am Tag.

Sodbrennen

Pfefferminze	4 EL
Wermut	2 EL
Melisse	2 EL
Schafgarbe	2 EL

2 bis 3 Teelöffel der Mischung mit 1/4 l kochendem Wasser überbrühen, 10 Minuten ziehen lassen und abseihen.

Tagesdosis: Je 1 Tasse nach den Mahlzeiten trinken.

Verbrennungen

Tormentill	4 EL
Eichenrinde	4 EL
Nelkenwurz	3 EL
Salbei	3 EL

2 bis 3 Eßlöffel der Mischung mit 1/4 l kochendem Wasser überbrühen, 15 Minuten ziehen lassen und abseihen.

Mit Hilfe eines Leinentuches, das in den abgekühlten Tee getaucht und leicht ausgewrungen wird, werden mehrmals täglich feuchte Umschläge gemacht.

Großflächige Verbrennungen gehören in ärztliche Behandlung.

Verdauungsschwäche

Benediktenkraut	3 EL
Kümmel	3 EL
Kamille	3 EL
Wermut	2 EL
Tausendgüldenkraut	1 EL

2 bis 3 Teelöffel der Mischung mit 1/4 l kochendem Wasser überbrühen, 10 Minuten ziehen lassen und abseihen.

Tagesdosis: 3mal 1 Tasse vor den Mahlzeiten trinken.

Verstopfung

Faulbaumrinde	2 EL
Aloe	2 EL
Tausendgüldenkraut	1 EL

2 Teelöffel der Mischung mit 1/4 l kaltem Wasser ansetzen und 10 bis 12 Stunden ziehen lassen. Abseihen und mit der gleichen Menge Kamillentee mischen.

Tagesdosis: 2 bis 3 Tassen warm vor oder zwischen den Mahlzeiten trinken.

Wasserstauungen

Wacholder	4 EL
Stiefmütterchen	4 EL
Seifenkraut	4 EL
Goldrute	3 EL
Löwenzahn	3 EL

2 bis 3 Teelöffel der Mischung mit 1/4 l kaltem Wasser ansetzen, 8 bis 10 Stunden ziehen lassen, zum Sieden erhitzen und abseihen.

Tagesdosis: 3 bis 5 Tassen.

Wunden

Andorn	100 g
Arnika	50 g
Sanikel	100 g
Kamille	100 g
Eichenrinde	50 g

30 bis 50 g der Mischung mit 1/2 l kaltem Wasser übergießen, 3 bis 5 Minuten kochen und abseihen.

Damit 5- bis 8mal täglich Umschläge machen bzw. Waschungen vornehmen.

Ringelblume	50 g
Schafgarbe	100 g

Thymian	50 g
Tormentill	100 g
Johanniskraut	50 g

Zubereitung und Anwendung wie oben beschrieben.

Benediktenkraut	100 g
Bockshornklee	100 g
Huflattich	50 g
Spitzwegerich	100 g
Goldrute	50 g

Zubereitung und Anwendung wie oben beschrieben.

Zahnfleischentzündung

Eichenrinde	3 EL
Tormentill	3 EL
Salbei	2 EL
Zinnkraut	2 EL
Kamille	3 EL

2 bis 3 Eßlöffel der Mischung mit 1/4 l kochendem Wasser überbrühen, 15 Minuten ziehen lassen und abseihen.

Damit werden 5 bis 6 Mundspülungen täglich durchgeführt.

Zuckerkrankheit

Heidelbeerblätter	4 EL
Walnußblätter	4 EL
Odermennig	3 EL
Salbei	2 EL

2 bis 3 Teelöffel der Mischung mit 1/4 l kochendem Wasser überbrühen, 10 Minuten ziehen lassen und abseihen.

Tagesdosis: 3 bis 4 Tassen.

TEIL IV

Äußerliche Anwendungen

Waschungen, Bäder, Güsse,
Wickel, Auflagen (Kompressen),
Dampfbäder

Einleitung

Waschungen, Bäder und Güsse führt man am besten nach der Kneippschen Methode durch. Bei allen im folgenden beschriebenen Anwendungen muß beachtet werden, daß der Körper warm und gut durchblutet und der Raum, in dem die Behandlung stattfindet, zugfrei und angewärmt (mindestens 20 °C) ist.

Ziel der Behandlung ist, durch äußere Temperaturänderungen eine Reizung der Haut und des Nervensystems und damit eine bessere Durchblutung einzelner Körperteile oder des ganzen Körpers zu erreichen. Bei Bädern und Waschungen werden durch Hinzufügen von Kräutern zusätzliche Heilerfolge erzielt.

Die Wärmeeinwirkung hat zur Folge, daß sich die Blutgefäße erweitern und so besser versorgt und entschlackt werden. Nach jeder Warm- oder Wechselbehandlung sollte eine kurze Kaltwasserbehandlung erfolgen, damit sich die Blutgefäße wieder zusammenziehen und der Körper nicht zuviel Wärme verliert, was zu einer späteren Unterkühlung führen könnte.

Ein weiterer Vorteil der abschließenden Kaltwasserbehandlung ist, daß sowohl die Arterien als auch die Venen gefestigt werden und eine Erweiterung besonders der Venen vermieden wird. Sollte keine Möglichkeit für eine kühle Nachbehandlung gegeben sein, wird empfohlen, den Körper sofort mit einem Badetuch oder einem Bademantel zu bedecken.

Die durchblutungsfördernde und heilende Wirkung von Bädern und Güssen erstreckt sich bis auf die inneren Organe. Dabei muß die Behandlung nicht unbedingt am Brustkorb, Bauch oder Rücken erfolgen; sie kann zum Beispiel auch an den Füßen und Armen durchge-

313

führt werden, wobei durch Fußbäder alle Organe unterhalb und
durch Hand- und Armbäder alle
Organe oberhalb des Zwerchfells
beeinflußt werden.

Neben der durchblutungsfördernden und blutdruckregulierenden
Wirkung können mit Hilfe von Bädern, Waschungen und Güssen
Entzündungen, Rheuma und Gicht
bekämpft, der Stoffwechsel angeregt und das vegetative Nervensystem günstig beeinflußt werden.
Zusätzlich wird der Körper abgehärtet und gegen Krankheitserreger widerstandsfähiger gemacht.

Waschungen

Die Waschung ist eine der einfachsten äußeren Behandlungen. Sie wird mit kaltem (eventuell auch warmem) Wasser durchgeführt, dem man etwas Meersalz, Essig oder je nach ärztlicher Verordnung auch Kräutertinkturen wie Arnika oder Rosmarin zufügen kann.

Ganzkörper- und Oberkörperwaschungen wirken überwiegend kreislaufanregend und sollten deshalb vor allem morgens angewandt werden, während die Unterkörperwaschung eher beruhigend wirkt und daher abends vor dem Schlafengehen angebracht ist.

Die Wassertemperatur sollte zwischen 15 und 20 °C liegen. Bei kälteempfindlichen Menschen kann die Waschung auch mit warmem bzw. heißem Wasser durchgeführt werden.

Die Behandlung mittels Waschungen ist besonders bei Organ- und Nervenleiden, Schlaflosigkeit und bei Blutdruckerkrankungen angebracht.

Ganzkörperwaschung

Erforderlich

1 Schüssel mit kaltem Wasser
(15 bis 20 °C)
1 Waschhandschuh oder Waschlappen
1 Badetuch zum Unterlegen
1 Badetuch zum Zudecken
1 Gummi- oder Plastiktuch zum
Unterlegen

Zusätze

3 bis 4 Eßlöffel Obstessig oder 1 bis
2 Eßlöffel Arnika- oder Rosmarin-
tinktur oder eine Abkochung von
50 bis 100 g Kräutern (Kamille, Lavendel, Melisse, Thymian usw.) auf
1 l Wasser.

Anwendungszeit

jederzeit, vorwiegend morgens

Anwendungsdauer

nicht länger als 2 Minuten

Durchführung

Der Patient liegt oder sitzt auf dem
Bett. Der Waschlappen wird in das
kalte Wasser getaucht, und der
ganze Körper wird zügig naß abgewaschen.

Man beginnt dabei am rechten
Handrücken, wäscht den Arm hinauf bis zur Schulter und an der Innenseite hinab bis zu den Fingerspitzen, so daß der ganze Arm
gleichmäßig naß ist. Am linken Arm
verfährt man genauso.

Dann wäscht man den Hals, fährt
mit dem Waschlappen, der immer
wieder neu angefeuchtet werden
muß, an der rechten Körperseite
hinunter über das rechte Bein bis
zum Fußrücken und an der Innenseite des Beins wieder hinauf. Die
linke Seite wird ebenso behandelt.

Dann wäscht man den Rücken von
der Schulter über das Gesäß bis zu
den Unterschenkeln, zuerst rechts,
dann links.

Zum Schluß werden die Fußsohlen
naß abgerieben.

Der Patient wird mit einem Badetuch zugedeckt, aber nicht abgetrocknet, da sonst die Wirkung auf-
gehoben wird. Er sollte danach
mindestens 30 Minuten ruhen.

Anwendung bei

fieberhaften Erkältungen. Die
Ganzkörperwaschung kann alle
30 Minuten wiederholt werden.
Dabei kann das Fieber um etwa
1 °C innerhalb einer Stunde gesenkt werden.

Zur Kreislaufanregung sollte die Ganzkörperwaschung vorwiegend morgens durchgeführt werden.

Oberkörperwaschung

Erforderlich

siehe Ganzkörperwaschung

Zusätze

siehe Ganzkörperwaschung

Anwendungszeit

jederzeit, vorwiegend morgens

Anwendungsdauer

nicht länger als 2 Minuten

Durchführung

Der Patient liegt oder sitzt auf dem Bett. Mit dem Waschlappen, der in das kalte Wasser getaucht und leicht ausgewrungen wird, werden zuerst Arme, Schultern und Hals, dann Brust, Bauch und Rücken rasch abgerieben. Der Waschlappen muß immer wieder neu befeuchtet werden. Dann wird der

Patient ohne Abtrocknen mit dem Badetuch zugedeckt und sollte 15 bis 20 Minuten ruhen. Danach kann die Waschung wiederholt werden.

Anwendung bei

Nervenleiden, Angina, Bronchitis, Rachenkatarrh und Schnupfen.

Achtung!

Bei schweren Erkältungskrankheiten muß vorher der Arzt gefragt werden.

Unterkörperwaschung

Erforderlich

siehe Ganzkörperwaschung

Zusätze

siehe Ganzkörperwaschung

Anwendungszeit

jederzeit, vorwiegend abends

Anwendungsdauer

nicht länger als 2 bis 3 Minuten

Durchführung

Bei der Unterkörperwaschung beginnt man am rechten Fuß, wäscht über das Bein, dann den linken Fuß über das Bein bis zum Kreuz, danach den Bauch, immer in Richtung zum Herzen. Wichtig ist, daß auch die Fußsohlen abgerieben werden.

Nach dem Waschen wird der Patient nicht abgetrocknet, sondern nur mit dem Badetuch zugedeckt. Er sollte 15 bis 20 Minuten ruhen. Danach kann die Waschung wiederholt werden.

Anwendung bei

Schlafstörungen, Blutzirkulationsstörungen, Krampfadern, Venenentzündungen und Stoffwechselstörungen.

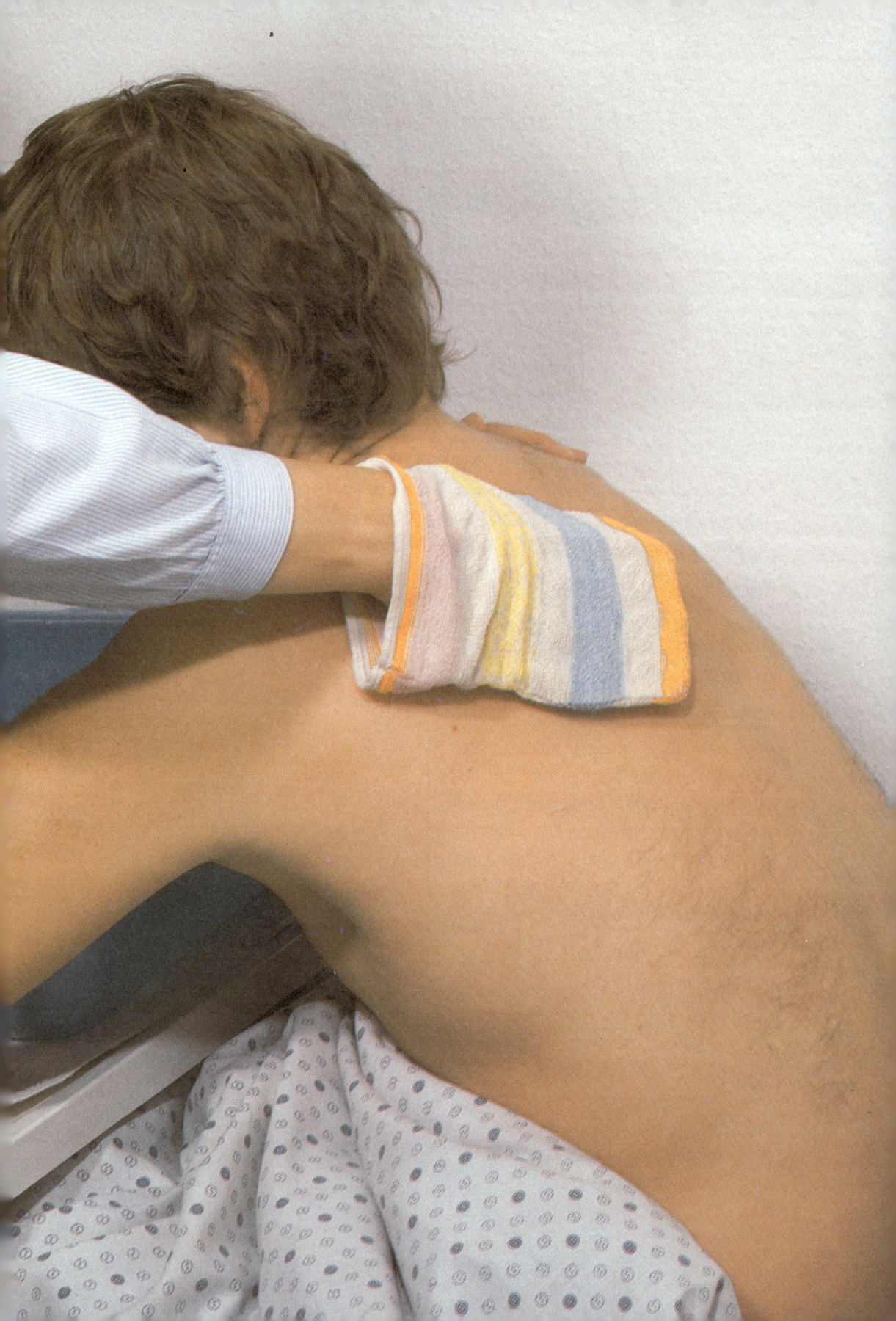

Bäder

Man unterscheidet zwischen kalten, warmen, Wechsel- und ansteigenden Bädern.

Kalte Teilbäder sollten höchstens 30 Sekunden dauern, während Warmbäder 10 bis 20 Minuten in Anspruch nehmen.

Kaltbäder werden entweder mit reinem Wasser durchgeführt, oder man gibt etwas Salz oder Essig ins Wasser. Bei allen anderen Bädern werden dem Wasser Kräuteraufgüsse oder -tinkturen zugemischt, um neben der Wärmewirkung eine zusätzliche Heilwirkung zu erreichen.

Bei den Kräuterbädern werden in der Regel 200 bis 500 g Kräuter in 1 bis 2 l Wasser gekocht. Der Sud wird abgeseiht und dem Badewasser zugefügt. Bei den Tinkturen ist die Menge für ein Voll- oder Teilbad auf der Flasche oder dem Beipackzettel angegeben.

Die Wassertemperatur für ein Kaltbad sollte 15 bis 20 °C, für ein Warmbad 36 bis 38 °C betragen. Beim ansteigenden Bad beginnt man bei 30 °C und erhöht die Wassertemperatur allmählich bis auf 41 °C.

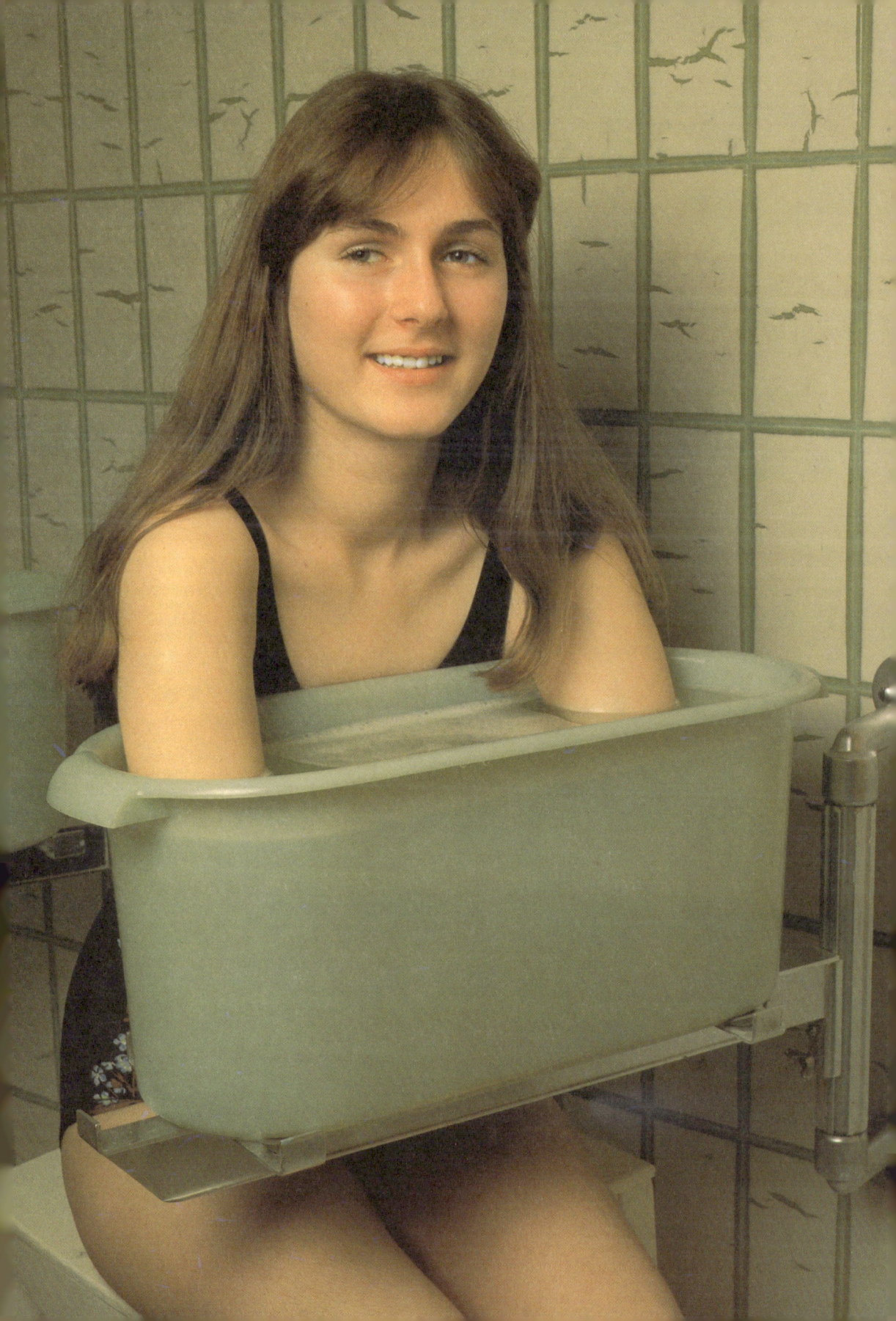

Armbad, kaltes

Erforderlich

1 Armbadewanne mit kaltem
Wasser (15 bis 20 °C)
1 Badetuch

Zusätze

keine

Anwendungszeit

morgens

Anwendungsdauer

10 bis 30 Sekunden

Durchführung

Zuerst wird der rechte, dann der
linke Arm langsam bis zur Mitte des
Oberarms in die Wanne getaucht.
Nach 10 bis 30 Sekunden werden
beide Arme aus dem Wasser genommen. Man schüttelt die Was-
sertropfen ab, geht 1 bis 2 Minuten
im Zimmer hin und her und führt
kreisende Armbewegungen aus.
Anschließend werden die Arme mit
einer Trockenbürste behandelt.

Anwendung bei

Durchblutungsstörungen. Beim gesunden Menschen kann durch kalte Armbäder eine bessere Durchblutung des Herzens und der Herzmuskulatur erreicht werden. Auch
die Hirndurchblutung und die Atmung werden gebessert.

Achtung!

Falls eine krankhafte Veränderung
der Herzkranzarterien vorliegt,
können Herzschmerzen auftreten.
Die Anwendung ist dann sofort abzubrechen.

Armbad, ansteigendes

Erforderlich

1 Armbadewanne mit warmem
Wasser (30 °C)
kochendheißes Wasser zum
Zugießen
2 Badetücher zum Unterlegen

Zusätze

Kräuteraufgüsse oder -tinkturen je
nach Verordnung (siehe auch Teil
III)

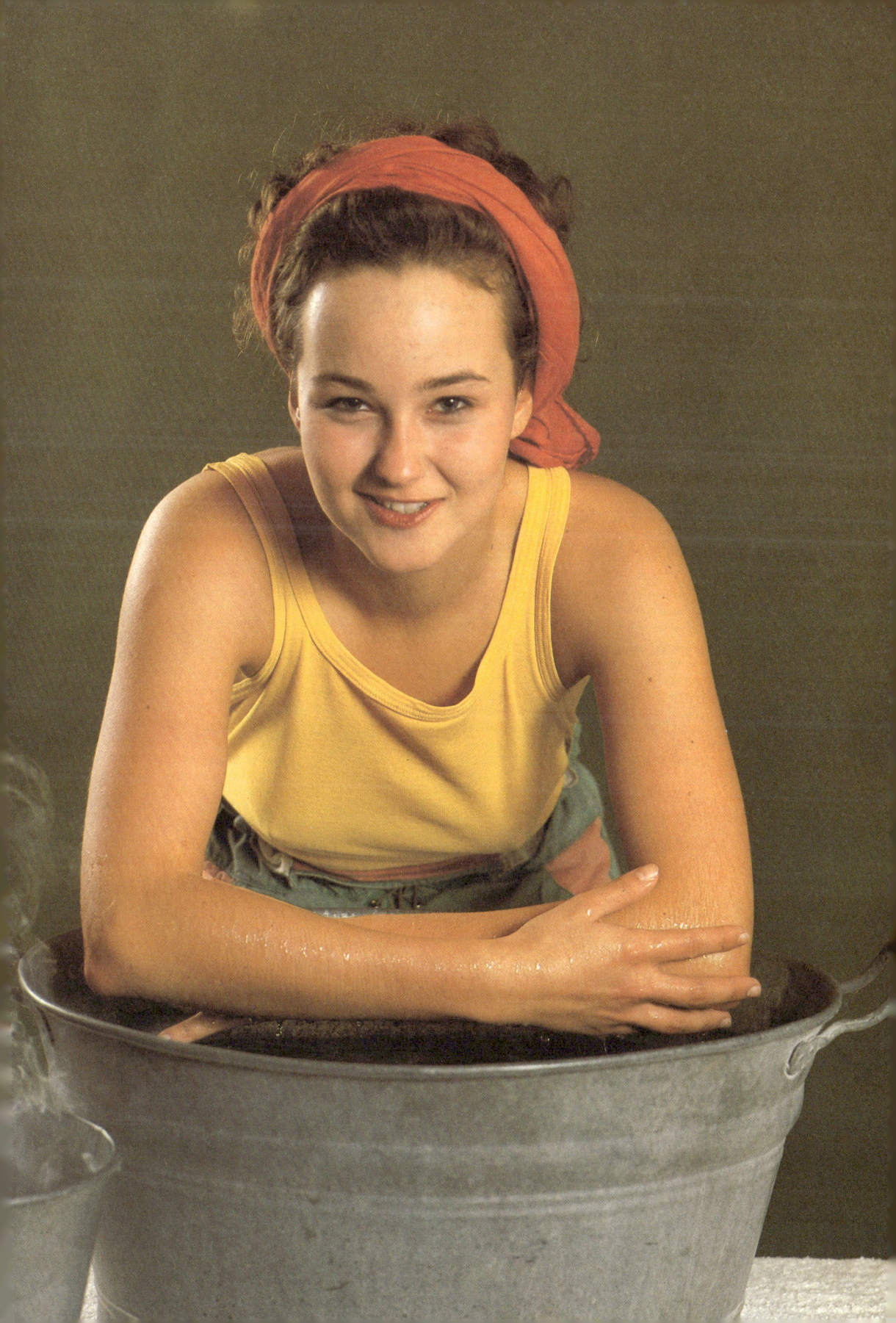

Anwendungszeit

am besten vormittags

Anwendungsdauer

20 bis 30 Minuten

Durchführung

Der Patient sollte auf dem Bett liegen. Zuerst wird der rechte Arm behandelt, dann der linke. Die Wassertemperatur beträgt anfangs 30 °C. Innerhalb von 10 bis 15 Minuten wird sie durch Zugabe von heißem Wasser langsam auf 38 bis 41 °C erhöht.

Anwendung bei

Herzschmerzen, zur Durchblutungssteigerung und zur Kreislaufanregung.

Achtung!

Dieses Bad soll nicht durchgeführt werden, wenn die Herzkranzgefäße sehr geschädigt sind.

Wechselarmbad

Erforderlich

1 Armbadewanne mit warmem Wasser (38 °C)
1 Armbadewanne mit kaltem Wasser (15 bis 20 °C)
1 Badetuch

Zusätze

1/2 Tasse Obstessig oder 1 bis 2 Eßlöffel Arnikatinktur

Anwendungszeit

morgens

Anwendungsdauer

10 bis 25 Minuten

Durchführung

Beide Arme werden 3 bis 5 Minuten in das warme Wasser getaucht, danach etwa 10 Sekunden in das kalte Wasser, wobei der rechte Arm zuerst eingetaucht wird. Dieser Vorgang kann je nach Befinden 3- bis 5mal wiederholt werden.

Anwendung bei

rheumatischen Erkrankungen, beim sogenannten Kribbelschmerz

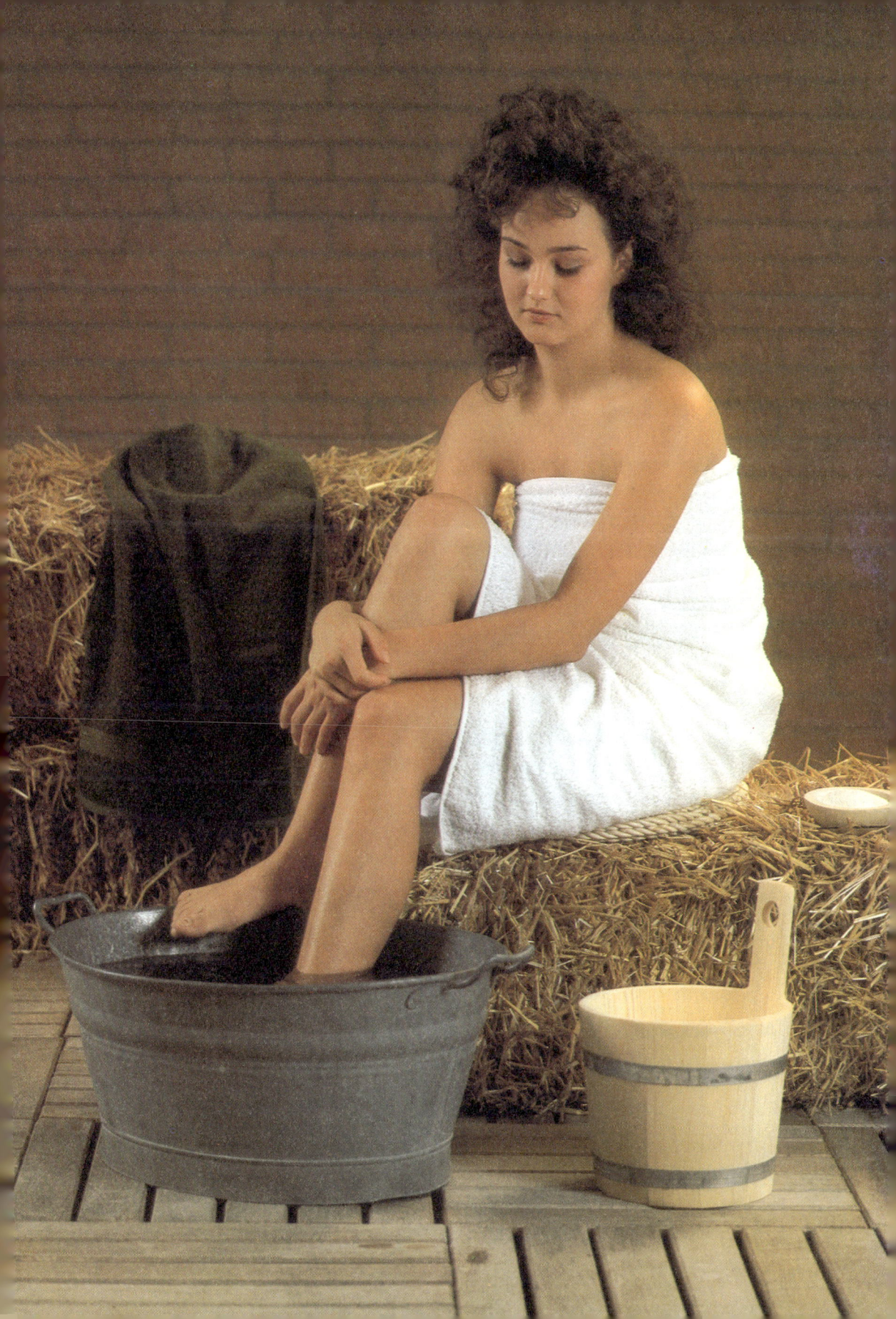

im Arm und bei chronisch kalten Händen zur Durchblutungsförderung.

Achtung!

In einigen Fällen kann es zur Blutdrucksenkung und zu einem beschleunigten Pulsschlag kommen. Sollte man sich unwohl fühlen, wird von einer weiteren Anwendung abgeraten.

Fußbad, kaltes

Erforderlich

1 Fußbadewanne mit kaltem Wasser (15 bis 20 °C)
1 Badetuch

Zusätze

1/2 Tasse Obstessig oder 3 bis 4 Eßlöffel Salz

Anwendungszeit

jederzeit

Anwendungsdauer

10 bis 30 Sekunden

Durchführung

Man taucht zuerst den rechten und dann den linken Fuß ins Wasser. Nach 10 bis 30 Sekunden werden beide Füße aus dem Wasser genommen. Das Wasser wird nur leicht abgestreift, nicht abgetrocknet.

Ein kaltes Fußbad wirkt erfrischend, wenn man anschließend einen Spaziergang macht. Es hat eine beruhigende Wirkung, wenn man danach sofort ins Bett geht; es ist somit eine gute Einschlafhilfe.

Anwendung bei

Kopfschmerzen, Migräne, Krampfadern, geschwollenen Beinen, schmerzenden und müden Füßen, Nasenbluten und Darmträgheit.

Achtung!

Bei Unterleibsbeschwerden und Blasenleiden sollte man kein kaltes Fußbad nehmen.

Fußbad, ansteigendes

Erforderlich

1 Fußbadewanne mit warmem
Wasser (30 °C)
kochendheißes Wasser zum
Zugießen
1 Badetuch

Zusätze

Kräuteraufgüsse oder -tinkturen je
nach Verordnung (siehe auch Teil
III)

Anwendungszeit

am besten vormittags

Anwendungsdauer

10 bis 15 Minuten

Durchführung

Das ansteigende Fußbad wird
mit einer Wassertemperatur von
30 °C begonnen und innerhalb von
10 bis 15 Minuten durch Hinzugie-
ßen von heißem Wasser auf 38 bis
41 °C gesteigert. Abschließend
empfiehlt sich ein kurzes kaltes Abduschen.

Nach diesem Fußbad sollte man
mindestens eine halbe Stunde ruhen, wobei die Beine gut eingewik-
kelt und warmgehalten werden
sollen.

Wichtig: Beim Fußbad, besonders
beim ansteigenden, soll das Wasser mindestens bis zur Mitte der
Waden — wenn möglich noch höher — reichen.

Anwendung bei

arteriellen Durchblutungsstörungen der Beine und beim sogenannten Raucherbein, bei Erkältungskrankheiten, Halsentzündung und
Bronchialkatarrh, Rheuma, Ischias
und zu hohem Blutdruck.

Achtung!

Bei Krampfadern ist das ansteigende Fußbad unbedingt zu meiden.

Wechselfußbad

Erforderlich

1 Fußbadewanne mit kaltem
Wasser (15 bis 20 °C)
1 Fußbadewanne mit heißem
Wasser (38 bis 41 °C)
kochendheißes Wasser zum
Zugießen
1 Badetuch

Zusätze

nicht unbedingt erforderlich; möglich:

Rosmarinöl   (20 Tropfen)
Latschenkiefernöl   (10 Tropfen)
Eukalyptusöl   (10 Tropfen)
Senfmehl   (1 Handvoll)
Arnikatinktur   (1 Eßlöffel)
Kräuterzusatz nach Krankheitsbild

Anwendungszeit

jederzeit, auch mehrmals täglich

Anwendungsdauer

10 bis 20 Minuten

Durchführung

Der Badezusatz wird dem warmen Wasser zugefügt, dessen Temperatur durch Zugießen von kochendheißem Wasser so hoch wie eben erträglich gehalten wird.

Man stellt beide Füße 3 Minuten lang in das warme Wasser und taucht sie dann 10 Sekunden lang in das kalte Wasser, wobei man mit dem rechten Fuß beginnt.

Diese Anwendung kann 3- bis 5mal hintereinander wiederholt werden. Zum Abschluß die Füße nur sehr kurz (3 bis 5 Sekunden) in das kalte Wasser tauchen und sofort abfrottieren.

Anwendung bei

chronisch kalten Füßen, bei Unterkühlung, Durchnässung, Entzündung der Nasennebenhöhlen, Ohren, Bronchien, bei Schnupfen und beginnender Grippe, Bronchialasthma, Kopfschmerzen und Migräne.

Das Wechselfußbad wirkt sich günstig auf die Muskulatur und die Gelenke der Beine sowie auf die Bauch- und Unterleibsorgane aus. Es ist außerdem nervenstärkend und bei Beschwerden der Wechseljahre sehr zu empfehlen.

Bei kalten Füßen, die am Einschlafen hindern, macht man das Wechselfußbad unmittelbar vor dem Zubettgehen. Patienten, die dadurch zu sehr angeregt werden, sollten es auf den späten Nachmittag oder den frühen Abend verlegen.

Achtung!

Das Wechselfußbad ist nicht geeignet bei arteriellen Durchblutungsstörungen der Beine (Raucherbein) sowie bei Krampfadern.

Wechselfußbad

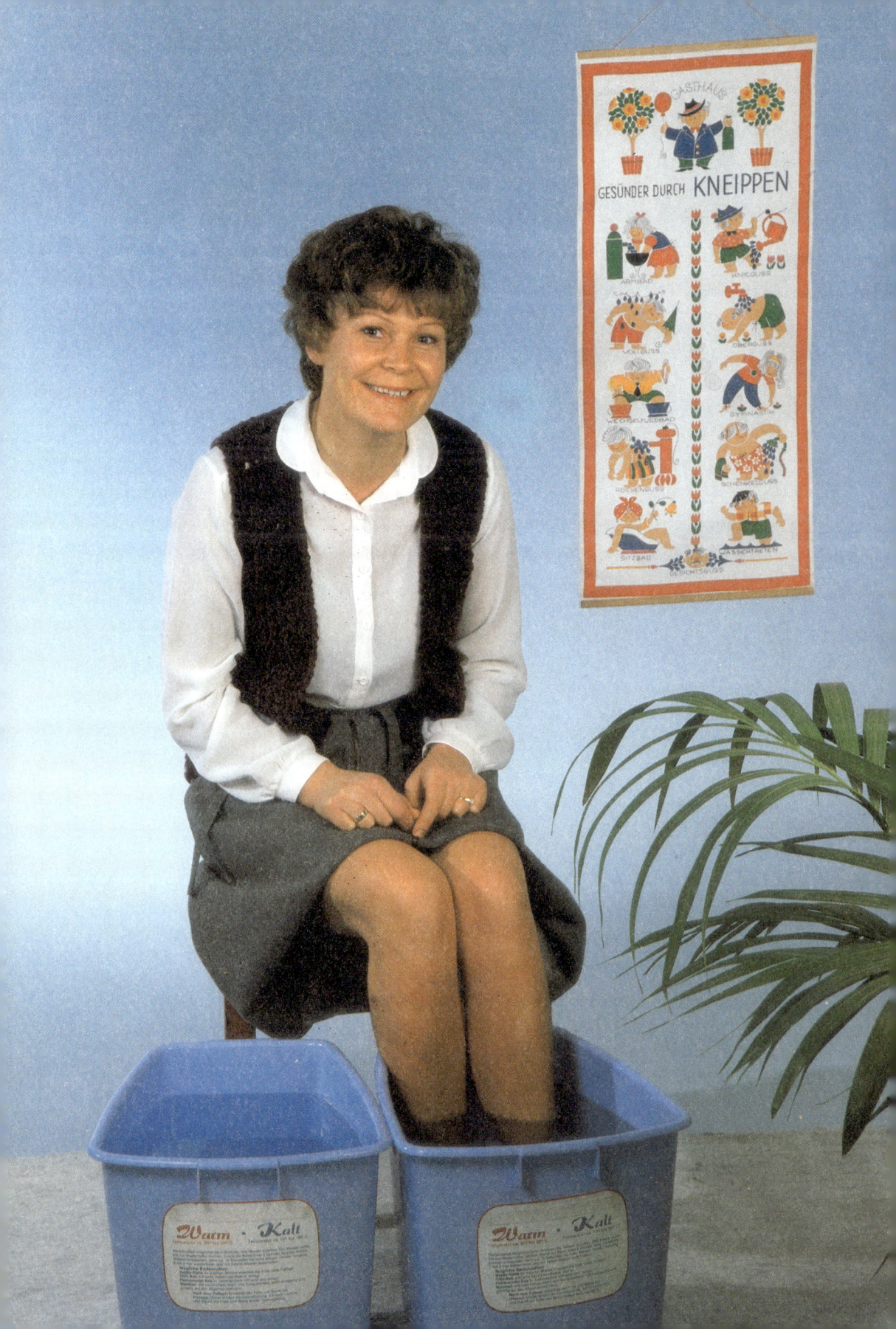

Vollbad,
warmes oder heißes

Erforderlich

Badewanne mit warmem Wasser
(36 bis 38 °C) oder heißem Wasser
(38 bis 41°C)
1 bis 2 Badetücher

Zusätze

Kräuteraufgüsse oder -tinkturen je
nach Verordnung (siehe auch Teil
III)

Anwendungszeit

vorwiegend vormittags,
3- bis 4mal wöchentlich

Anwendungsdauer

10 bis 20 Minuten

Durchführung

Um Schlafstörungen zu vermeiden,
wird empfohlen, Kräuterbäder
nicht abends, sondern vormittags
durchzuführen. Wichtig ist, daß
man nach dem Bad kurz (5 bis 10
Sekunden) kalt abduscht. Danach
sollte man eine Ruhepause von 30
bis 60 Minuten einhalten.

Anwendung bei

rheumatischen Erkrankungen und
Wirbelsäulenleiden. Warme Bäder entspannen, beruhigen die
Nerven und regen die Herztätig-
keit an, während heiße Bäder allgemein anregend sind.

Achtung!

Vor allem bei heißen Bädern besteht die Gefahr einer Blutdrucksenkung, die zu einem Kreislaufkol-
laps führen kann. Menschen mit
Herz- und Kreislaufstörungen sollten deshalb Voll- oder Kräuterbäder nur auf ärztlichen Rat kurmäßig anwenden. Der Arzt wird Ihnen
auch die Kräuterarten und -menge
sowie die Anwendungshäufigkeit
und Wassertemperatur empfehlen.

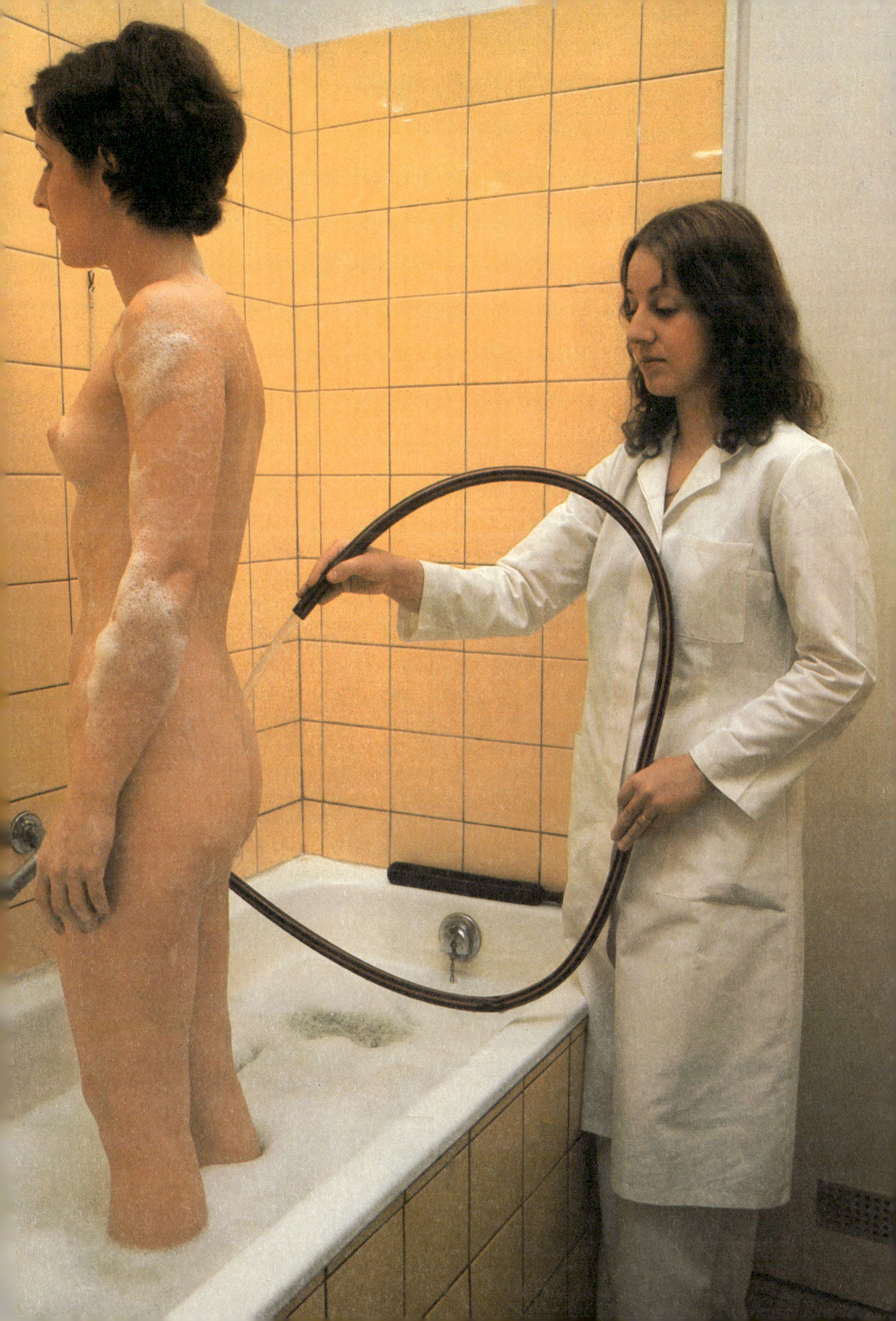

Güsse

Auch bei den Güssen unterscheidet man zwischen kalten, warmen und Wechselgüssen. Überwiegend werden kalte Güsse angewandt. Sie dürfen jedoch nicht mit dem Duschen verwechselt werden.

Bei einem Guß wird der Wasserdruck so eingestellt, daß der Strahl bei senkrecht gehaltenem Schlauch etwa 10 cm über das Schlauchende sprudelt. Zu beachten ist, daß das Wasser beim Aufprall auf den Körper nicht wegspritzt, sondern an ihm hinunterläuft. Das wird erreicht, wenn der Wasserstrahl in einer Schräge von etwa 45° auf den Körper trifft.

Ein Guß belastet den Körper weniger als ein Bad, erreicht jedoch den gleichen, manchmal sogar einen größeren Heilerfolg. Auch hier ist es wichtig, daß die Behandlung im angewärmten, zugfreien Raum erfolgt. Der Körper muß warm und gut durchblutet sein. Nach dem Guß soll man ohne Abtrocknen etwas anziehen und im Zimmer auf und ab gehen.

Ob der Guß seine Wirkung erreicht hat, sieht man an der leicht geröteten Haut. Ein kalter Guß wird höchstens 60 Sekunden durchgeführt. In den meisten Fällen genügen schon 30 Sekunden, um die erwünschte Reizung der Haut zu erreichen.

Als Grundregel gilt: Je kälter das Wasser, desto kürzer die Anwendungszeit und desto größer die Wirkung.

Die warmen bis heißen Güsse können 3 bis 5 Minuten lang erfolgen. Sie fördern die Durchblutung und lockern Muskelverkrampfungen und Verspannungen. Nach warmen bzw. heißen Güssen sollte man 30 bis 60 Minuten gut zugedeckt ruhen.

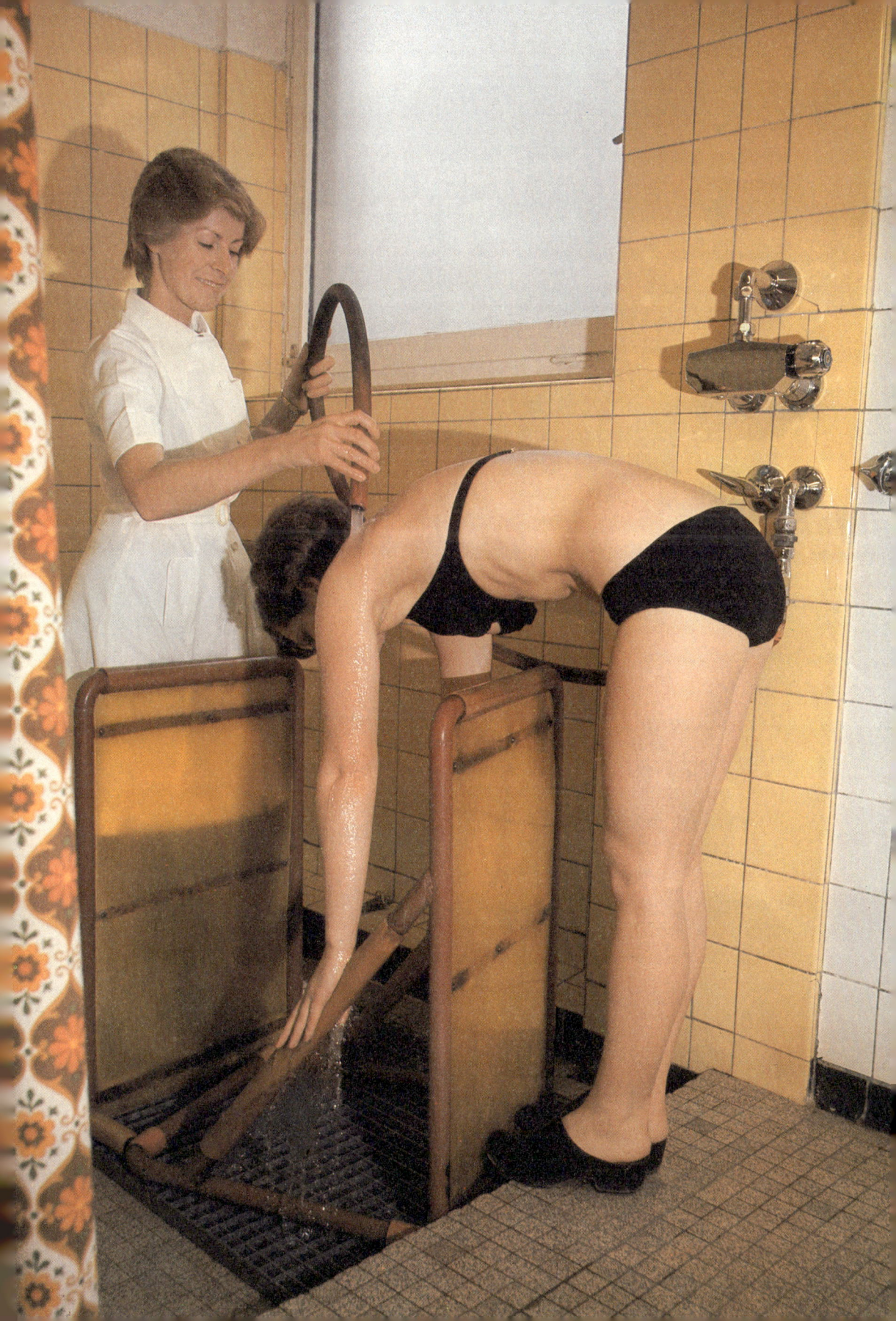

Armguß

Erforderlich

1 bis 2 m langer Wasserschlauch, der an einem Wasserhahn angeschlossen ist, eventuell der Schlauch in der Dusche oder über der Badewanne, von dem der Brausekopf abgeschraubt wird.

Anwendungszeit

morgens

Anwendungsdauer

30 bis 60 Sekunden

Durchführung

Der Patient sitzt am Badewannenrand oder steht gebückt vor der Badewanne und läßt die Arme nach unten hängen. Der Wasserstrahl wird zuerst auf den rechten Handrücken gehalten, dann langsam nach oben bis zur Schulter und an der Innenseite des Arms wieder nach unten geführt. Das gleiche erfolgt am linken Arm.

Anwendung bei

Durchblutungsstörungen. Beim gesunden Menschen kann damit eine bessere Durchblutung des Herzens und der Herzmuskulatur erreicht werden. Auch die Hirndurchblutung und die Atmung werden durch kalte Armgüsse verbessert.

Achtung!

Falls eine krankhafte Veränderung der Herzkranzarterien vorliegt, können Herzschmerzen auftreten. Die Anwendung ist dann sofort abzubrechen.

Beinguß

Erforderlich

siehe Armguß

Anwendungszeit

morgens

Anwendungsdauer

30 bis 60 Sekunden

Durchführung

Beim kalten Beinguß beginnt man an der Ferse und führt den Schlauch langsam über die Wade und Kniekehle nach oben bis zur

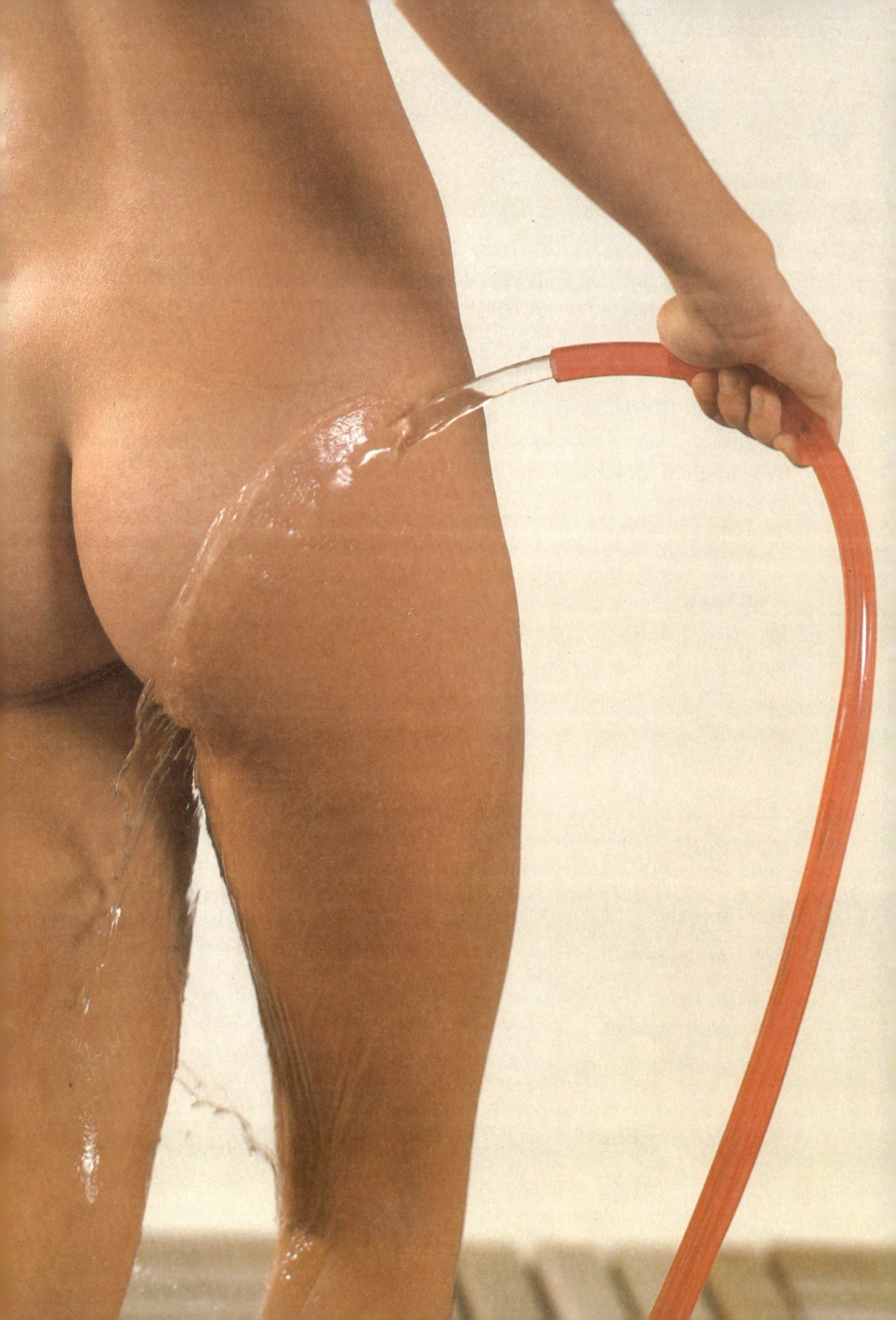

Hüfte, danach über Oberschenkel, Knie, Schienbein hinunter bis zu den Zehen und zur Fußsohle.

Auch hier erfolgt der Guß zuerst am rechten und dann am linken Bein.

Anwendung bei

Kopfschmerzen und Migräne, Krampfadern, geschwollenen Beinen, schmerzenden und müden Füßen und bei Darmträgheit.

Achtung!

Bei Unterleibsbeschwerden und Blasenleiden sollte der kalte Beinguß nicht angewandt werden.

Brustguß

Erforderlich

siehe Armguß

Anwendungszeit

morgens oder vormittags

Anwendungsdauer

30 bis 60 Sekunden

Durchführung

Man begießt wie beim Armguß zuerst den rechten und dann den linken Arm. Zusätzlich wird noch die Brust begossen.

Anwendung bei

Katarrhen der Luftwege, chronischen Bronchial- und Asthmaleiden sowie Erkrankungen der Lunge.

Achtung!

Vor der Anwendung sollte man mit dem Arzt sprechen.

Gesichtsguß

Der Gesichtsguß wird in den meisten Fällen aus kosmetischen Gründen angewandt. Er ist sehr erfrischend und kann in Verbindung mit dem Armguß, Rückenguß oder Brustguß durchgeführt werden.

Knieguß

Der Knieguß ist ähnlich wie der Beinguß. Der Wasserstrahl wird

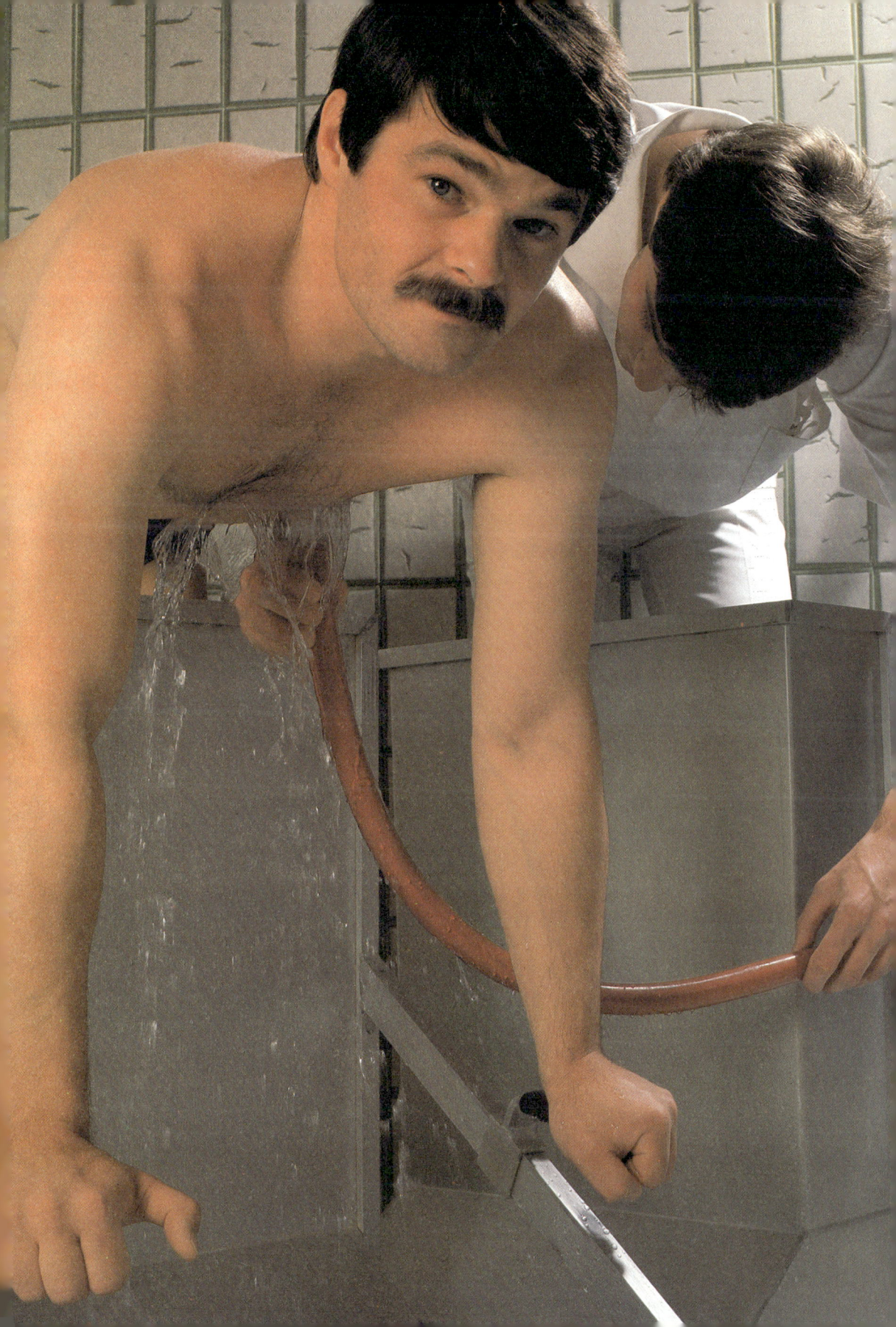

aber nur bis zur Kniekehle und dann über das Knie hinunter bis zu den Zehen geführt.

Nackenguß

Erforderlich

siehe Armguß, Wassertemperatur jedoch 38 bis 40 °C

Anwendungszeit

jederzeit, mehrmals täglich

Anwendungsdauer

3 bis 5 Minuten

Durchführung

Im Gegensatz zum Arm- und Beinguß wird der Nackenguß mit heißem Wasser durchgeführt. Der Wasserstrahl wird von der rechten Hand langsam nach oben bis zur Schulter, dann am Nacken mehrmals hin und her und über die linke Schulter und den Arm bis hinunter zur linken Hand geführt.

Der Guß wird so lange durchgeführt, bis die Haut gerötet ist. Danach einen Bademantel anziehen und 10 bis 20 Minuten ruhen.

Anwendung bei

Migräne, Verspannungsbeschwerden an der Schulter und im Nacken sowie bei einschlafenden Armen und Händen.

Achtung!

Bei zu hohem Blutdruck und Schilddrüsenüberfunktion ist der heiße Nackenguß nicht anzuwenden.

Rückenguß

Erforderlich

siehe Armguß

Anwendungszeit

morgens oder vormittags

Anwendungsdauer

30 bis 60 Sekunden

Durchführung

Der kalte Wasserguß beginnt an der rechten Hand und geht über den Arm, die Schulter, die rechte Rückenseite bis zum Gesäß hinunter, dann von der linken Hand über den Arm, die Schulter und linke

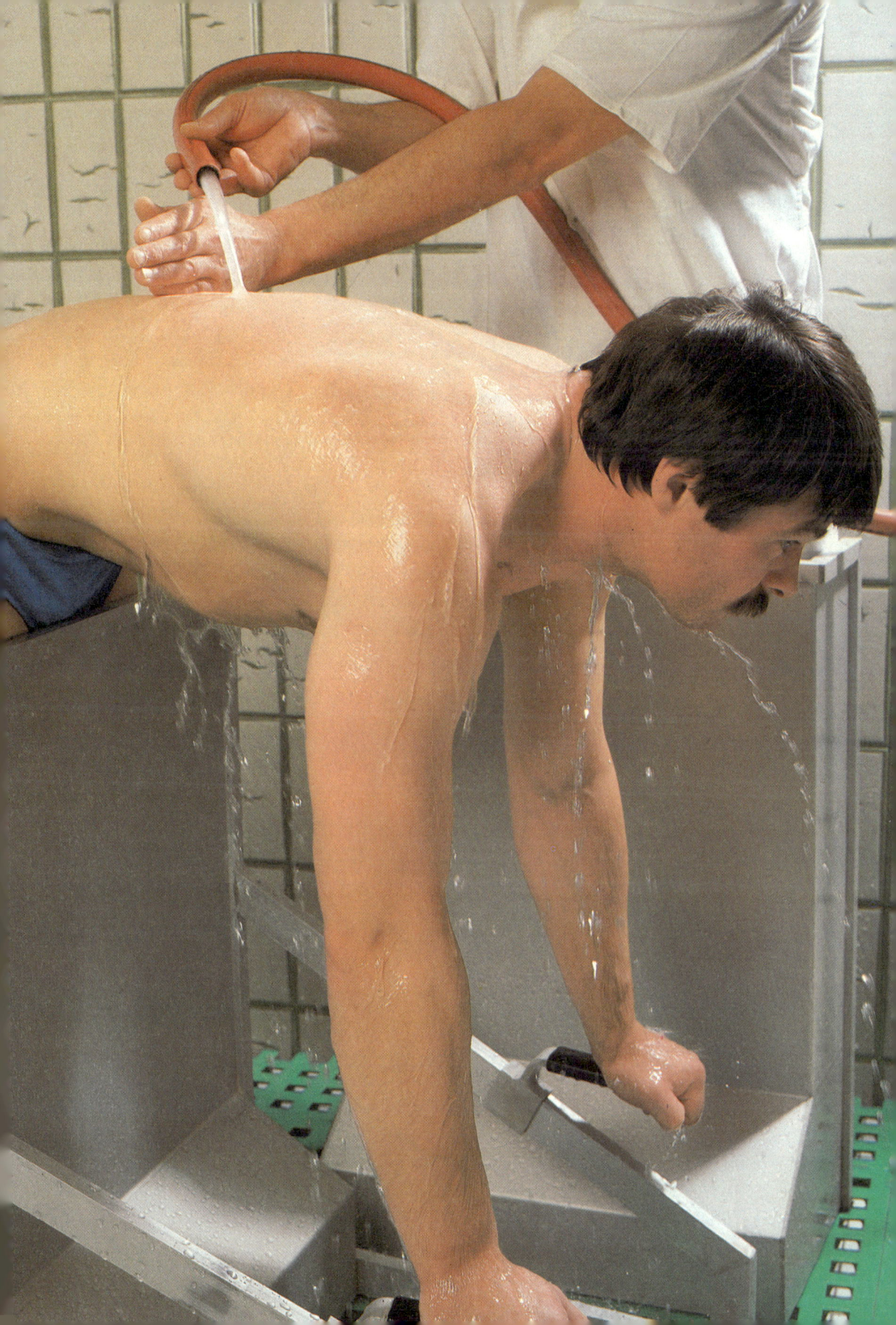

Rückenseite bis zum Gesäß. Die Haare und der Kopf sollten dabei nicht naß werden.

Anwendung bei

Wirbelsäulenleiden und Katarrhen der Luftwege. Der Rückenguß steigert die Durchblutung und fördert die Atmung.

Achtung!

Herzkranke und nervöse Patienten sollten vor der Anwendung mit dem Arzt sprechen.

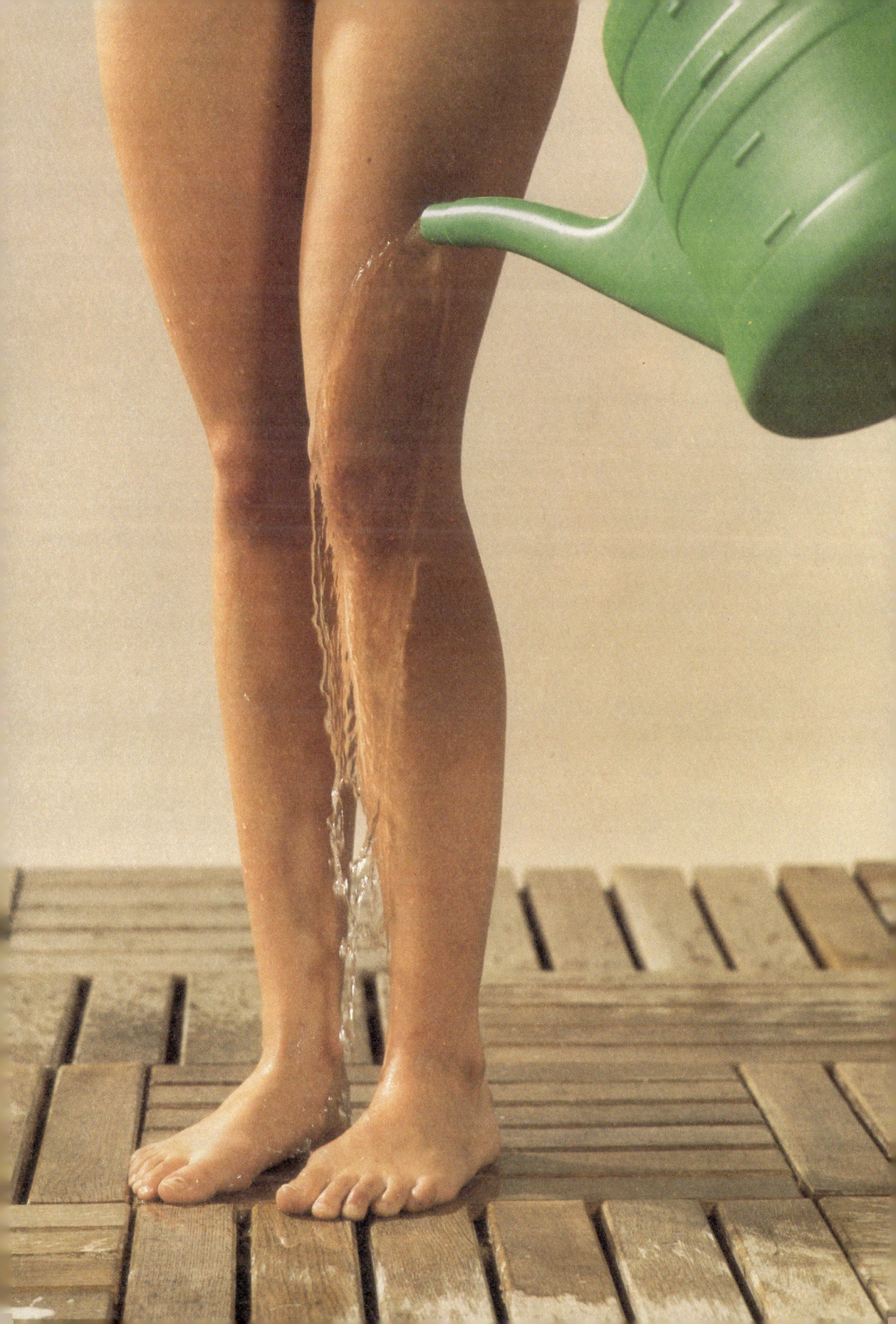

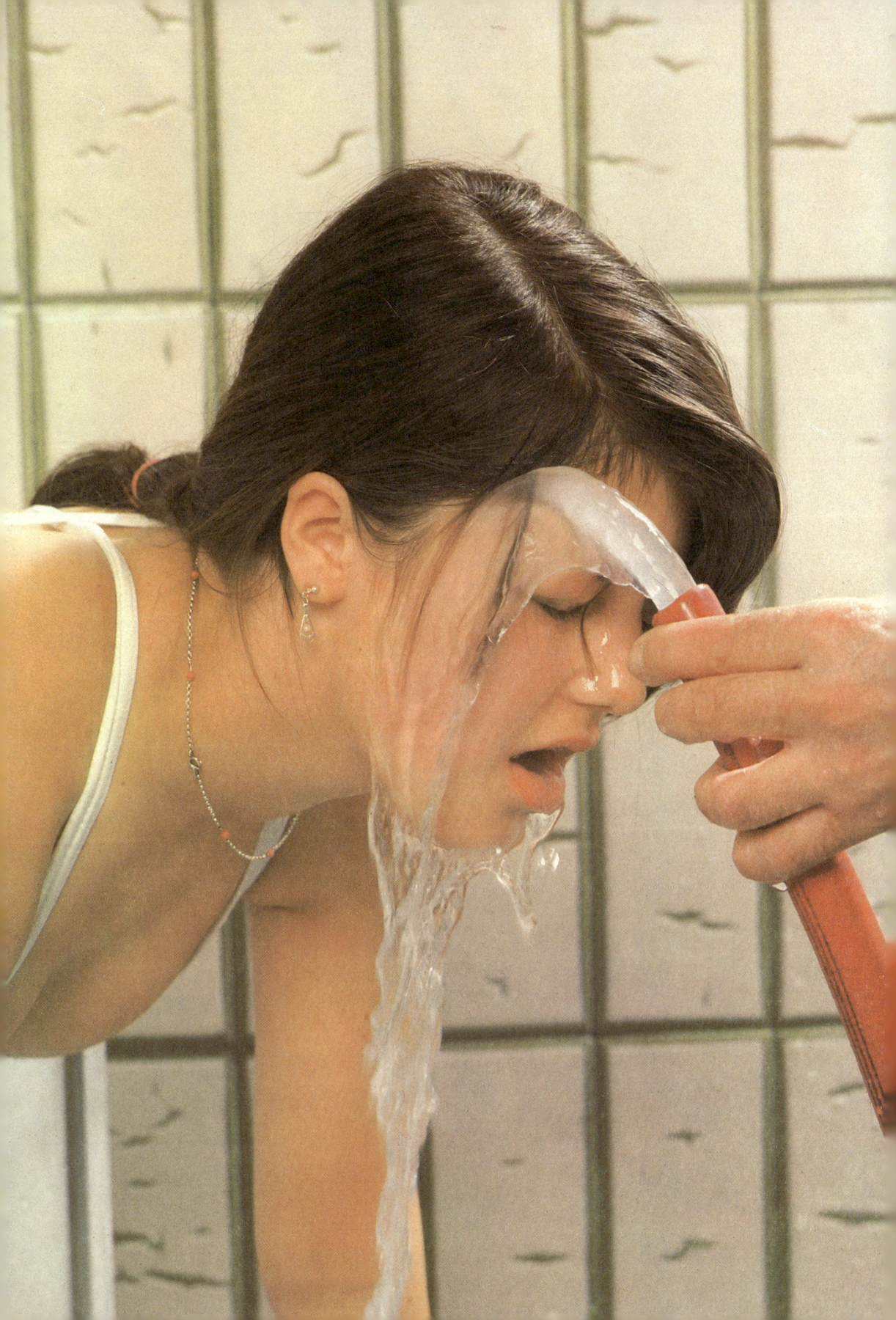

Wickel

Auch bei den Wickeln darf die Behandlung grundsätzlich nur im warmen und zugfreien Zimmer durchgeführt werden, wobei zu empfehlen ist, größere Körperwickel im vorgewärmten Bett zu machen.

Je nach Krankheitsbild und erwünschter Wirkung werden kalte oder heiße Wickel angelegt. Dabei ist darauf zu achten, daß das feuchte Tuch den zu behandelnden Körperteil fest umschließt, jedoch ohne das Blut zu stauen.

Dem Wickelwasser können verschiedene Kräutertees (siehe Teil III) oder -tinkturen, Heil- oder Lehmerde, Quark oder Essig zugegeben werden. Ihr Arzt wird Sie gerne beraten.

Kalte Wickel sind geeignet bei hohem Fieber, bei Erkältungskrankheiten, Stoffwechsel- und Durchblutungsstörungen, Arteriosklerose, Venenentzündungen, Ekzemen, Kopfschmerzen, Schlaflosigkeit, bei Sportverletzungen wie Verstauchungen, Prellungen und Blutergüssen, bei Entzündungen des Halses, des Kehlkopfes, der Nase, Augen und der Luftröhre.

Heiße Wickel sind sehr hilfreich bei Leber-, Galle- und Nierenleiden, bei Magen-Darmerkrankungen, Blasenentzündung, Rheuma, Gicht und Ischias, bei Angina, Bronchialkatarrh, Asthma und Lungenentzündung. Sie sollten so heiß wie möglich angelegt werden, aber ohne die Haut des Patienten zu verbrennen.

Für einen Wickel werden in der Regel 2 Tücher und 1 Wolldecke benötigt. Das innere, feuchte Tuch sollte aus Leinen sein und mehrfach zusammengefaltet werden. Das zweite Tuch sollte etwas größer als das erste und aus Leinen oder Frottee sein. Über diese beiden Tücher

wird die Wolldecke gewickelt.
Wichtig ist, daß der Wickel mit Sicherheitsnadeln so befestigt wird,
daß er bei Bewegungen nicht ver-
rutscht und ohne Zwischenraum
auf der Haut liegt.

Brustwickel

Erforderlich

1 Schüssel mit heißem Wasser (45 °C)
1 Leinentuch, 90 cm x 150 cm
2 Frottiertücher
Sicherheitsnadeln

Zusätze

5 bis 10 Tropfen Eukalyptusöl, Latschenkiefernöl, Japanisches Heilpflanzenöl oder ähnliches

Anwendungszeit

jederzeit

Anwendungsdauer

Nach 1 Stunde kann der Wickel entfernt werden. Bei unruhigen Kindern oder Säuglingen ist es ratsam, solche Wickel nur 10 bis 15 Minuten anzulegen. Während dieser Zeit sollte man bei dem Kind bleiben und aufpassen, daß der Wickel nicht durch Strampeln gelockert wird und dadurch ein Kälteeffekt entsteht.

Durchführung

Der Patient sollte im Bett liegen.

2 Frottiertücher werden so breit zusammengefaltet, daß sie von der Achselhöhle bis etwa 20 cm unter das Brustbeinende reichen. Das Leinentuch wird so gefaltet, daß es etwa der Länge Achselhöhle bis Brustbeinende entspricht und ganz um den Brustkorb des Patienten herumreicht.

Das gefaltete Leinentuch wird in das heiße Wasser getaucht, fest ausgewrungen und um Brust und Rücken des Patienten gelegt. Die beiden angewärmten Frottiertücher werden ebenfalls um den Brustkorb herumgeführt und vorne mit Sicherheitsnadeln festgesteckt.

Der Patient wird gut zugedeckt. Er sollte eine Tasse heißen Tee (Brusttee, Holunderblütentee) mit einem Teelöffel Honig trinken.

Anwendung bei

Bronchitis ohne hohes Fieber, chronischem Bronchialkatarrh, Bronchitis im abklingenden Stadium und bei sich schlecht lösenden Bronchialerkrankungen.

Halswickel

Erforderlich

1 Schüssel mit kaltem Wasser
(15 °C)
2 Leinentücher, 60 cm x 100 cm
1 Frottiertuch oder 1 Schal

Zusätze

nicht erforderlich

Anwendungszeit

jederzeit, mehrmals täglich

Anwendungsdauer

30 bis 45 Minuten

Durchführung

Das eine Leinentuch wird auf etwa
10 cm Breite zusammengelegt, in
das kalte Wasser getaucht, leicht
ausgewrungen und um den Hals
gewickelt. Darüber wird das zweite Leinentuch und das Frottiertuch
oder der Schal gewickelt.

Der Patient sollte gut zugedeckt im
Bett liegen. Sobald der Wickel völlig erwärmt ist (nach 30 bis 45 Minuten), wird er entfernt und eventuell erneuert.

Anwendung bei

Mandelentzündung und -schwel-
lung, bei Entzündungen des Rachenraumes und des Kehlkopfes
und bei Schilddrüsenschwellungen
als wärmeentziehender Wickel.

Bei chronischen Halsentzündun-
gen wird der Wickel so stark wie
möglich ausgewrungen und wie
beschrieben angelegt. In diesem
Fall wirkt er wärmeerzeugend.

Hand- und Armwickel

Erforderlich

1 Schüssel mit heißem Wasser
(etwa 45 °C)
2 Leinentücher, 100 cm x 100 cm
1 Frottiertuch oder Badetuch
Gummihandschuhe

Zusätze

1 bis 2 Eßlöffel Arnikatinktur oder
eine Handvoll Heilerde

Anwendungszeit

jederzeit, mehrmals täglich

Anwendungsdauer

30 Minuten

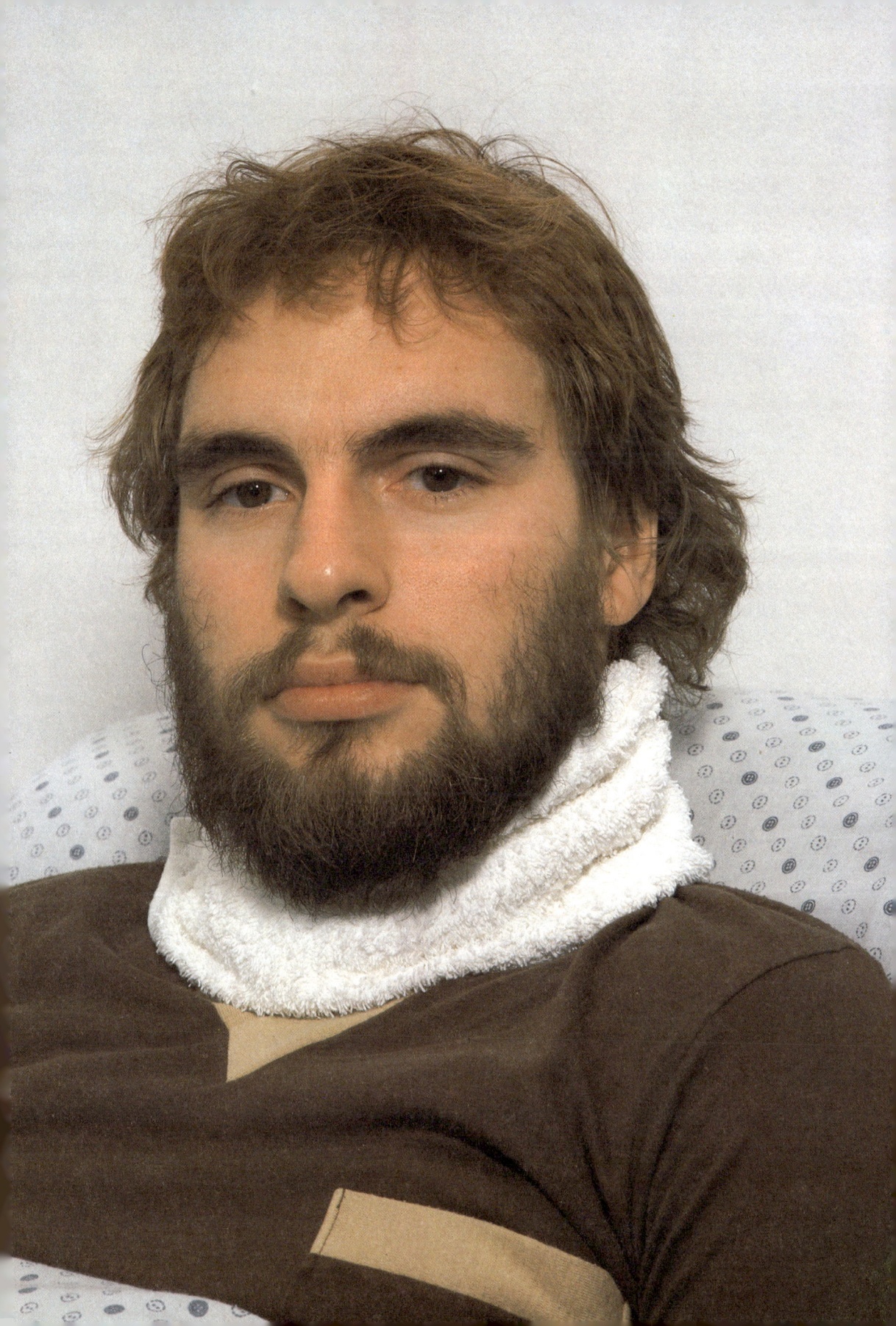

Durchführung

Das eine Leinentuch wird einmal gefaltet, in das heiße Wasser getaucht, ausgewrungen und fest um den Arm und die Hand gewickelt. Darüber wird das zweite Leinentuch und das Handtuch gewickelt.

Anwendung bei

Sehnenscheidenentzündung und entzündlichen Vorgängen im Muskelbereich des Arms, verursacht durch Kälteeinwirkung. Bei Sehnenscheidenentzündung durch Überanstrengung helfen kalte Wickel.

Lenden- und Leibwickel

Erforderlich

1 Schüssel mit heißem Wasser (etwa 45 °C)
2 Leinentücher, 150 cm x 150 cm
1 Wolldecke

Zusätze

Heublumen oder Kamillen

Anwendungszeit

jederzeit

Anwendungsdauer

45 Minuten

Durchführung

Das erste Leinentuch wird in das heiße Wasser getaucht, mit Hilfe von Gummihandschuhen gut ausgewrungen und gefaltet und auf das ausgebreitete zweite Leinentuch und die Wolldecke gelegt. Der Patient legt sich so auf die Tücher, daß das Kreuz bis zur Mitte der Oberschenkel vom Wickel erfaßt wird. Nun werden die Tücher um den Körper herumgewickelt und befestigt, und der Patient wird gut zugedeckt.

Anwendung bei

Blasen- und Gallenblasenentzündung, Koliken, Darmkatarrh und Nierenleiden.

Nierenwickel

Erforderlich

1 Schüssel mit heißem Wasser (etwa 45 °C)
1 Leinentuch, das um den Körper herumreicht

Armwickel

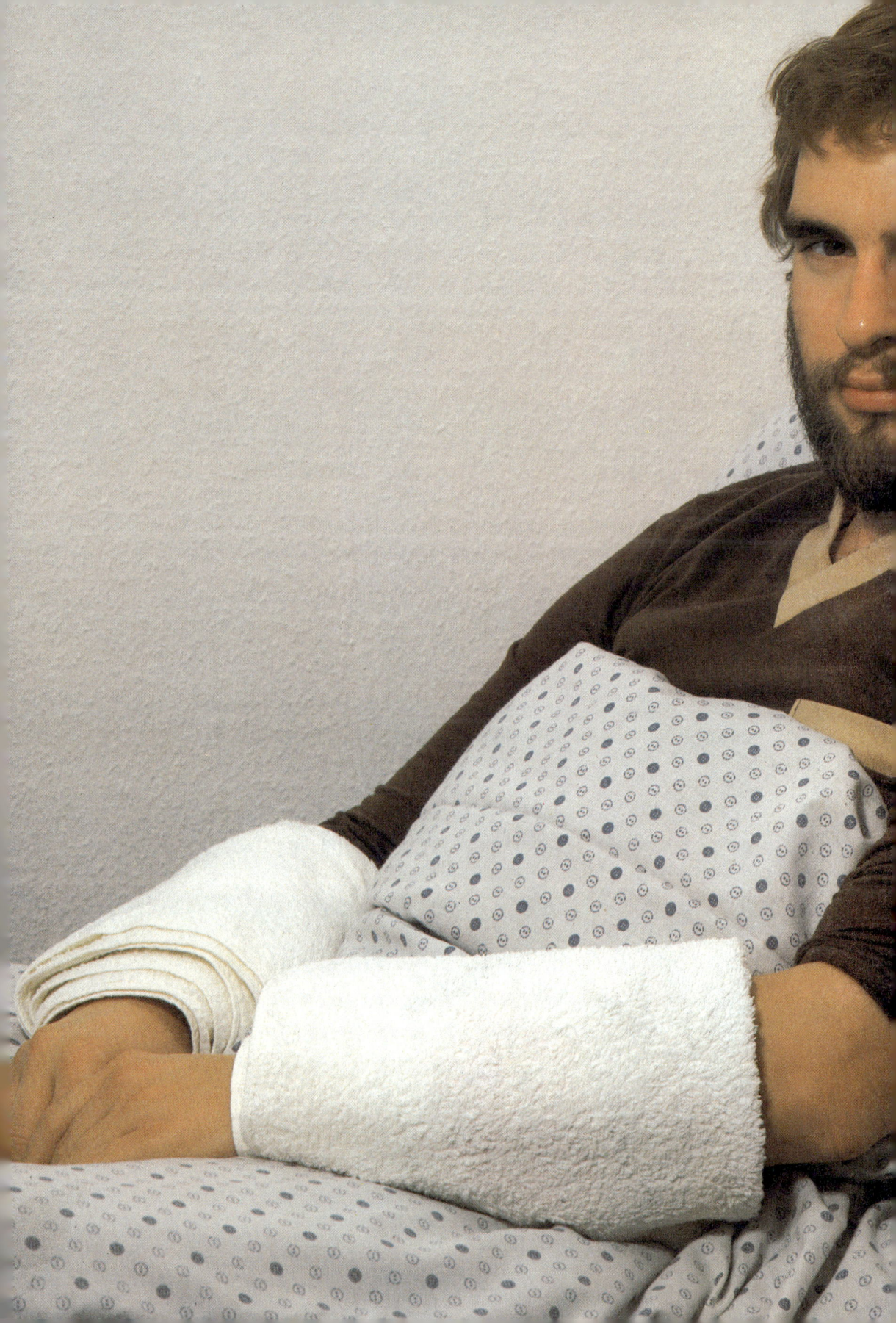

1 Außentuch aus Frottee oder
Wolle
1 oder 2 Wärmflaschen
Gummihandschuhe

Zusätze

2 bis 3 Eßlöffel Zinnkraut auf 1/4
bis 1/2 l Wasser

Anwendungszeit

jederzeit

Anwendungsdauer

15 bis 30 Minuten

Durchführung

Das Innentuch wird so zusammengefaltet, daß es die Nierengegend
und eine Handbreit darüber und
darunter den Rücken bedeckt. Das
zusammengefaltete Leinentuch
wird in das Wasser getaucht, das
so heiß wie möglich sein sollte. Zum
Auswringen benutzt man am besten Gummihandschuhe.

Das angewärmte Außentuch liegt
bereits auf dem Bett. Darüber wird
das in heißes Wasser getauchte
Leinentuch gebreitet, und der Patient legt sich darauf. Es wird um
den Leib gewickelt und sofort mit
dem Außentuch fest verschlossen,
damit keine Kälte eindringen kann.

Bei Bedarf können 2 Wärmflaschen an die Seiten gelegt werden.
Empfohlen wird, 2 oder mehr Tassen heißen Nierentee oder Zinnkrauttee zu trinken.

Anwendung bei

schmerzhaften Nierenbecken-
erkrankungen, aber auch bei
schmerzhaften Muskelerkrankun-
gen (Hexenschuß).

Wadenwickel

Erforderlich

1 Schüssel mit kaltem Wasser
(15 bis 20 °C)
2 Leinentücher oder Handtücher
Sicherheitsnadeln
Gummi- oder Plastiktuch zum
Unterlegen

Zusätze

eventuell 1 Zitrone

Anwendungszeit

jederzeit

Anwendungsdauer

10 bis 15 Minuten. Der Wickel
kann bei hohem Fieber sofort wie-

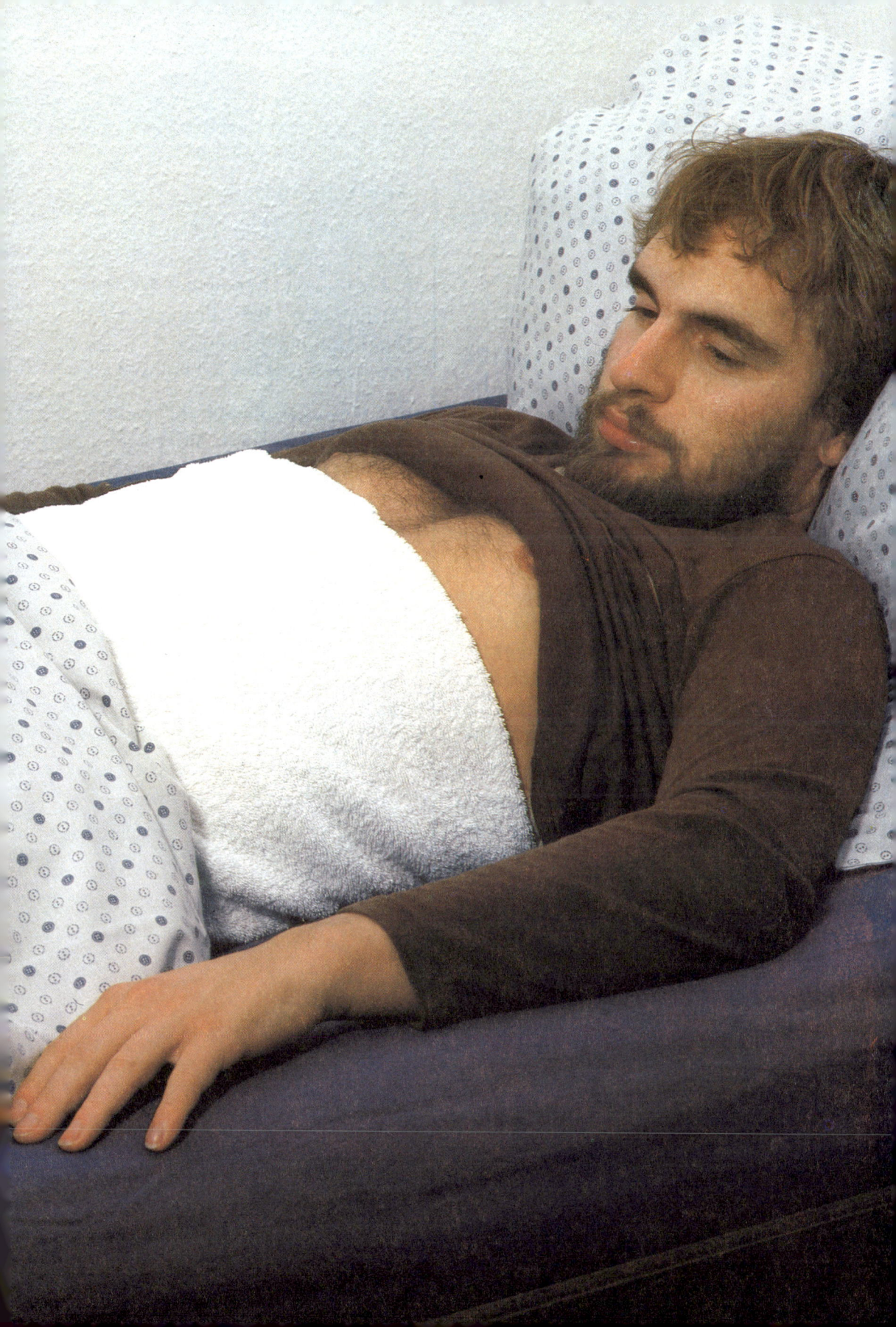

der erneuert werden; sonst macht man eine Pause von 30 bis 60 Minuten.

Durchführung

Soll eine leichte Abkühlung und Beruhigung erreicht werden, so behandelt man nur ein Bein. Soll die Abkühlung rascher oder stärker erfolgen, so werden beide Beine umwickelt.

Je nachdem werden 1 oder 2 Leinentücher in kaltes Wasser getaucht, leicht ausgewrungen und um die Waden (vom Fußknöchel bis zur Kniekehle) geschlungen. Zum Schutz gegen abtropfendes Wasser ist es zweckmäßig, das Bett mit einem Gummituch abzudekken.

Die Beine sollen nicht zugedeckt werden, damit das Wasser verdunsten kann und dadurch Kälte entsteht. Dabei ist darauf zu achten, daß die Füße stets warm sind.

Sind sie kalt, so müssen sie aufgewärmt werden, damit das Blut zirkuliert und durch den Wadenwikkel keine Stauungen hervorgerufen werden, die unter Umständen zu einem Fieberkrampf führen können.

Anwendung bei

allen fieberhaften Erkrankungen von Säuglingen, Kleinkindern und Erwachsenen, bei akuter Venenentzündung, bei Krampfadern, Durchblutungsstörungen, Kopfschmerzen und bei Schlaflosigkeit.

Wadenwickel dienen zur leichten Temperatursenkung. Stärker temperatursenkend wirken Ganzkörperwaschungen. Falls das Fieber nach etwa 2 Stunden nicht gesunken ist, sollte der Arzt hinzugezogen werden.

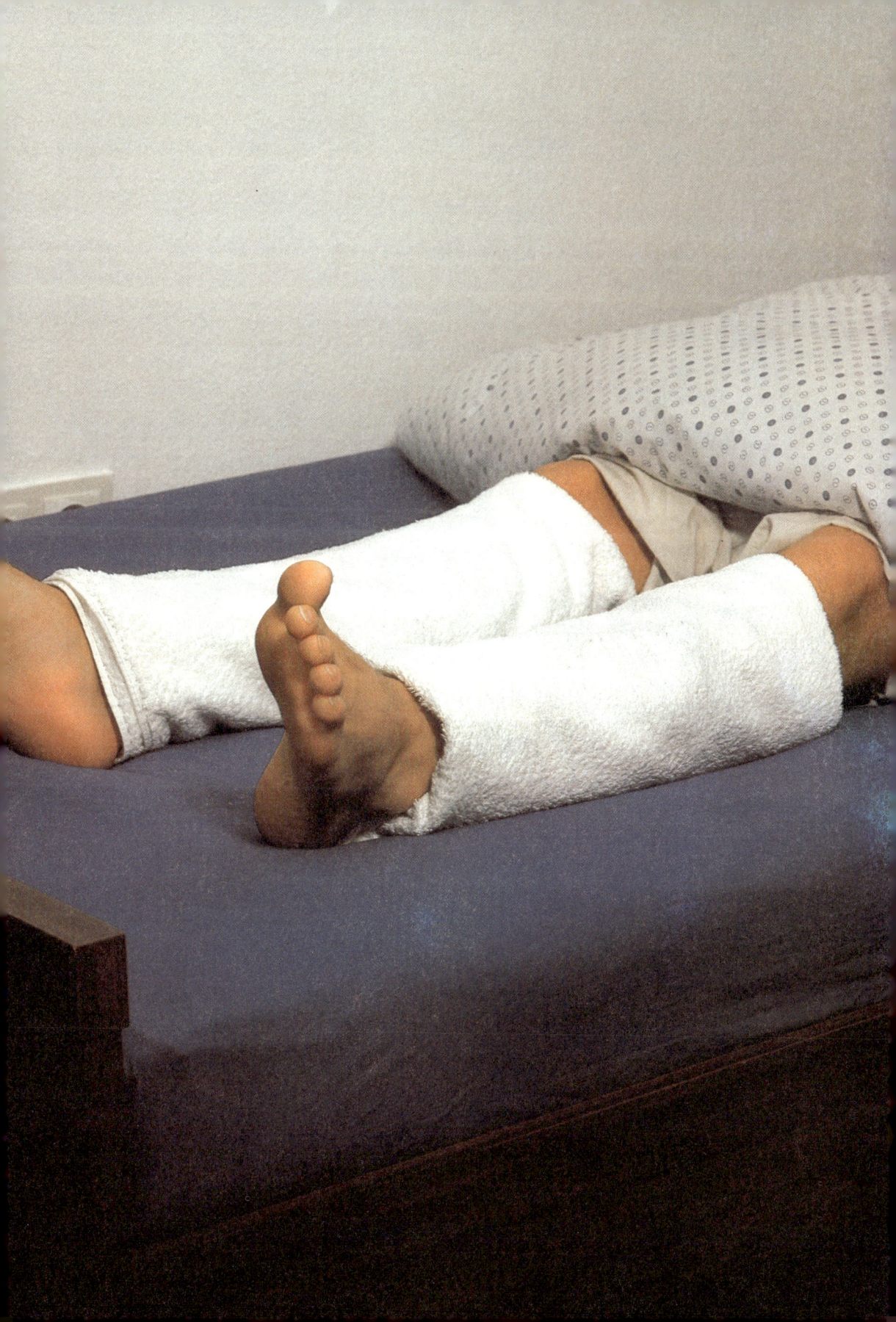

Auflagen
(Kompressen)

Auflagen (Kompressen) können ähnlich wie die Wickel heiß oder kalt sein. Bei akuten Schmerzen, Krämpfen und Koliken verwendet man heiße, bei Sportverletzungen, Krampfadern und Entzündungen kalte Auflagen.

Im Gegensatz zu Wickeln, bei denen das nasse Tuch einen Körperteil ganz umhüllt, werden Auflagen auf einzelne Körperstellen gelegt und mit einem trockenen Leinen- oder Wolltuch umwickelt und dabei leicht angepreßt, um sie vor dem Verrutschen zu schützen und den Kontakt mit der Haut zu verstärken.

Bei allen Auflagen ist es ratsam, daß der Patient liegt oder sitzt und nach der Abnahme noch einige Minuten gut zugedeckt ruht.

Herzkompresse

Erforderlich

1 Schüssel mit kaltem Wasser
(15 bis 20 °C)
1 Leinentuch, 50 cm x 50 cm
1 Badetuch
1 Wolltuch

Zusätze

1/2 Tasse Obstessig oder 2 bis 3
Eßlöffel Arnikatinktur oder
70%iger Alkohol auf 1 l Wasser

Anwendungszeit

jederzeit

Anwendungsdauer

20 bis 60 Minuten

Durchführung

Der Patient legt sich mit freiem
Oberkörper auf das Badetuch und
das darunterliegende Wolltuch.
Das Leinentuch wird auf eine Größe von 20 cm x 20 cm zusammengefaltet, in das kalte Wasser getaucht, gut ausgewrungen und auf
die Herzgegend gelegt. Das Badetuch und das Wolltuch werden um
den Körper gewickelt und vorne
befestigt. Die Arme können dabei
freibleiben, was eine Überwachung des Pulses ermöglicht. Der
Patient hat außerdem nicht das
Gefühl der Beengung, das bei
Herzleiden besonders leicht auftreten kann.

Anwendung bei

beschleunigtem Herzschlag, unre-
gelmäßigem Herzschlag und bei
Herzanfällen, wenn ein Arzt nicht
sofort zur Stelle ist, sowie bei zu hohem Blutdruck.

Achtung!

Bei starken Herzschmerzen hilft
eine heiße Kompresse besser.

Heublumensack

Erforderlich

200 bis 500 g Heublumen
1 Leinensäckchen, das der Größe
des zu behandelnden Körperteils
entspricht, wird bis zu 2/3 mit Heublumen gefüllt und zugebunden
1 Frottiertuch oder Badetuch
1 Wolldecke

Anwendungszeit

jederzeit

Anwendungsdauer

45 bis 60 Minuten

Zubereitung des feuchten Heublumensacks

Man legt den Heublumensack in einen Topf mit kochendem Wasser und läßt ihn zugedeckt etwa 15 Minuten darin liegen. Dann stellt man den Topf in die Badewanne, nimmt den Heublumensack aus dem Wasser, legt ihn zwischen zwei Küchenbretter und preßt das überschüssige Wasser heraus.

Zubereitung des trockenen Heublumensacks

Man legt den Heublumensack auf den Locheinsatz im Schnellkochtopf, dessen Boden mit kochendem Wasser bedeckt ist. Dann deckt man den Topf zu und läßt den Heublumensack etwa 15 Minuten darin. Durch den aufsteigenden Dampf wird der Heublumensack erhitzt.

Durchführung

Der trockene oder der feuchte Heublumensack sollte eine Temperatur von 38 bis 40 °C haben. Er wird vorsichtig auf die erkrankte Stelle gelegt und mit Frottiertü-chern und einer Wolldecke abgedeckt. Die Hitze wird als angenehm empfunden, man muß aber trotzdem aufpassen, daß keine Verbrennungen auftreten.

Eine anschließende kalte Waschung ist sehr zu empfehlen. Danach sollte der Patient mindestens 1 Stunde ruhen.

Anwendung bei

rheumatischen Erkrankungen, Gelenk- und Wirbelsäulenleiden, Verspannungen und Verkrampfungen, außerdem bei Gallenleiden, Magengeschwüren, Blähungen, Blasenkatarrh, Koliken, Menstruationsbeschwerden, Nieren- und Leberleiden, d. h. immer dann, wenn eine intensive Wärmebehandlung erforderlich ist.

Achtung!

Der Heublumensack darf nicht mit Krampfadern in Berührung kommen.

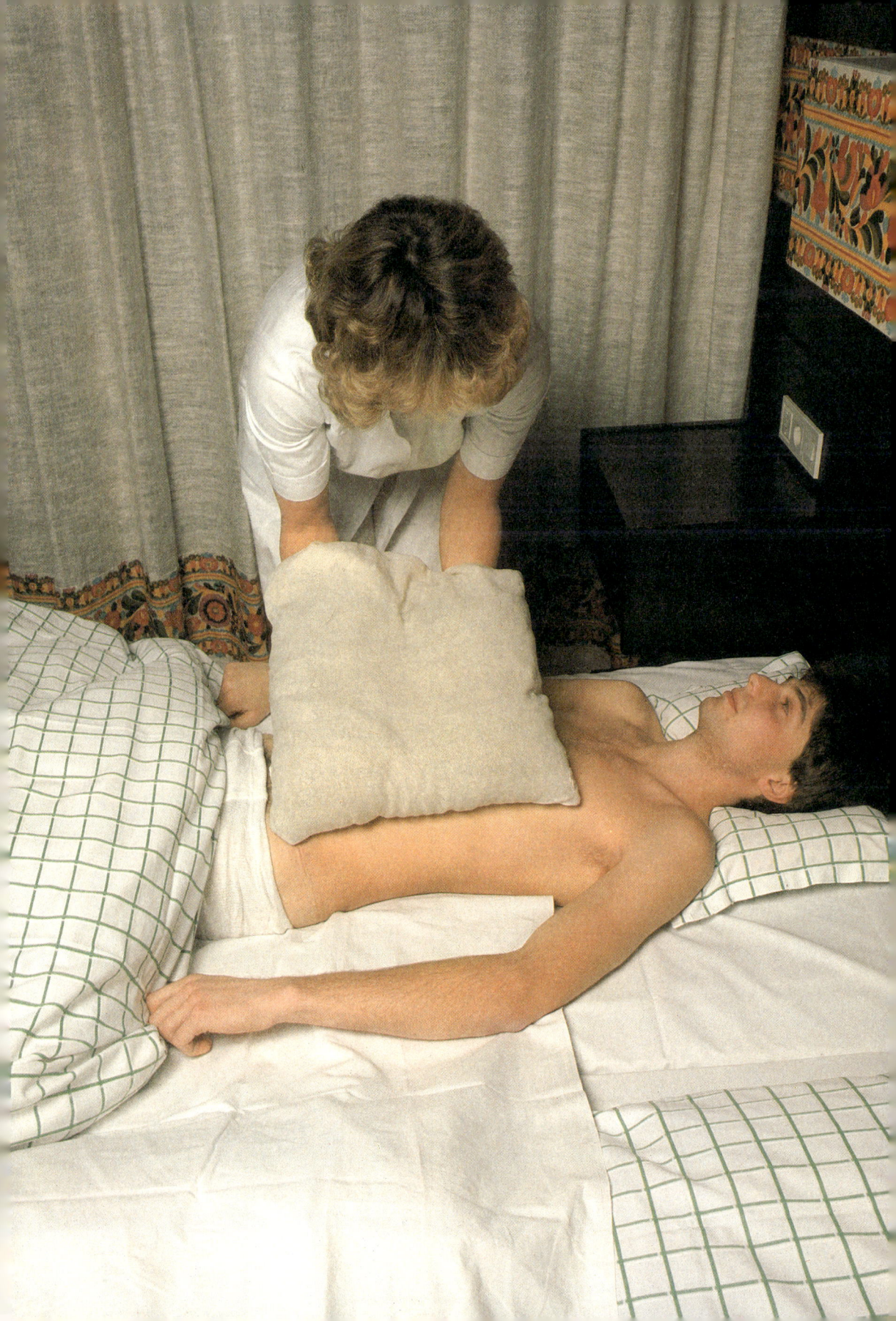

Kartoffelsack

Erforderlich

500 g mit Schalen gekochte Kartoffeln
1 Leinensäckchen
1 Frottiertuch
1 Wolldecke

Anwendungszeit

jederzeit

Anwendungsdauer

45 bis 60 Minuten

Durchführung

Die heißen Kartoffeln werden in das Leinensäckchen gefüllt und zerdrückt. Das Säckchen wird so heiß wie möglich, aber ohne die Haut zu verbrennen, auf die schmerzende Stelle gelegt (oder der Patient legt sich auf das Säckchen) und mit dem Frottiertuch und der Wolldecke an den Körper gepreßt und befestigt.

Anwendung bei

rheumatischen Erkrankungen, Gelenk- und Wirbelsäulenleiden, Verspannungen und Verkrampfungen, Gallenleiden, Magenge-schwüren, Blähungen, Blasenkatarrh, Koliken, Menstruationsbeschwerden, Nieren- und Leberleiden.

Achtung!

Der heiße Kartoffelsack darf nicht mit Krampfadern in Berührung kommen.

Leibauflage

Erforderlich

1 Schüssel mit heißem Wasser (45 bis 50 °C)
1 Leinentuch, 100 cm x 100 cm
1 Frottiertuch
1 Wolltuch oder Wolldecke
Gummihandschuhe

Zusätze

1/2 Tasse Essig oder 2 bis 3 Eßlöffel Lavendeltinktur auf 1 l Wasser

Anwendungszeit

jederzeit

Anwendungsdauer

45 bis 60 Minuten

Durchführung

Das Woll- und das Frottiertuch in etwa 50 cm Breite auf das Bett legen. Der Patient legt sich mit freiem Leib darauf. Das Leinentuch wird ins heiße Wasser getaucht, ausgewrungen und so zusammengefaltet, daß es den Bauch bedeckt. Nun werden die beiden anderen Tücher um den Körper gewickelt und vorne gut verschlossen.

Anwendung bei

Leibschmerzen, Koliken, Magengeschwüren, Menstruationsbeschwerden und Blasenleiden.

Achtung!

Bei nervösen Magenbeschwerden, Darmträgheit und Unterleibsentzündungen müssen kalte Auflagen gemacht werden.

Meerrettich- oder Senfauflage

Erforderlich

2 Teelöffel frisch geriebener Meerrettich oder
2 Teelöffel Senfmehl
Mull

Anwendungszeit

jederzeit

Anwendungsdauer

1 bis 10 Minuten je nach Empfindlichkeit des Patienten

Durchführung

Der Patient sollte liegen. Der geriebene Meerrettich wird in ein Stück Mull gepackt und fest auf die schmerzenden Stellen im Gesicht gedrückt. Die Augen des Patienten sollten dabei geschlossen sein und können mit Watte oder einem Taschentuch, das er selbst festhält, geschützt werden.

Für die Senfmehlauflage gibt man 1 Teelöffel Senfmehl in ein Stückchen Mull und bindet es zu. Man taucht das Päckchen in kaltes Wasser, wringt es aus und drückt es auf die schmerzende Stelle.

Anwendung bei

Entzündung der Kieferhöhlen infolge eines Schnupfens auf eine oder beide Wangen, bei Stirnhöhlenentzündung auf die Stirn über dem rechten und/oder dem linken Auge.

Eine starke Hautrötung zeigt die Wirkung an.

Nackenkompresse

Erforderlich

1 Schüssel mit heißem Wasser (45 °C)
2 Leinentücher, 100 cm x 100 cm
1 Frottiertuch
Sicherheitsnadeln
Gummihandschuhe

Zusätze

2 bis 3 Eßlöffel Arnikatinktur

Anwendungszeit

jederzeit

Anwendungsdauer

30 bis 50 Minuten

Durchführung

Der Patient sollte im Bett liegen oder auf einem Stuhl sitzen.

Das zusammengefaltete Leinentuch wird in das heiße Wasser getaucht, fest ausgewrungen und auf den Nacken gepreßt. Das Frottiertuch wird um den Hals gewickelt und festgesteckt. Nach 10 Minuten wird das zweite Leinentuch in das heiße Wasser getaucht, ausgewrungen und nach Entfernung des ersten Tuches fest an die gleiche Stelle gelegt.

Dieser Wechsel sollte 3- bis 5mal erfolgen. Eine starke Hautrötung zeigt die Wirkung an.

Anschließend empfiehlt sich das Einölen mit einem milden Hautöl (Lavendel- oder Johanniskrautöl).

Anwendung bei

schmerzhaften Verspannungen im Bereich der Halswirbelsäule, bei Schmerzen, die von der Halswirbelsäule ausstrahlen in die Schulterblätter, in den Hinterkopf oder bis in die Schädeldecke nach vorne, bei entzündlichen Erkrankungen der Kieferhöhle, aber auch der Nase und Nasennebenhöhle.

Rückenkompresse mit Senf (Senfwickel)

Erforderlich

200 bis 400 g Senfmehl
1 Leinentuch, 40 cm x 60 cm
1 Badetuch
1 Wolldecke
Sicherheitsnadeln
Gummi- oder Plastiktuch zum Unterlegen

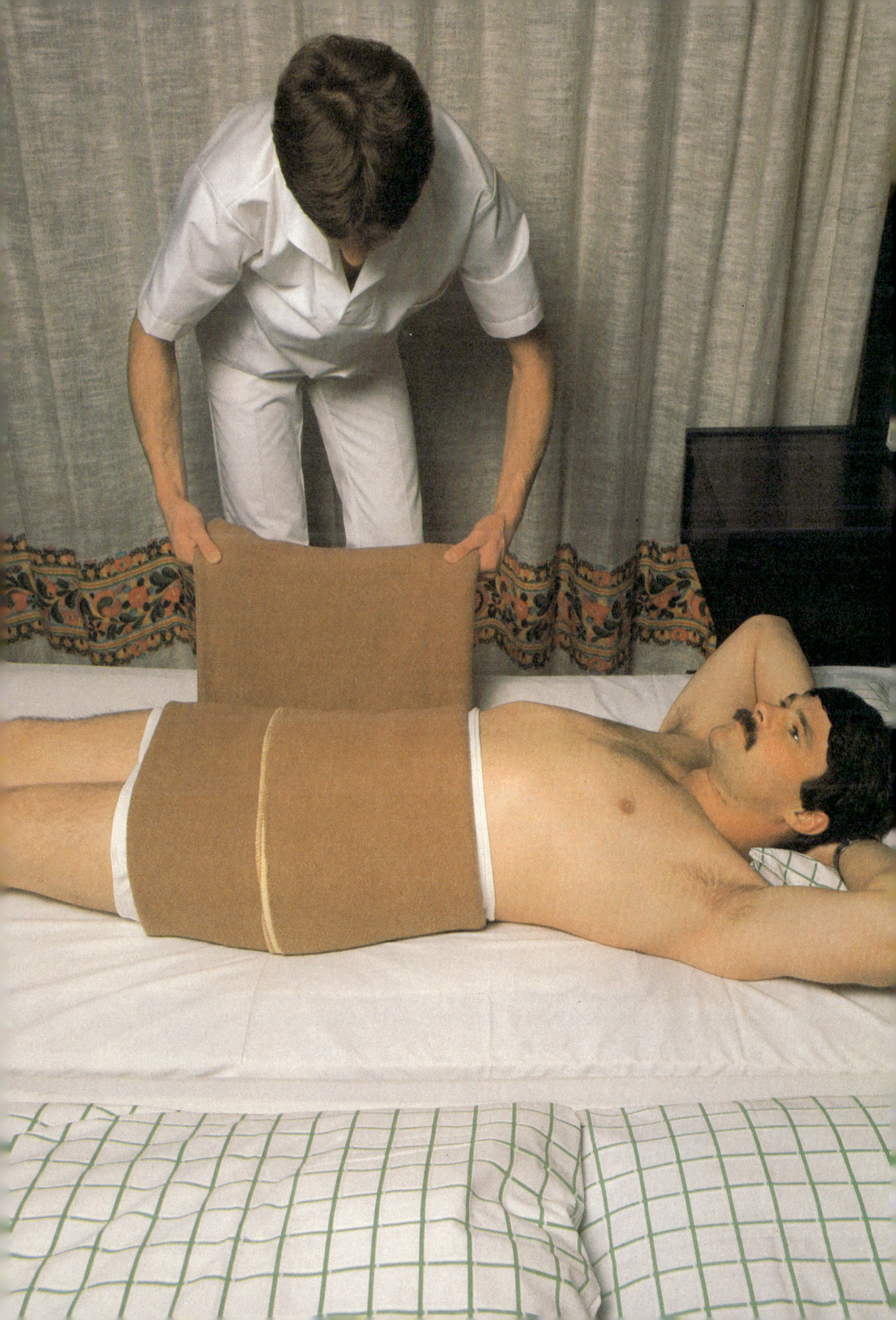

Anwendungszeit

jederzeit

Anwendungsdauer

Erwachsene   10 bis 15 Minuten
Kinder   5 bis 10 Minuten

Durchführung

Das Senfmehl wird mit kaltem Wasser zu einem eben streichfähigen Brei angerührt. Dieser wird 2 bis 3 mm dick auf das Leinentuch aufgetragen in einer Ausdehnung, die ungefähr der Größe der schmerzhaften Stellen am Rücken entspricht. Bei Lungenentzündung z. B. sollte die Senfmehlauflage den Rücken von der Taille bis zu den Schultern bedecken, bei Ischias die Kreuzbeingegend.

Das Badetuch liegt bereits auf dem Bett. Der Patient legt sich auf das mit Senfmehlbrei bestrichene Leinentuch. Das Badetuch wird um den Körper herumgeführt und vorne mit Sicherheitsnadeln festgesteckt. Durch den Kontakt des Senfmehls mit der Haut entsteht sehr rasch eine wohlige Wärme, die sich bis zu einem leichten Brennen steigern kann, was für eine gute Wirkung erforderlich ist.

Nach Abnehmen des Umschlags wird die Haut mit warmem oder kaltem Wasser abgewaschen.

Anwendung bei

Lungenentzündung, Entzündungen der oberen Luftwege, Bronchitis, Herzasthma, Keuchhusten und Wirbelsäulenleiden.

Achtung!

Die angegebene Anwendungsdauer soll nach Möglichkeit weder über- noch unterschritten werden. Nur wenn das Brenngefühl zu stark und zu früh auftritt, darf die Dauer verkürzt werden.

Zwiebelauflage

Erforderlich

2 Zwiebelscheiben, 1/2 bis 1 cm dick
Mull und Leukoplast
1 Leinentuch
1 Wollschal

Anwendungszeit

jederzeit

Anwendungsdauer

1 bis 2 Stunden, aber auch länger, zum Beispiel über Nacht.

Durchführung

2 Zwiebelscheiben werden leicht geklopft, so daß der Saft austritt. Dann wird eine Scheibe vor und eine hinter das Ohr (auf den Knochen unter dem Ohrläppchen) direkt auf die Haut gelegt.

Die Zwiebelscheiben werden mit Mull und Leukoplast befestigt. Darüber wickelt man das Leinentuch und den Wollschal.

Anwendung bei

allen schmerzhaften Erkrankungen im Bereich des Innenohrs und neuralgieähnlichen Schmerzen vor dem Ohr. Die Zwiebelauflage wirkt bei Mittelohrentzündungen stark schmerzlindernd.

Dampfbäder

Das Dampfbad ist stark durchblutungsfördernd und entlastet dadurch das Herz. Wegen der etwas umständlichen Handhabung werden heute im Haushalt nur noch zwei Dampfanwendungen durchgeführt: das Kopfdampfbad und das Unterleibsdampfbad.

Das Volldampfbad zur Entschlakkung findet man nur noch in Saunen. Es dient gleichzeitig zum Abhärten des Körpers und sollte mit einer kalten Dusche beendet werden.

Die Dampfbäder werden meistens durch Abkochen von Kamille oder Heublumen vorbereitet. Zum Inhalieren bei Erkältungen kann man auch einige Tropfen Japanisches Heilpflanzenöl, Eukalyptusöl oder ähnliches ins kochende Wasser geben.

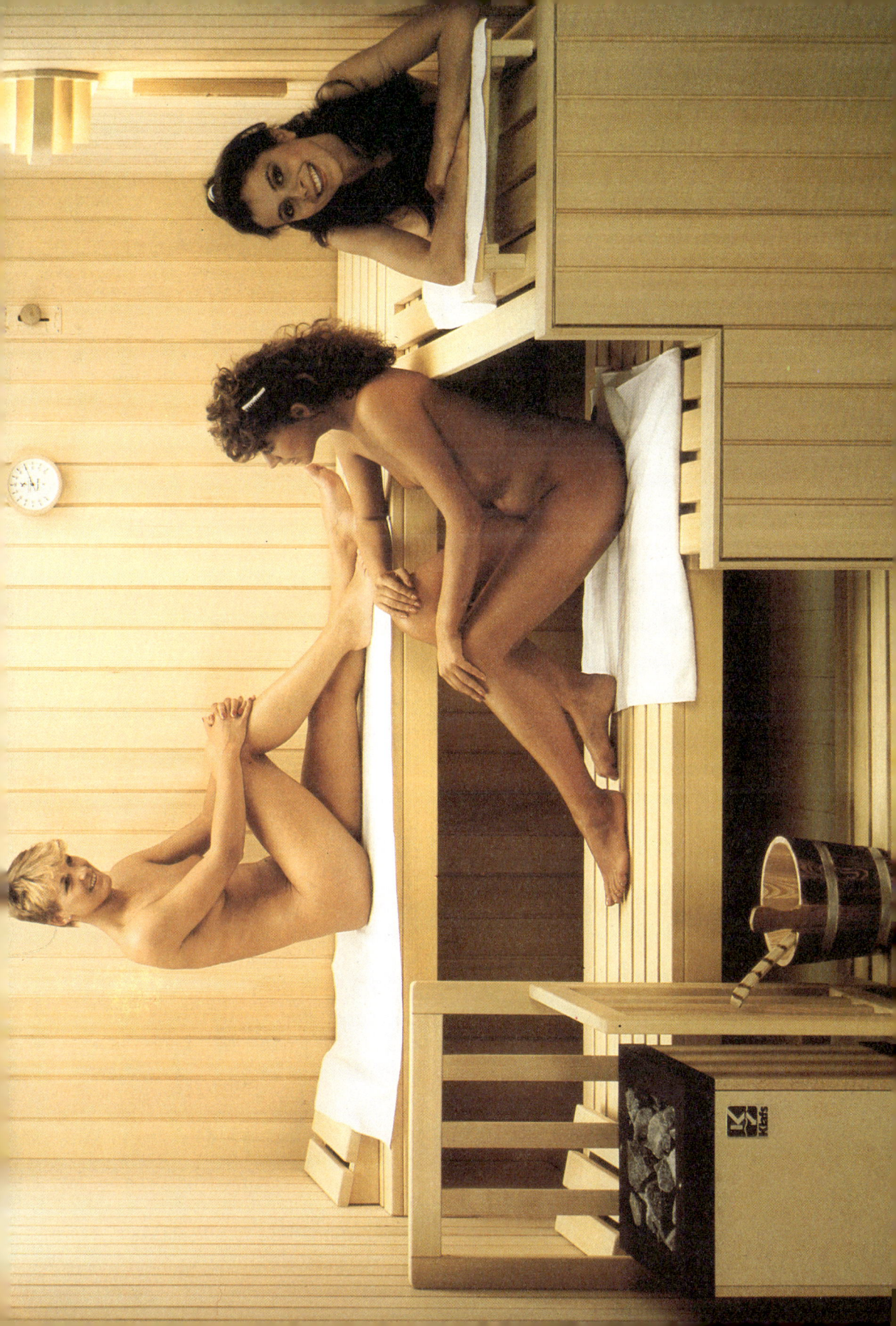

Kopfdampfbad

Erforderlich

1 Topf mit 1 bis 2 l Wasser
50 bis 100 g Kamillen, Heublumen
oder Fichtennadeln oder
10 bis 20 Tropfen Japanisches Heilpflanzenöl oder ähnliches

Anwendungszeit

jederzeit

Anwendungsdauer

10 bis 15 Minuten

Durchführung

Das Wasser mit dem Kräuterzu-
satz wird zum Sieden erhitzt. Der
Patient beugt sich mit entblößtem
Oberkörper über den Topf und at-
met die aufsteigenden Dämpfe ein.
Dabei wird er mit einem großen
Badetuch gut abgedeckt.

Anwendung bei

Erkältungskrankheiten, Entzündung
der Nasennebenhöhlen, Schnupfen, Bronchialkatarrh und Mittelohrentzündung.

Unterleibsdampfbad

Erforderlich

1 Topf mit 2 bis 3 l Wasser
100 bis 150 g Kamillen, Heublumen
oder Zinnkraut
1 großes Badetuch oder Leinentuch

Anwendungszeit

jederzeit

Anwendungsdauer

10 bis 20 Minuten

Durchführung

Der Topf mit dem Wasser und den
Kräutern wird bis zum Sieden erhitzt. Der Patient setzt sich mit
freiem Unterkörper auf die Vor-
derkante eines Stuhles. Mit einem
großen Badetuch oder Leinentuch
wird der Unterleib und der Stuhl
umwickelt, so daß keine Dämpfe
entweichen können. Danach wird
der Topf mit dem kochenden Aufguß darunter gestellt. Mit Hilfe
einer Wärmeplatte kann die
Dampfentwicklung verlängert
werden.

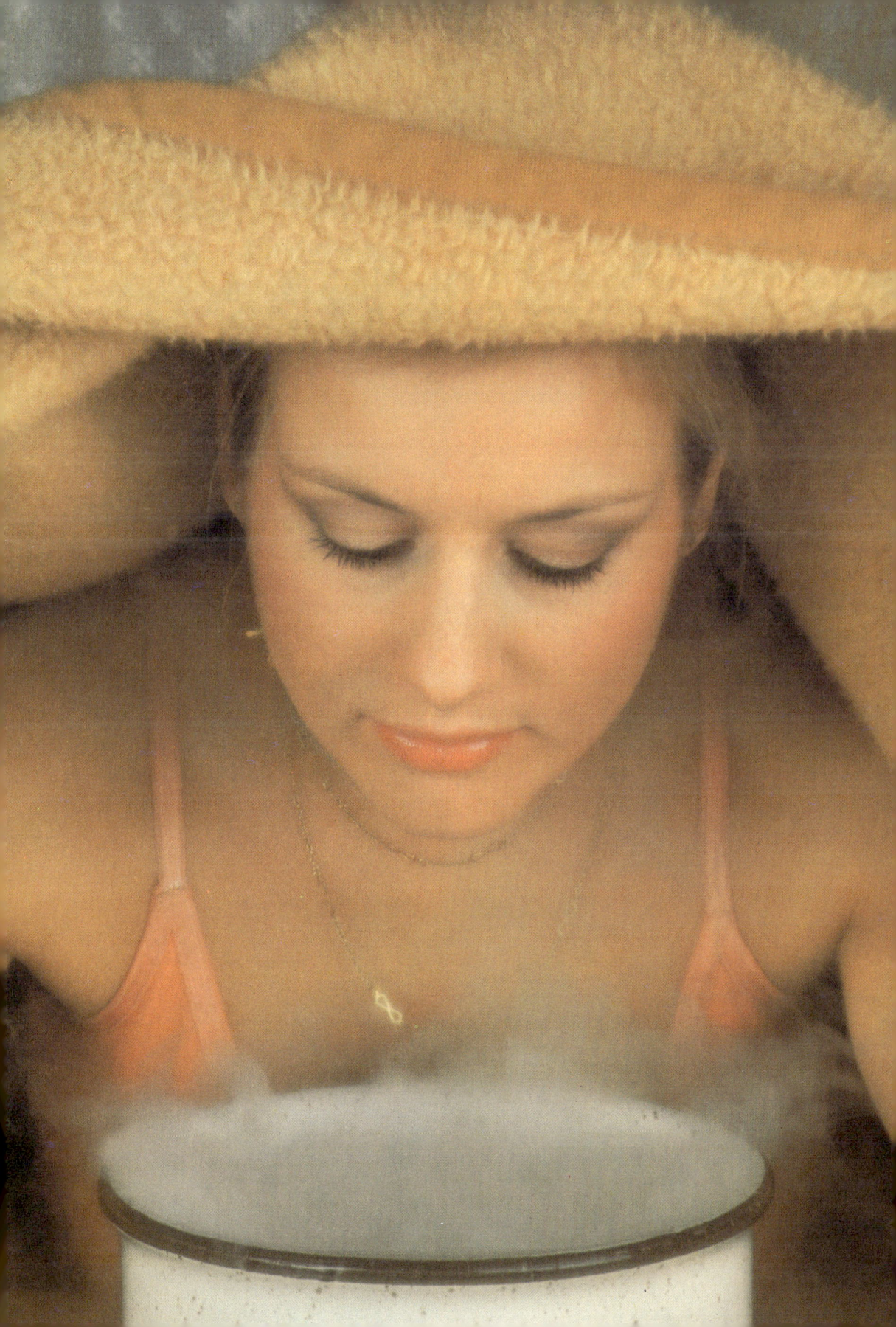

Anwendung bei

chronischer Erkrankung der Blase, bei Blasenkatarrh, Prostatabeschwerden, Stoffwechselstörungen und Reizzuständen aller Unterleibsorgane.

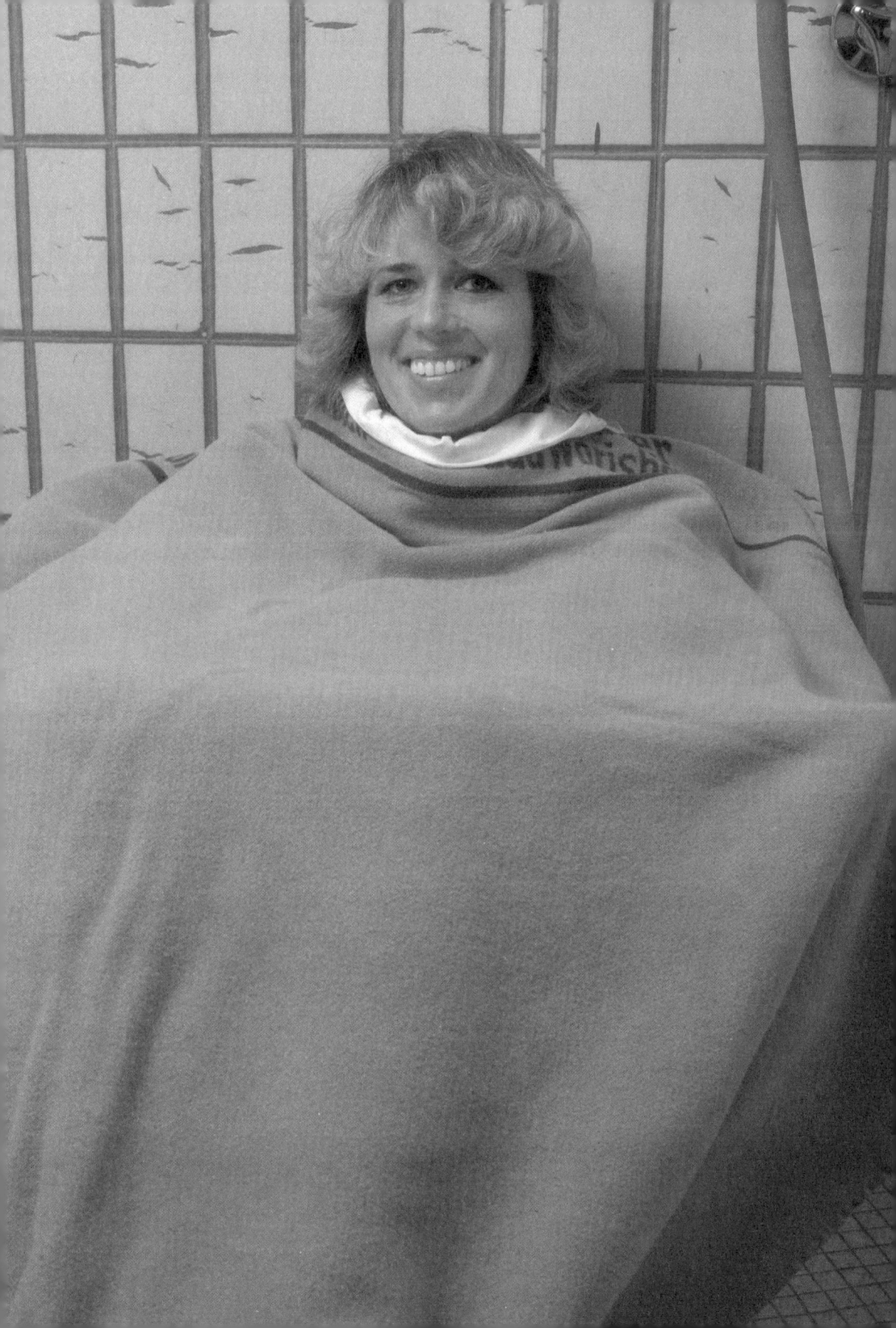

Sachverzeichnis

378

Verzeichnis der deutschen Pflanzennamen

Die Beschreibung der Pflanzen finden Sie auf den halbfett gedruckten Seiten

381

Verzeichnis der lateinischen Pflanzennamen

382